U0340062

　　本著作为郝明扬主持的省部级课题《创新创业教育视角下医学院校大学生就业指导模式研究》（Z2016M026）研究成果，也是山东省高校思政课名师工作室研究成果，入选2021年度《光明社科文库》资助项目。

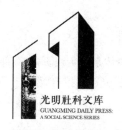

光明社科文库
GUANGMING DAILY PRESS:
A SOCIAL SCIENCE SERIES

·教育与语言书系·

拓荒牛

——创新创业教育理论体系及实践研究

郝明扬　李　良　李笃武 | 著

光明日报出版社

图书在版编目（CIP）数据

拓荒牛：创新创业教育理论体系及实践研究 / 郝明扬，李良，李笃武著 . -- 北京：光明日报出版社，2021.12

ISBN 978 - 7 - 5194 - 6395 - 3

Ⅰ.①拓… Ⅱ.①郝… ②李… ③李… Ⅲ.①医学院校—创造教育 Ⅳ.①R-4

中国版本图书馆 CIP 数据核字（2021）第 266006 号

拓荒牛：创新创业教育理论体系及实践研究
TUOHUANGNIU：CHUANGXIN CHUANGYE JIAOYU LILUN TIXI JI SHIJIAN YANJIU

著　　者：郝明扬 李　良 李笃武

责任编辑：史　宁　　　　　　　　责任校对：王思渝
封面设计：中联华文　　　　　　　责任印制：曹　净

出版发行：光明日报出版社

地　　址：北京市西城区永安路 106 号，100050

电　　话：010-63169890（咨询），010-63131930（邮购）

传　　真：010 - 63131930

网　　址：http：//book. gmw. cn

E - mail：gmrbcbs@ gmw. cn

法律顾问：北京市兰台律师事务所龚柳方律师

印　　刷：三河市华东印刷有限公司

装　　订：三河市华东印刷有限公司

本书如有破损、缺页、装订错误，请与本社联系调换，电话：010 - 63131930

开　　本：170mm×240mm

字　　数：295 千字　　　　　　　印　　张：17.5

版　　次：2023 年 1 月第 1 版　　　印　　次：2023 年 1 月第 1 次印刷

书　　号：ISBN 978 - 7 - 5194 - 6395 - 3

定　　价：98.00 元

目　录
CONTENTS

第一章　绪　论

2020 年 12 月 31 日，在全国政协 2021 新年茶话会上，习近平总书记首次提出要"发扬为民服务孺子牛、创新发展拓荒牛、艰苦奋斗老黄牛的精神"，以优异成绩庆祝中国共产党成立 100 周年。2021 年是中国牛年，牛，代表着勤勉工作、吃苦耐劳，意味着开拓进取，坚韧不拔，象征着踏踏实实、无私奉献。"三牛"精神，文化底蕴深厚，带有中国人民自强不息、砥砺前行的精神密码；其中，"创新发展拓荒牛"更是正在走向深入的高等院校创新创业教育的精神标识。

第一节　创新创业教育的基本含义

一般认为，奥地利经济学家熊彼特（Schumpeter）于 1912 年在《经济发展理论》中最早提出了现代意义上的创新理论，指出创新是"建立一种新的生产函数"，且指明了创新对经济增长的关键性作用。将创新理解为"新组合"：包括采用一种新产品、采用一种新的生产方法、开辟一个新市场、掠取或控制原材料或半制成品的一种新的供应来源、实现任何一种工业的新的组织五种情况。熊彼特的五种新组合扩展了创新内涵，因而被称为创新理论的鼻祖。习近平总书记指出："创新是一个民族进步的灵魂，是一个国家兴旺发达的不竭动力，也是中华民族最深沉的民族禀赋。在激烈的国际竞争中，唯创新者进，唯创新者强，唯创新者胜。"[1] "揭示一条规律是创新，提出一种学说是创新，阐明一个

---

[1] 习近平．在欧美同学会成立一百周年庆祝大会上的讲话［N］．人民日报，2013－10－22（02）．

道理是创新，创造一种解决问题的办法也是创新。"① 这就是广义创新，包括科学创新、技术创新、制度创新等。

传统创业概念是经济学的，意即创办新企业，当代创业概念内涵已有了很大的超越：除创办新企业、充满革新精神的冒险及新工作岗位的创设外，创业是将想法付诸行动的能力，是首要的核心能力，使年轻人无论做什么都更有创造力和自信心。

随着经济社会的不断发展，创新创业（简称为"双创"）渗透到各个行业。国外的双创教育起步早、发展快。创新创业教育起于 1947 年哈佛商学院 Myles·Mace 教授为 MBA 学生首设大学创业教育课程——新创企业管理课；随着发展深入，名称由"创业教育"后来逐步发展为"创新创业教育"。美国已经建立了由政府、社会机构、高校等多主体深度参与的创新创业教育体系，如今美国大学生创业率高达 25%。

我国高校双创教育起步较晚，1998 年清华大学经济管理学院率先为 MBA 学生开设"创新与创业管理方向"课程，拉开中国高校大学生双创教育的帷幕，经过 20 多年发展，取得了部分成效。王占仁等认为，胡晓风 1988 年首先提出"创业教育"一词；中国高校创业教育的起点是 1997 年，标志性事件是清华大学经济管理学院在 MBA 项目中开设创新与创业方向课程。②

教育部于 2010 年发布《关于大力推进高等学校创新创业教育和大学生自主创业的意见》（下称《意见》），《意见》指出，通过开展创新创业教育工作，促使高等学校不断更新教育观念、改革人才培养模式、教育内容和教学方法，将人才培养、科学研究、社会服务紧密结合，实现从注重知识传授向更加重视能力和素质培养的转变，提高人才培养质量，标志着将原来的创业教育正式转变为创新创业教育。我国的创新创业教育新理念亟待我们去丰富和发展。创新创业教育与联合国教科文组织提出的"广义的创业教育"概念相似。广义的创业教育"在于为学生灵活、持续和终身的学习打下基础"。"创业教育，从广义上来说是培养具有开创性的个人，它对于拿薪水的人也同样重要。"

创业精神，也称企业家精神，英文对应词为"entrepreneurship"，"entrepre-

---

① 习近平. 在哲学社会科学工作座谈会上的讲话［N］. 人民日报，2016-05-19（02）.

② 王占仁. 中国创业教育的演进历程与发展趋势研究［J］. 华东师范大学学报（教育科学版），2016（02）：31-35.

neurship"常被翻译为"企业家精神"或"创业精神"。作为这个概念的发明人，萨伊认为，企业家把经济资源从生产率和产出较低的地方转移到较高的地方。根据萨伊的观点，企业家以及企业家精神既适用于私营部门，也同样适用于公共部门和志愿者参加的第三部门。① 事实上，在很多社会科学文献中，"企业"也可以作为组织的代名词而不只是营利性组织的专有名词。基于此，很容易理解"企业家精神"的普遍性，即不止经济领域，社会的其他领域也同样普遍存在创业行动，也同样充满创业精神，也同样有"企业家"存在。"事业有成者，如皇家乐队指挥官和宗教组织领袖，所需的天赋非常相似。"② 现代以降，由于工业社会中企业作为经济组织逐渐从社会的边缘走进中心，企业家成了经济领域创业的主力军，"创业的主要定义及解释均来自经济学家"。③ 因此，在相关研究中，企业家以及企业家精神几乎成为经济领域的专门术语。事实上，社会的每一个领域都会有自己的企业家和企业家精神。和企业家精神相对应，在高等教育领域中将"创业精神"称之为"教育家精神"似无不妥；鉴于理论影响力尚弱，按照惯例，将"教育家精神"冠之以"企业家精神"或"创业精神"。

按德鲁克的说法，企业家精神"最基础的内涵（无论是在理论上还是在实践上）是进行系统化的创新实践"。④ 管理大师德鲁克将创新与创业通过企业家（精神）联结起来，德鲁克指出，创新是新价值的创造。基于这一定义，创新行为外延广泛。创新给人的突出印象是"创新并非技术术语，而是经济和社会术语。它的标准不是科学或技术，而是经济或社会环境上的变化，是人在行为上的变化"。创新主要分为三种类型：一是产品创新；二是社会创新，即市场和消费者行为和价值方面的创新；三是管理创新，即制造产品、提供服务、市场推广的各种技能与活动的创新。

对于创新与创业精神，还有两种不同的看法。熊彼特认为，创新意味着

---

① 戴维·奥斯本，特德·盖布勒. 改革政府：企业家精神如何改革着公共部门 [M]. 周敦仁，译. 上海：上海译文出版社，2006：（前言）4.
② 戴维·兰德斯，乔尔·莫克，威廉·鲍莫尔. 历史上的企业家精神：从古代美索不达米亚到现代 [M]. 姜井勇，译. 北京：中信出版社，2016：226.
③ 唐纳德·F. 库拉特科. 创业学（第9版）[M]. 薛红志，李静，译. 北京：中国人民大学出版社，2017：5.
④ 特里萨·M. 阿马布勒，等. 突破惯性思维 [M]. 李维安，等译. 北京：中国人民大学出版社，2001：159.

"创造性破坏",需要想象力和献身精神,既能洞察到创新发生后可能出现的新世界,又要倾注全部精力调动各方资源实现这种想象力,而非坐"想"其成。在熊彼特看来,只有少数富有英雄气概的人,才具备这些品质。因此,企业家以及企业家精神必然是稀缺的。而柯兹纳认为,创新弥漫于人类社会的生活每一个角落,企业家精神存在于每一个人身上,几乎所有人都有成为企业家的潜能。① 按照杰弗里·蒂莫斯的说法,"创业精神是一种白手起家创造和建设新的愿景的能力:从本质上来说,这是人类的一种创造性行为"。② 两种观点相比较,熊彼特强调英雄般的个人带来的间歇性的重大原始创新,而柯兹纳和蒂莫斯突出的则是普通人从事的连续性的创造性行为或持续改善。应该说,熊彼特和柯兹纳、蒂莫斯的看法都部分地符合事实。人类社会的"创新创业"既需要少部分天才人物的"创造性破坏",也需要无数普通人在每一个细节上的微小努力和持续改进。不过,虽然理论上不同学者对于创新与创业精神有不同理解,但有一点是没有异议的,即"人类历史中引领变革者其实就是创业者,而且将来也一定会是"。③ 换言之,并非管理企业的就是企业家,也并非聚集了财富就是企业家精神。企业家精神的核心是创新,企业家精神的目标是创业。

"企业家精神……理论视变化为常规。它认为,在社会中,特别是在经济中,最主要的任务是做与众不同的事,而非将已经做过的事情做得更好。"④ 实践证明,创业精神是一种通用的行动能力,而不是某种独特的人格特征;创业精神不仅适用于个人,也适用于组织,甚至是国家或民族。具体而言,对于个人,创业精神意味着从无到有"创立自己的事业";对于机构,创业精神意味着通过颠覆现状推陈出新,并具有创造价值的使命感;而对于国家,创业精神意味着政府为个人和机构的创业提供全方位的支持。"个人和企业繁荣发展离不开国家的创业精神。"⑤

---

① 戴维·兰德斯,乔尔·莫克,威廉·鲍莫尔. 历史上的企业家精神:从古代美索不达米亚到现代 [M]. 姜井勇,译. 北京:中信出版社,2016:269-270.
② 李锺文,等. 创新之源:硅谷的企业家精神与新技术革命 [M]. 陈禹,等译. 北京:人民邮电出版社,2017:85.
③ 唐纳德·F. 库拉特科. 创业学(第9版)[M]. 薛红志,李静,译. 北京:中国人民大学出版社,2017:5.
④ 彼得·德鲁克. 创新与企业家精神 [M]. 蔡文燕,译. 北京:机械工业出版社,2020:31.
⑤ 拉里·法雷尔. 创业新时代:个人、企业与国家的企业家精神 [M]. 沈漪文,杨瑛,译. 北京:机械工业出版社,2014:295.

从中华人民共和国建立的"一穷二白"到目前的工业化体系健全，世界第二大经济体，我们迎来实现从"站起来、富起来"到"强起来"的伟大历史时刻。应该说，中国的大学跟国家总的发展历程有非常多的相似之处，教育理念和发展模式尽管是以中华民族根基和传统文化基因为主，但更多的是走了一条模仿苏联、日本和西方的道路，目前基本框架和理念也是未脱窠臼。究其原因，大学本身就是舶来之物，改革开放以来经济快速发展也带动大学向规模发展迈进：大学从精英教育到大众化再到目前普及化，1999 年以来，我国高等教育用短短 20 年的时间实现普及化，发展速度甚至快于西方历史上最快的、美国高等教育毛入学率从 1949 年 15% 到 1971 年 50% 的增长速度。[①] 1970 年代初，马丁·特罗根据美国高等教育经验、结合对欧洲高等教育的观察，提出了"高等教育发展阶段理论"，得到国际上广泛的认同。他认为，高等教育规模从精英阶段进入大众化阶段以及从大众化阶段进入普及化阶段时，高等教育理念、功能、课程和教学形式、学术标准、入学条件、管理模式和利益相关者的关系等等，都有新的变化。而其中最重要的是高等教育理念的变化。如果进入普及化阶段，人们仍然以大众化甚至以精英化的理念来对待普及化，必将阻碍普及化阶段的现代化发展。[②]

创新创业教育，是面向全体学生的教育，是以创新创业为学校核心理念的教育，不是在原有的教学、研究之外另加的教育。其主旨在于创新精神的培养，创新意识的激发，创业能力的锻炼，最后才是创业行为的产生。通过制度改革、结构优化、资源整合等，以创造力克服僵化封闭的管理体制，让大学焕发活力，成为全社会创新源、创新人才培养地，将全体学生打造成为具备深厚的创新创业能量的种子，少数天赋出众、条件具备的种子在求学期间破土而发。创新创业教育关注硬指标，如孵化器和实践基地、多少学生创业、实现多少营收，更侧重师生软实力和高潜力，关注他们的创意能量、创新体验和获得感。

---

① 潘懋元，李国强 . 2030 年中国高等教育现代化发展前瞻［J］. 中国高等教育，2016（09）：7.
② 潘懋元，李国强 . 2030 年中国高等教育现代化发展前瞻［J］. 中国高等教育，2016（09）：6.

第二节 创新创业教育的源流探析

从国家导向、高校实践、社会需求方面看，新时代创新创业教育的产生、发展来自三股源流：一是高校毕业就业压力以及落后的人才培养跟不上社会需求所形成的问题源流；二是高校创新创业实践、专家学者对策、地方政府的政策支持所建构的政策源流；三是新时代国家战略转型和高校职能转变等形塑而成的时代源流。

一、问题源流

自 2001 年开始，全国普通高校毕业生人数一路上升，2001 年仅有 114 万人，到 2016 年，15 年间毕业生人数增长了 651 万人。2018 年全国普通高校毕业生有 820 万人，再创历史新高。数量庞大的大学毕业生群体，包括二次就业甚至三次就业的大学生群体，对就业工作提出了巨大挑战。严峻的就业形势，倒逼着就业新政的出台，以创业带动就业遂成为一项破解就业难题的战略举措，这就是"以创促就"。2019 年 12 月以来，一场突如其来的新型冠状病毒（COVID-19）疫情让全球陷入恐慌与困境。2020 年我国有 874 万高校毕业生，创历史新高。受疫情影响，我国发展面临诸多不确定不稳定因素，就业压力空前强大。2020 年政府工作报告出现的最高频词是"就业"，达到 39 次之多，为历年之最。报告明确提出要千方百计稳定和扩大就业，实施"六稳"（稳就业、稳金融、稳外贸、稳外资、稳投资、稳预期）和"六保"（保居民就业、保基本民生、保市场主体、保粮食能源安全、保产业链供应链稳定、保基层运转）的工作框架，就业是"六稳"和"六保"中唯一重叠且排名居首的重点核心工作。李涛课题组于 2020 年 4—6 月持续两个月，对全国 34 个省、自治区、直辖市展开疫情期间我国高校毕业生就业情况综合调查。调查有效学生样本数 13738 份，有效用人单位样本数 419 份，有效高校样本数 55 份，分"毕业学生""高校"和"用人单位"三套问卷，较为全面地多侧面调研毕业生情况。① 从毕业生样

---

① 李涛，孙媛，邬志辉，等. 新冠疫情冲击下我国高校应届毕业生就业现状实证研究
[J]. 华东师范大学学报（教育科学版），2020（10）：110-126.

本数据看，目前已就业人数为 2280 人，占 16.6%，未就业人数为 11458 人，占 83.4%，未就业毕业生因主观因素和客观疫情共同加剧了就业难度。就毕业生创业，调查样本显示，50.4%的毕业生不考虑创业，45.9%有创业想法，希望积累几年经验再开始创业，仅有 3.7%的毕业生希望毕业后就可以创业。数据发现，当前高校对于毕业生创业实质性帮扶与支持较为薄弱，亟待加强对毕业生创业的实质性帮扶与支持，尤其是在未就业毕业生中，若毕业时未成功就业将会有 8.2%的人考虑自主创业，这比初始仅 3.7%的毕业生准备创业的比例增加了 4.5 个百分点，因而高校对于毕业生的支持与帮扶就显得尤为必要。

二、政策源流

从国家层面梳理，我国创新创业教育有着鲜明的政策推动导向，有力推动教育转型与发展。1998 年制定的《中华人民共和国高等教育法》第五条：高等教育的任务是培养具有创新精神和实践能力的高级专门人才，发展科学技术文化，促进社会主义现代化建设。2018 年 12 月第二次修正《中华人民共和国高等教育法》的第五条：高等教育的任务是培养具有社会责任感、创新精神和实践能力的高级专门人才，表述中添加了"社会责任感"。几次修订的过程中，创新精神都被列为高级专门人才的突出要求。"创新精神"从 1998 年开始写入国家法律法规，以法律的形式明确"创新精神"是高级专门人才的鲜明品格和高等教育的任务属性，体现国家意志，凸显地位作用。2010 年 5 月 4 日，教育部印发《关于大力推进高等学校创新创业教育和大学生自主创业工作的意见》，首次在官方文件中使用了"创新创业教育"概念，并明确规定"创新创业教育要面向全体学生，融入人才培养全过程。要在专业教育基础上，以转变教育思想、更新教育观念为先导，以提升学生的社会责任感、创新精神、创业意识和创业能力为核心，以改革人才培养模式和课程体系为重点，大力推进高等学校创新创业教育工作，不断提高人才培养质量"。文件初次提出逐步探索建立"中国特色的创新创业教育理论体系"的主张，用以指导创新创业教育教学改革发展。2015 年 5 月 4 日，为进一步推动"大众创业、万众创新"，国务院办公厅印发了《关于深化高等学校创新创业教育改革的实施意见》，指出高等学校创新创业教育"存在一些不容忽视的突出问题，主要是一些地方和高校重视不够，创新创业教育理念滞后，与专业教育结合不紧，与实践脱节；实践平台短缺，指导帮扶不到位，创新创业教育体系亟待健全"。"意见"提出分步骤实施的总体目标：

2015 年起全面深化高校创新创业教育改革，2017 年相关改革取得重要进展，2020 年建成较为完备的高校创新创业教育体系，进一步明确了中国创业教育发展方向，并提出要建设具有中国特色的创新创业教育理念和创新创业教育体系。2015 年 11 月《教育部关于做好 2016 届全国普通高等学校毕业生就业创业工作的通知》，要求从 2016 年起所有高校都要设置创新创业教育课程，面向全体学生开发开设创新创业教育必修课和选修课，纳入学分管理；制定本地本校学分、弹性学制、转专业等具体措施，为创新创业学生清障搭台；配齐配强创新创业教育专兼职教师等，为准备创业的学生提供开业指导、创业培训等服务，为正在创业的学生提供孵化基地、资金支持等服务。这些政策的出台，对高校创业教育师资队伍、平台建设、资源支持、课程普及等，起到很大的推动作用。2017 年 7 月 3 日，《国务院办公厅关于深化医教协同进一步推进医学教育改革与发展的意见》强调"医教协同推进医学教育改革与发展，加强医学人才培养"。2020 年 9 月 23 日，面对疫情提出的新挑战、实施健康中国战略的新任务、世界医学发展的新要求，国务院办公厅印发《关于加快医学教育创新发展的指导意见》，指出我国医学教育还存在人才培养结构亟须优化、培养质量亟待提高、医药创新能力有待提升等问题，提出以新理念谋划医学发展，以新定位推进医学教育发展，以新内涵强化医学生培养，以新医科统领医学教育创新。为此，要加快医学教育创新发展。2021 年 3 月 13 日，《中华人民共和国国民经济和社会发展第十四个五年规划和 2035 年远景目标纲要》（以下简称《纲要》）提出"建设高质量教育体系"，要"深化新时代教育评价改革，建立健全教育评价制度和机制，发展素质教育，更加注重学生爱国情怀、创新精神和健康人格培养"。创新精神、爱国情怀和健康人格培养三位一体，成为新发展阶段人才培养的基本要求，鲜明地传递出党和国家对各级各类学生创新精神的重视，将新时代坚持创新在我国现代化建设全局中的核心地位的教育诉求，具体落实到人才培养的规格和要求上来，更富有针对性。

三、时代源流

2014 年 11 月 9 日，习近平总书记在 APEC 工商领导人峰会上指出："我们要不断发掘经济增长新动力。生活从不眷顾因循守旧、满足现状者，而将更多机遇留给勇于和敢于、善于改革创新的人们。在新一轮全球增长面前，我们要拿出'敢为天下先'的勇气，锐意改革，激励创新，积极探索适合自身发展需要的新道路、新模式，不断寻求新增长点和驱动力。"① 随着我国进入经济发展的新常态，改革创新对中国经济转型升级至关重要。近年来，在习近平总书记的历次讲话中，"创新"成为高频词。2015年，习近平总书记在参加十二届全国人大三次会议上海代表团审议时再次强调："唯改革者进，唯创新者强，唯改革创新者胜。"② 他指出，人才是创新的根基，创新驱动实质上是人才驱动，谁拥有一流的创新人才，谁就拥有了科技创新的优势和主导权。在浙江调研企业时，习近平总书记指出，企业持续发展之基、市场制胜之道在于创新，各类企业都要把创新牢牢抓住，不断增加创新研发投入，加强创新平台建设，培养创新人才队伍，促进创新链、产业链、市场需求有机衔接，争当创新驱动发展先行军。2018年5月28日，习近平总书记在中国科学院第十九次院士大会、中国工程院第十四次院士大会上的讲话中指出："青年是祖国的前途、民族的希望、创新的未来。青年一代有理想、有本领、有担当，科技就有前途，创新就有希望。"③ 纵观人类发展历史，创新始终是一个国家、一个民族发展的重要力量，也始终是推动人类社会进步的重要力量。不创新不行，创新慢了也不行。如果我们不识变、不应变、不求变，就可能陷入战略被动，错失发展机遇，甚至错过整整一个时代。

第三节　创新创业教育的时代意义

一、创新创业教育的时代特点

党的十九大报告提出：经过长期努力，中国特色社会主义进入了新时代，这是我国发展新的历史方位，意味着近代以来久经磨难的中华民族迎来了从站起来、富起来到强起来的伟大飞跃。强国必先强教，强教必先创新，建设教育强国，是新时代赋予创新创业教育的历史使命。新时代，发展是第一要务，人

---

① 习近平. 谋求持久发展共筑亚太梦想——在亚太经合组织工商领导人峰会开幕式上的演讲 [N]. 人民日报，2014-11-10（02）.

② 习近平. 习近平治国理政：唯改革者进唯创新者强唯创新者胜 [EB/OL]. 中国网，2016-03-08.

③ 习近平. 在中国科学院第十九次院士大会、中国工程院第十四次院士大会上的讲话 [N]. 人民日报，2018-05-29（02）.

才是第一资源，创新是第一动力。未来社会，新一轮科技革命和产业革命深刻变革，人工智能、大数据、区块链等领域科技进步带来的将是颠覆性的社会变革。党的十九大报告47次提及创新，"十四五"规划纲要草案专门拿出一个篇章谈创新，创新驱动的重要性被提到了新的高度。党和国家的政策支持，创新成为现代化建设全局而不仅仅是经济建设的核心地位，都在指引并带来各领域各行业深刻变革。青年兴则国家兴，青年强则国家强，在这个属于创新的新时代，高校和大学生作为人才重要阵地、科技重要阵地、创新重要阵地，必然要先走一步、走在前列，进一步增强创新创业的使命感、紧迫感。

第四次工业革命的发展速度之快、范围之广、程度之深，要求我们必须采取协调一致的系统性方法，动员国际社会的所有利益相关者，共同应对挑战。"中国充分具备了成为时代先锋和全球领头羊的条件。教育、创新与企业家精神将成为推动进步的关键引擎。"[1]"超级互联"的21世纪，中国通过社会主义现代化建设的伟大成就、抗击疫情的大国担当，以及从容应对美国等"逆全球化"逆境的智慧力量，将创新发展、高质量发展提到更加重要的位置。

2020年，新冠肺炎疫情在世界范围内爆发。疫情的严重蔓延与危害导致中国以及欧美许多国家的经济、文化、教育交流活动戛然而止，居家工作、学习常态化。突如其来的新冠疫情深刻地改变了世界。"后疫情时代"，百年未有之大变局与新冠疫情的全球大流行产生叠加效应，加速了国际秩序的重构。疫情初期乃至一段时间，给世界带来不确定性、危险与恐惧。世界经济论坛创始人施瓦布认为，新冠病毒大流行标志着全球发展的根本性转折，"在新冠疫情面前，人类的各种失败和裂痕一览无遗，为我们提供了千载难逢的机会，迫使我们加快行动步伐，更新无效的理念、制度、流程和规则，使之更好地适应当前和未来需要，这就是世界大重构的本质。"[2] 根据施瓦布的看法，此处的"千载难逢"指向为疫情造成客观存在的失败和裂痕；这里是"我们"，指向为全世界民众和国家，施瓦布先生明确告诉我们：唯有合作、创新、从更深层次的理念、制度等加快"更新"，才有更好的当下和未来，才是解决我们这个时代人类共同问题的正确路径。

---

① 克劳斯·施瓦布.第四次工业革命转型的力量［M］.北京：中信出版集团，2016：致中国读者.

② 克劳斯·施瓦布，蒂埃里·马勒雷.后疫情时代——大重构［M］.世界经济论坛北京代表处，译.北京：中信出版集团，2020：222.

从教育发展阶段看,《中共中央关于制定国民经济和社会发展第十四个五年规划和二〇三五年远景目标的建议》明确指出:"十三五"时期,"高等教育进入普及化阶段"。创新创业教育以其自身特点,具备普及化阶段的特点,对实现高等教育"弯道超车"有重大战略意义。

从大学发展逻辑看,大学自身就是社会创新产生、发展的结果。美国商务部 2013 年发布的相关报告中,"创建创新创业型大学"已经成为内涵明确的公共政策目标。拉里·法雷尔在《创业新时代:个人、企业与国家的企业家精神》中指出:"成为创业型组织是在这个世界上生存的唯一方式。"在大学,以创新创业为核心的创新创业型大学作为一种新的发展范式,不是对教学型大学、研究型大学的"拾遗"和"补缺",而是一种"颠覆式创新"。

从大学生自身发展看,在信息革命的当今时代,大学需要让毕业生在工作场所具有"防御机器人的能力"(robot-proof)。根据世界经济论坛的估计,如今进入小学学习的儿童中,有 65% 最终从事的工作,目前尚未存在。在中国,实际承担创新创业教育的高等院校和毕业生,都应聚焦就业和出路对目前教育范式进行反思和转型。

二、国内外研究概况、水平及发展趋势

(一)创新创业教育的研究趋势

沈成君等基于 911 篇文献,计量分析创新创业教育研究热点与趋势。结果显示,21 世纪以来,我国创新创业教育研究主要围绕高职院校创新创业教育研究、根植专业的创新创业教育研究、创新创业教育课程体系研究、创新创业实践育人体系研究四大主题展开;思想政治教育与创新创业教育关系研究、"互联网+"创新创业教育研究、创新创业教育生态系统研究等成为近 5 年创新创业教育新兴的研究方向。

屈家安等基于"Web of science"数据库,借助知识图谱分析软件 CiteSpace,对创新创业领域,结合国际四大顶级创业期刊近 10 年(2007—2016)文献进行统计研究,发现创新创业研究发文数量呈逐年增长趋势;从地域及机构分布来看,美国、英国、加拿大为创新创业研究高产国家;研究热点由较为关注企业绩效、企业家才能、创新、洞察力等对创新创业发展的影响,逐渐转变为关注新经济背景下涌现的中小企业、新生企业合法进入、机会识别等方面。

对比看出，国外创新创业研究起步早，研究水平较高，研究重心主要集中在创业，研究趋势由高校逐步扩展到新创中小企业，进入"细、微、专"阶段。相较国外国内研究，国内高校以数量增长为核心目标的初级阶段已经结束，当前正处在以组织转型为目标的中级阶段，应该加快深化改革的步伐，尽快过渡到高级阶段，实现理念置顶、和谐共存、创建生态系统的核心目标。未来创新创业教育研究仍需在教育效果评价、基于问题导向的实证研究、结合专业的研究、基于不同类型高校的创新创业教育研究等方面继续深入推进。岳瑞凤认为，无论是国内高校、企事业单位还是政府部门，都应该高度关注、引入并采用"CODEX"5层阶梯创新方法，并将其打造成引领中国双创事业的旗帜和引擎；其中，维度（Dimension）、生态（Eco-system）和元模式（Extra）3种创新方法，最适合中国互联网+时代。沈伟在2020年10月29日《光明日报》刊文提出预期理论，强调"使用未来"有关的知识和技能；熟悉预期的流程和系统，对未来做出假设，以用于当下的理解和行动。提倡培养通往未来世界的素养，学会与世界共生共进，以教育满足社会进步对人的新需求。

（二）创新创业教育的路线逻辑

我们认为，高校创新创业教育应以"学生为中心"，关注各利益相关者诉求，学校、教师、学生成为"创业者"，逐步养成创新意识，培养创新能力，基于使命和愿景，实现"弯道超车"。高等院校包括医学院校应积极开展行动，无论从规模还是存在的时间看都"需要重新思考自己的情况"，都需要为了创新创业而变革治理模式，重塑发展范式。为了满足创新驱动发展和创业革命的需要，现代大学治理的变革必须以创新创业为中心，为创新而治理，为创业而治理。今天在世界范围内，大众化甚至普及化的高等教育仍然是以精英高等教育的组织和治理结构为基础在运行。这就好比火车的发动机已经是"高速"的，但运行轨道仍然是"普通"的。在经济社会加速发展的时代，大学现有的治理理念与结构使其无法果断做出科学创新决策，及时对经济社会的发展做出创造性的反应。另一方面，对接国家双一流建设要求，不断挖潜，通过学校、各部门院系、各班级社团与每一位领导、教师、学生源源不断的创新行为，最终汇聚形成创业伟力，回应国家对创新创业的迫切需求，走在前列，成为世界创新人才的高地。

在工业社会里驱动研究型大学的是科学精神，研究型大学的发展旨在让一个国家成为"科学的国度"。而在即将来临的后工业社会中，驱动创新创业型大学的主要是企业家精神，创新创业型大学的繁荣旨在促成"创业的国度"。① 大学需要在市场逻辑、国家逻辑和科学逻辑的对立统一中，在专业知识的生产、扩散与应用方面做出新的决策与选择。"可以说，大学在过去旨在保持统一性，现在却旨在实现多样性。"② 具体而言，为满足经济社会发展的需要，在与政府、企业等其他社会机构实现协同创新和集成创新的过程中，大学既要勇于突破组织的边界、在协同创新中扮演新的角色，又不能放弃自身的独特性、疏于对学术价值观的坚守。"在这些网络里，企业、大学和研究机构之间的多元、微弱的联系使各方可以接触到更多的信息，并可以对这些多元信息进行重新结合，从而能够超越既存的知识，创造出新知识。"③ 以高深知识的生产、扩散与应用来说，大学既不能放弃高深知识生产与扩散的传统职能，又要在高深知识的应用方面大有作为；大学既要以科学为基础、以政府为伙伴，也要以市场为导向；需要在传统开放科学路径的基础上，积极拓展创业科学的新路径，通过创新创业直接为经济社会的发展服务。

第四节 医学院校创新创业教育的体系梳理

一、医学院校创新创业教育的问题与现状

新时代，加大创新人才培养力度、提升大学生创新创业教育水平成为必然趋势。然而，我国创新创业教育历史不长，大部分医学院校的双创教育起步更晚，仍处于初级阶段，没有形成比较系统的、可推广的、行之有效的双创能力培养模式。医学生创新创业教育存在先天的弱势与短板，受到种种问题制约，面临"普及重视足，有效实践少，有效成果严重不足"的境况。诸多问题使得创新创业教育的实施面临被边缘化、无用化、表面化的尴尬境地，亟待革新转

---

① 王建华. 创新创业的挑战与大学发展范式的变革 [J]. 大学教育科学，2020（03）：62.

② 安德鲁·德尔科班. 大学：过去，现在与未来 [M]. 范伟，译. 北京：中信出版社，2014：128.

③ 竹内弘高，野中郁次郎. 知识创造的螺旋：知识管理理论与案例研究 [M]. 李萌，译. 北京：知识产权出版社，2016：227.

型。自 20 世纪 80 年代，我国开始倡导培养创新型、创造型人才以来，转型发展就显得更为迫切。如此形势下，地方医学院校应把医学生创新创业教育的开展放在极其重要的位置，主动整合各类教育资源，推进发展改革。

专业教育和创新创业教育如何协调、取舍？重视度满满与学生参与度欠缺的矛盾如何解决？如何在创新创业教育中彰显医学学科优势与专业特色？如何破除固有观念，获取学生自身及家庭深度认同？这些问题均值得更深层次地分析与探究。就算目前缺少也不能全盘借鉴其他院校的双创教育模式和经验，而是应立足医学院校双创教育现况，探索双创教育体系的构建，以适应我国医学教育发展的需求，培养具有创新能力的高素质医学人才。医学生创新创业缺少家庭认同，在他们眼中，医学生本职在于学好一门技术，毕业后才能顺利进入医疗卫生机构稳定就业，创新创业教育只是一种课外扩展，与专业学习关联不大，过于专注影响学习，是"不务正业"。此外，专供医学生进行创新创业训练的平台依旧缺失，大多是与学校实验室的合作，涉及学生的大多是企业实习生招募，并未在创新创业教育上体现平台整合优势，医学生的创新创业训练缺少必备的社会平台与系统支持。

《"健康中国 2030"规划纲要》的颁布实施，为医学生提供了新的发展机遇。加强对医学生的思想政治教育及创新创业引导是医学院校对"双高计划"建设的必然要求。在国家"大众创业、万众创新"的时代背景下，为医疗卫生行业发展提供了新方向，也对医学院校就业创业教育工作提出了新要求。2020年，新冠肺炎疫情影响广泛深远，9 月出台的《国务院办公厅关于加快医学教育创新发展的指导意见》指出，面对疫情提出的新挑战、实施健康中国战略的新任务、世界医学发展的新要求，我国医学教育创新能力存在不适应高质量发展要求问题。医学院校以其"医学+高等教育"特点，在建成文化强国、教育强国、人才强国、体育强国、健康中国的 2035 年远景目标中，注定要承载更加迫切和更加重要的使命。我国创业教育的转型发展，面临的五个核心的问题：创业教育与课程思政、与专业教育、与自主学习、与第二课堂实现融合；高校创业文化培育；创业教育课程体系构建；创业教育体系的保障机制；创业教育师资队伍建设。

二、医学院校创新创业教育的研究内容

问题预示着革新的机会，机遇与风险和困难并存。为此，我们将遵循高等

教育规律，纵向梳理，横向比对，立足医学院校实际，以医学院校创新创业教育存在的问题入手，从创新创业系统测试、师资队伍、课程建设、保障体系、文化培育这五方面，构建医学院校创新创业教育体系，并结合来自学校、管理人员、教师、学生等不同利益相关者的真实案例，对医学院校大学生创新创业，针对新时代国家现代化建设目标做出回应，提供医学院校创新创业教育体系样本，丰富医学院校大学生创新创业教育实践。对标高等院校创新创业教育全球化发展成就，审视高等院校创新创业教育中国化优势与不足，探索医学院校创新创业教育本土化办法，普遍性与特殊性结合，为习近平新时代中国特色高等院校创新创业教育画好坐标。

（一）医学院校大学生创新创业意识培养。通过 MBTI 视角创业性格测试、分析 MBTI 性格和创新创业工作的关系，为创新意识培养提供科学信服的依据。

（二）创新创业与就业师资队伍建设。教师是学校教育推进的主体，教育成败关键在于有没有好的教师。重点做好四支队伍协调发展、合力并进：打造一支理论强、经验足的专家教师队伍，打造一支敢创新、会教学的专职教师队伍，打造一支业务精、能力强的专业教师队伍，打造一支会管理、懂心理的辅导教师队伍。

（三）医学院校创新创业教育课程建设。创新创业教育不仅是创新创业教育课程，更是协同其他教育，系统化设计谋划，采取科学的大课程模块化思路，实现创新创业教育与思政教育相融合、与专业教育相融合、与第二课堂相融合。

（四）厚植创新创业文化沃土。营造适合医学院校大学生创新创业的浓厚校园文化氛围，构建适合医学院校大学生创新创业的区域良好有机业态，涵育适合医学院校大学生创新创业的国际国内良好生态。以做生态而不是工业流水线的心态去做教育，以创造的心态而不是满足于按部就班，以润物细无声的方法而不是简单机械的宣传造势。

（五）构建健全的创新创业保障体系。以务实精神夯实基础支持，以创新姿态重塑制度规定，以创业方式做好管理服务。以校内大循环为主体、校内校外双循环相互促进的新发展格局、新保障体系。

（六）医学院校创新创业教育案例研究。围绕"创新创业"主线，以全新的视角观照，凝练总结、深度发掘学校、各院系部门"富有创意、发生创新、形成创业"的人物、事件、文件制度，深度体察学校、院系、班级、社团文化，增强医学院校的创新认知、创业体悟、创造能力。纵向梳理、横向比对，理论与实践结合，运用大数据，发现、发掘"闪光点"，形成"创新链"。

1. 创新创业篇。具备一定范围的典型性，以正面案例为主，同时考虑创业有高风险特点，剖析创业失败案例。创业文化很重要的一条就是"包容失败"，对广大学生而言，不同案例对比分析总结，教育启发意义同样重要。通过案例，探索不同程度的创新创业行为。

2. 教育教学篇。通过案例，探究不同教师如何看待创新创业教育、在具体教学情境中如何开展创新创业教育、如何兼顾其他教育诉求。侧重搜集创新创业教育与思政教育、创新创业教育与专业教育、专业课程教学对专业前沿知识学习和专业科研训练的合理安排、创新创业课程教学如何做好就业指导课、生涯规划课、创新创业课相互促进。

3. 学术素养篇。关注科研思维、科研实践、科研创新与服务，选取学术论文发表、大学生科技创新项目、助理实验员、发明人等个人或者群体。

4. 社会实践篇。通过案例，探索第二课堂开展创新创业教育的实践盲点和着力点，侧重比赛达人、团队合作、各学生团体组织者等，重点关注兴趣特长的发展情况。

5. 多元发展篇。与出国、考研、就业大学生重点探讨创新创业教育对他们就业的影响。正相关和负相关都是对正在进行的创新创业教育的一种佐证和矫正，借此深挖学生创新创业的动机、价值判断，增强创新创业教育针对性。

三、本研究的几点说明

（一）以高等院校为依托、潍坊医学院为范例，分析医学院校创新创业背景下开展创新创业教育体系构建探究教育开展的必要性，结合案例讨论目前创新创业教育开展的不足，并对医学院校创新创业教育提出建议，以更好地促进医学院校创新创业教育的开展，提高创新创业质量。试图将学理性与实践性相辅相成，又各有侧重，展示医学院校已经发生、正在成长、逐步壮大的创新创业图景。

（二）绪论部分可以视为综述，第二、三、四、五章分别就师资队伍、课程建设、文化培育、保障体系进行阐释，可以视为分论。第七章提供测评工具以及由此产生的测评建议，属工具性支持。第六章案例研究，选取不同层面的50个案例，案例均为真实，且多采用第一人称叙述，目的就在于不以第三人称的无意识过滤而对材料以主题先行的方式进行割舍，试图较为客观地呈现原生态的真实现状。案例由管理者、教师、学生等不同身份人员撰写，对同一问题会有各种理解、认识，在行为上也会呈现多元、异质的特点。向我们展示了在同一学校，创新创业教育的思想认识、发展层次、行动力等相同性和差异性。以上种种，既是创新创业教育发展的真实写照，也因其复杂性、多面性，对材料整合提出更高要求。

（三）我们对案例处理的基本方法是：1. 提出写作建议，不对每篇材料写作做硬性规定，尽量保持材料的原貌与真实。2. 借鉴管理大师彼得·德鲁克的写作方式，书中提及的人名和机构的实例，要么已经被公开报道，要么由机构本身披露："本书所选择的案例均为真实事件，讨论的也是真实存在的企业"①。3. 选取部分案例，以案例启迪等形式进行总结分析，尝试由点到面，揭示出共识、差异，"产出知识"、形成意义。"但无论使用什么材料作为证据，都不应偏离社会科学研究的一般分析逻辑：观察现象、描述特征、建立界定、比较类型、展示过程、分析影响、探索机制、寻求解释、达到证明。"② "在好的案例研究里，理论是一项已知或未知的知识陈述，方法是证明知识的逻辑，而案例材料是支持的证据。"③ "零散多样的独立案例能够有意义，原因在于它们产出的知识，在相关知识体系中具有累进性位置。"④ 限于笔者水平和材料收集等各种因素，以上图景可能无法以更适切的方式、在更高的层次、更深的层面呈现出来，但将遵循基本的分析逻辑，让案例能从特殊到一般，从此处到彼处，以期对医学院校创新创业教育有所裨益。4. 通过较为系统的理论探讨，并经案例的有力支撑，形成较好的知识闭环。

---

① 彼得·德鲁克. 创新与企业家精神［M］. 蔡文燕，译. 北京：机械工业出版社，2020：序言 XXXⅡ-XXXⅢ.

② 张静. 案例分析的目标：从故事到知识［J］. 中国社会科学，2018（08）：127-128.

③ 张静. 案例分析的目标：从故事到知识［J］. 中国社会科学，2018（08）：142.

④ 张静. 案例分析的目标：从故事到知识［J］. 中国社会科学，2018（08）：141.

第二章　高等院校创新创业师资队伍建设

近年来，由于科学技术的快速发展，使得社会发展速度加快，截止到2019年6月，全国共有高等学校2956所，我国的高等教育毛入学率达到51.6%，我国的高等教育已经由大众化阶段迈进了高等教育普及化阶段。我国高等教育连续几年的扩招，规模迅速扩大，实现了由精英阶段到大众化再到普及化的跨越式发展。这一过程中，"量"的增长必然会引起"质"的变化，即数量的增长必然导致高等教育体制、结构、功能、质量、学术标准、入学条件、教育教学模式等一系列变化。随着高等教育改革与发展的不断深入，高校师资的建设成为各界关注的焦点。据调查，师资队伍在影响高等教育质量的众多因素中，排在第一位。

伴随着我国创新创业教育的产生与发展，国家为了统筹好高校创新创业教育、创业基地建设和大学生自主创业工作，教育部发布了《关于大力推进高等学校创新创业教育和大学生自主创业工作的意见》，提出要"加强创业基地建设，打造全方位创业支撑平台，加强领导，形成推进高校创业教育和大学生自主创业的工作合力"。党的十八大报告也明确指出："要贯彻劳动者自主就业、市场调节就业、政府促进就业和鼓励创业的方针，实施就业优先战略和更加积极的就业政策。"人力资源和社会保障部、教育部、财政部等九部门出台通知，启动实施"大学生创业引领计划"，该计划要求制定创业经营场所租金补贴办法，对符合条件的创业大学生给予经营场所租金补贴。随着国务院总理李克强在天津发出了"大众创业、万众创新"的号召，教育部印发了《关于做好2015年全国普通高等学校毕业生就业创业工作的通知》，提出要"大力引导高校毕业生到基层就业，强化就业指导服务，进一步加强思想教育和政策宣传"。国务院发布了《关于大力推进大众创业万众创新若干政策措施的意见》，提出要"深入实施大学生创业引领计划，整合发展高校毕业生就业创业基金"。教育部发布了

《普通高等学校学生管理规定》，明确提出大学生可将自主创业实践折算为学分。大家积极投身于"大众创业"的浪潮中来。

　　高校作为创新型人才培养的摇篮，积极响应国家号召，大力开展创新和创业教育，培养符合时代要求的创新创业人才。然而，我国大部分高校现有的创新创业教育师资主要有以下来源：一部分是大学生就业指导工作人员，主要来自二级学院分管学生工作的书记或辅导员，是在自己工作之外兼任就业创业指导课程、职业规划课程，他们并不是专业的创新创业老师；另一部分是由商学院或经济管理学院等从事文科类理论教学的教师，以及社会科学部"半路出家"的获得创业资格证的教师组成。这些教师大多数有着较高的学历、较深的理论水平，拥有完备的创新创业理论知识体系，擅长理论知识的讲解与传授，但由于受到各种内部或外部条件的限制，他们基本没有在企业工作或自主创业的经历，在讲解一些创新创业的理论知识、传授一些面试技巧和求职简历的制作等方面的内容时，还是"得心应手"，但由于缺乏必要的创业实战经验，创新创业实践环节的指导很难做到专业性、深层次、系统性，授课质量难以得到保证。同时，近些年来高校的扩招导致在校生人数众多，使得高校创新创业教育师生比例相差悬殊。上述不利因素直接导致我国高校创新创业教育无法满足经济社会发展的需求、无法全覆盖满足全体在校大学生创新实践培养的需求。因此，从这个意义上说，师资队伍建设已成为高校大学生创新创业实践教育的"瓶颈"，是亟待解决的核心问题。

　　由此可见，创新创业教师对于一所高校创新创业教育发展的重要性，从某种意义上来说，它决定了一所学校在创新创业方面的教育水平和人才培养质量。要想充分开展创新创业教育，关键在于高校创新创业师资队伍建设。因此，加强高校的创新创业师资队伍建设，建设一支理论强经验足、敢创新会教学、业务精能力强、会管理懂心理的专业教师队伍是目前创新创业教育的工作核心。

第一节　高等院校创新创业师资队伍建设概述

一、师资

教师是以学校为主要工作场所，以学生为教育对象，履行教育教学的专业人员，承担教书育人，培养社会主义事业建设者和接班人，提高民族素质的使命。《中华人民共和国教师法》第三条规定："教师是履行教育教学职责的专业人员，承担教书育人，培养社会主义事业建设者和接班人，提高民族素质的使命，教师应当忠诚于人民的教育事业"。创新创业师资队伍是指从事创新创业方面的教学与学术科研工作的人，是高等院校人力资源的重要组成部分。主要包含专职教师，同时还包括兼职教师等。

二、师资队伍

队伍，就是成队为伍，即由若干人类个体构成的社会系统或组织。高校教师队伍就是指由一定数量的高等学校的教师个体构成的组织或系统。高校教师队伍既有规模大小，也有层次高低，也可按不同标准划分为不同的类型。比如，按照地理空间覆盖状况，可分为全国、省地区、市、学校和院系的高校教师队伍；一些特殊的高校教师队伍有时也被称为高校教师团队、教学团队或科研团队。按照高校类型标准可将高校教师队伍分为研究型高校教师队伍、教学型高校教师队伍，或者部属院校教师队伍、地方高校教师队伍等。总之，高校类型的多样性、教师队伍人员来源的复杂性决定了高校教师队伍类型的多样性和复杂性。本书所涉及的是高等院校中创新创业师资队伍。

三、师资队伍建设

"建设"是一个汉语词汇，指创立新事业，增加新设施，充实新精神。当其应用于"教师"来说时，"建设"是指对"教师队伍"这一群体的组建、结构优化及管理，既包括对新教师的引进，又包括对现有教师与新进教师的培养与管理工作。师资队伍建设是一个内容繁杂、涉及广泛、长期性的工作，包含了教师引进、优化、留住三个环节。我国高校在推动创新创业教育事业发展的过程中，教师所扮演的重要角色是不言而喻的。因此，本书的创新创业师资队伍建设指的是构建一支结构合理、素质优良的专任教师队伍、完善教师的聘任、培训、考核评价、职称晋升及待遇管理，并不断提高教师的专业素质及道德品质，加强师资队伍的稳定性。

第二节 师资队伍建设的重要性

纵观高等院校创新创业师资队伍的历史沿革和发展,我们欣喜地看到,高等院校创新创业师资队伍已经基本形成,师资队伍的专业化问题也已经提出。如何进一步提升高校创新创业和就业水平?关键是加强专业化师资队伍建设。这项关系到高校教学改革、人才合理配置以及社会和谐的任务,已经十分现实和迫切地摆到了我们面前。

一、推动高校课程教学改革

目前,我国高校关于创新创业方面都积极为学生开设相应课程。课程数量比十年前有了一个大的飞跃,但课程实施的质量方面却出现了较多的问题,主要表现在以下几个方面:一是对创新创业课程管理不严,开课较随意。有的高校为了能开出一定数量的课程,满足学生课程的需求,学校鼓励教师多开课,但对课程的管理缺位。有的高校只要教师能开出课程就好,至于开课的目的、开出什么课程、为什么要开设这些课程考虑不多。除此之外对创新创业方面的选修课进行的管理投入力量少。二是对创新创业课程缺乏系统设计,课程随意拼盘,课程设计上缺乏整体性。"无意识"组合使得课程内容庞杂,课程之间在内容上、课程价值追求上没有分工和协作,课程整体结构就比较粗略,课程体系缺乏整体力量。管理方面存在放权后监管不力问题。因此,高校在对大学的使命、学校办学目标定位、人才规格、培养目标以及大学生创新创业要求等问题研究的基础上来设计相应课程,进行科学管理。专业化的大学生创新创业教育师资,将注重研究创新创业的发展趋势,了解创新创业的发展理念,并结合专业特点和社会的发展,对高校教学起到积极的推进作用,可以促使高校领导重视创新创业课程建设,使高校的教学管理者加强对创新创业课程的管理,使教师开展对创新创业课程目标研究,对创新创业课程在人才培养中价值、地位、应该和能够完成的任务是什么有更深入的思考。在此基础上的创新创业课程目标才有可能是合理并明确的,才能够引导教师适切地建设自己所开设的课程。创新创业课程应该以满足学生的创新创业发展需求为最突出的特点。大学生创新创业教育教师应根据每个学生的不同特点,有针对性地指导其专业学习、课程选课。学校将按照学生的需要安排课程，减少教师随意开设课程情况，促使高校优化课程设计和加强课程管理。因此，它将引发高校公共课程教学的一场"革命"。

二、合理配置人才资源

在大学生毕业人数基数不断增长的当下，我国大学生毕业人数基数大，大学毕业生的就业压力也非常大，大学生就业已经成为社会关注的热点问题，近年来，伴随着中国对教育的重视与发展，大学教育的普及，高校大规模扩招使大学生毕业数量一直处于一个递增的趋势。越来越多的大学毕业生的增加，大学毕业生群体的就业问题将会变得更加的突出。大学生就业现状最大特点就是：就业基数大，就业人数增长迅速。目前，就业市场的供需能力不足，就业岗位的竞争大，大学生群体的几何式增长与就业岗位数量之间的关系失衡，更多的大学生无法走上就业道路，大学生的就业率下降，大学生就业形势很不理想。大学生就业人数的增长使我国就业形势更加的严峻。

人力资源配置的能力是一种十分重要的能力，这种能力越强，越有可能实现自身人力资源的优化配置。人力资源配置能力包括的内容很多，其中主要有帮助人们提高认识自我的能力，尤其是评价自己的知识、能力、性格、习惯等与工作的适应性相关的能力。在高等学校毕业生就业与创业过程中，很大程度上与毕业生的能力有关。因而，提高毕业生对自身人力资源进行配置的能力是优化毕业生资源配置的有效途径。毕业生资源配置能力的提高可以通过就业指导、创新创业指导、计划大赛等多种途径实现，其中职业发展教育是最主要的途径。

三、有利于加强创新型人才培养

我国《高等教育法》第 31 条规定："高等学校应以培养人才为中心，开展教学、科学研究和社会服务。"因此，围绕培养人才这个中心，开展教学、科研和社会服务是我国高校三大重要职能。这就对高等学校提出了更高的要求。在当今迅速变化的知识经济社会中，高等学校面临着由经济社会边缘步入经济社会的中心，高校的社会职能将不断扩展并赋予其新的内涵。由于知识的创新和创造性应用被提到前所未有的重要程度，高校应通过知识创新培养创造性人才。同时，由于市场经济的不断发展，收费制度的实施和高额的学费以及相关的教育消费，大学生创新创业形势严峻，迫切需要高等学校从办学理念、教育体制、人才培养模式到教学方法、课程建设、创新创业教育等诸方面进行改革和完善以满足社会和消费者的需求。

建立大学生创新创业教育师资队伍，开展大学生创新创业教师专业化建设，可以提升大学生创新创业教育教师的整体素质。这对提高大学生创新创业教育的质量、提升大学生的能力、缩短大学生从高校到社会的距离、减少社会资源的浪费、减少社会的不稳定因素是十分有益的。对于构建和谐社会，大学生创新创业教育教师队伍专业化的重要性从来未像今天这样不容置疑。

第三节 创新创业教育体系下师资队伍建设原则

一、要兼顾传统教育主题的积极作用

围绕创新创业教育理念，强化对创新意识、创业素质的培养，特别是在创新精神树立上，要发挥传统教育中各学科知识的相互渗透与独立。明确普通教育与职业教育的协同发展，充分利用普通教育的知识结构、智力资源，为创新创业教育创造有利的环境，并引入职业教育知识、规范及职业技能方法，适应不同年龄阶段、不同学科专业的学生需求。

二、要兼顾创新性和实践性的结合

创新是民族发展的灵魂，也是推进国家富强的必要条件。对于高校来说，既要注重学科建设，还要从师资队伍的社会服务能力上，拓宽创新创业教育体系。创新性教育重在发展教育模式，教师教学方法，学生学习方式上，而对于创新性、发散性思维的引导，则需要借助于构建完善的创新创业教育环境来满足。

三、要兼顾差异性与一致性的结合

对于高等教育的基本任务，旨在通过培养具有创新精神的高级专门型人才，落实好创新创业教育理念，以创新创业教育为载体，通过提升师资的创造精神、创新意识来提高创造力。

四、要兼顾互动性和主动性的结合

作为人才培养体系，创新创业教育是围绕教育主体和学生主体来展开的，特别是让学生能够从心理素养、人格成长、品德养成上发展个性，贯穿人本理念，还要通过建立互动性模式，强化师资队伍的创新创业能力，为解决学生就业、为提升学生的岗位职业能力来优化师资队伍知识结构和层次。

第四节　高等院校创新创业师资队伍建设的理论基础

一、精细化管理理论

精细化管理最早是由泰勒（Taylor）在其发表的《科学管理原理》一书中提出的。20 世纪 50 年代日本将精益生产思想运用到企业管理当中，使精细化管理理论得以迅速普及。精细化管理理论于 20 世纪 80 年代传入我国，自此我国的学者对精细化管理展开了研究，并从概念、特征、核心思想等方面对精细化管理理论进行了诠释。

精细化管理坚持"以人为本"的核心思想和"精、准、细、严"的准则，提倡用有限的资源和最低的成本获得最大的效益。精细化管理强调三点：第一，全员管理，认为组织中的所有成员既要接受组织的管理，也要参与组织的管理，要激发自身最大的潜能，顺利完成工作；第二，全过程管理，要求严格把控管理的细节，达到管理上环环相扣；第三，市场运作和管理。

将精细化管理理论引入到高校管理当中，进行了很多有益的探索。精细化管理理论同样可以用于指导高校创新创业教育师资队伍的建设。具体说来，高校创新创业教育发展不久，其教师资源和教育经费有限，而教育需求巨大。利用有限的教育经费推进高校创新创业教育师资队伍的建设，进而满足学生的教育需求，这正契合精细化管理理论的宗旨。高校创新创业教育师资队伍的管理，需要全体创新创业教育教师的参与，以此培养创新创业教育教师的主人翁意识，激发他们的工作热情；高校需要全程监督和把控创新创业教育师资队伍的建设，以达到最终的建设目标；高校需要以企业需求为导向培养人才，建设创新创业教育师资队伍。此外，精细化管理强调对管理流程的科学细化和合理优化，而在建设高校创新创业教育师资队伍的过程中，上至政府政策的制定，下至创新创业教育教师自身素质水平的提升，无一不需要管理流程上的科学细化和合理优化。

二、目标管理理论

彼得·德鲁克（Peter·F.Drucker）最先提出"目标管理"的概念。他指出企业中的员工要为同一个目标而拼搏，一同创造属于企业的业绩。同时，德鲁克认为目标管理能够使员工的自我控制替代外部控制，从而使员工寻求共同利益。国内学者对德鲁克的目标管理理论进行了一番诠释：它是一种企业为了实现预定目标而采取的以目标为导向、以员工的自我控制为指导思想的现代管理方法。

高校创新创业教育教师出于各种原因从事创新创业教育，他们来自各个学科，受各个部门和院系的管理，同时他们自身都具有不可估量的潜能。若高校不与创新创业教育教师一同制定组织目标来聚合众教师的力量，使创新创业教育教师积极进行自我控制和管理，那创新创业教育师资队伍势必犹如一盘散沙，师资队伍建设势必陷入混乱的局面。此外，精细化管理侧重于对过程的控制，目标管理侧重于对结果的管理。对过程和结果的管理，哪一方都不容忽视。因此，在高校创新创业教育师资队伍的建设上，要将精细化管理和目标管理结合使用，使两种管理方法可以优势互补，以此实现过程控制和目标管理的互动衔接，切实提升高校创新创业教育师资队伍的建设水平。

三、知识管理理论

知识管理将知识作为管理的核心，它是一种通过对已获得知识的有效运用和持续性管理来提高组织的创新能力，进而满足组织发展需要的管理过程。在这个知识爆炸的时代，知识需要不断更新，同时个人知识储量有限，知识还需要分享与整合。对组织中的知识进行共享，实现个人与组织知识的持续性积累，既是顺应时代发展的需要，也是适应市场变迁的必然要求。高校创新创业教育师资队伍的建设尚处于起步阶段，教师之间的知识水平参差不齐，急需通过知识的共享和整合来提升师资队伍的整体知识水平。

四、终身教育思想和继续教育理论

终身教育是当代世界教育中影响较大的教育思想之一，它从 20 世纪 60 年代提出至今的 60 多年来，已被愈来愈多的国家所接受。终身教育和终生学习的理论与实践，无论对发达国家，还是发展中国家的教育改革都有着极其重要的理论与实践意义。保罗·朗格朗认为："教育将在生存的各个方面找到自己的位置，并贯穿于整个个性发展的过程中。而目前教育活动中的那些常常是封闭的相互隔绝的不同程序和阶段所造成的大量的障碍，必将因为活生生的，有目的的内部交流而消失。"① 为此，他主张："从今以后，教育将被看作一个密切相关的统一结构，这个结构中的每一部分都依靠另一部分，也只有在与其他部分有联系时才有意义。"②

1972 年，在联合国教科文组织国际教育发展委员会的报告书《学会生存：教育世界的今天和明天》中，对终身教育进一步做了全面的论证和阐述。该委员会对终身教育做了权威性的界定："终身这个概念包括教育的一切方面，包括其中的每一件事情。整体大于部分的总和。世界上没有一个非终身的而又分割开来的'永恒'的教育部分。"并认为："终身教育并不是一个教育体系，而是建立一个体系的全面组织所根据的原则，而这个原则又是贯穿在这个体系的每一部分的发展过程之中的。"更可贵的是，它提出"每一个人必须终身不断地学习"，并把终身教育确定为"学习化社会的基石"。

1996 年，联合国教科文组织 21 世纪教育委员会向联合国教科文组织提交报告《教育——财富蕴藏其中》，报告从终身教育的存在时间、存在空间及存在形式三方面，对终身教育做了更富有时代性，更简明、确切的界定，即"把与生命有共同外延并已扩展到社会各个方面的这种连续性教育称之为'终身教育'"，把学会认知、学会做事、学会共同生活和学会生存作为终身教育的四个支柱。

在联合国教科文组织的积极倡导和推动下，越来越多的国家开始把终身教育理论作为本国教育改革的基本原则和指导思想，一些国家还制定《终身教育

---

① 保罗·朗格朗. 终身教育导论［M］. 滕星，滕复，王箭，等译. 北京：华夏出版社，1988：56.

② 保罗·朗格朗. 终身教育导论［M］. 滕星，滕复，王箭，等译. 北京：华夏出版社，1988：56.

法》。我们国家制定的《教育法》第十一条规定："国家适应社会主义市场经济发展和社会进步的需要，推进教育改革，促进各级各类教育协调发展，建立和完善终身教育体系。"这是我国第一次以法律的形式确立了终身教育应有的地位。

继续教育是人类社会生产力和科学技术发展到一定阶段的产物，继续教育是与现代终身教育观念相联系的。继续教育的概念源于一百多年前产生于西方的"继续工程教育"一词，原意主要是指对工程技术人员进行的再教育。随着社会的发展和科技的进步，继续教育的内涵已经扩展到了自然科学和社会科学的各个领域，成为现代社会为适应新技术革命挑战而发展得最快、最为活跃的教育形式。重视继续教育已成为世界教育发展的趋势，因为综合国力的竞争，关键是科学技术的竞争，实质是人才的竞争。随着现代科学技术的飞速发展，产品更新换代周期大大缩短，科技人员的知识含量随着时间的推移逐步老化和失效，必须通过不断的继续教育，补充提高科学技术的新理论、新技术、新方法。只有这样，才能保持一支在数量上和质量上都能够适应社会、适应经济发展要求的科技队伍。为此，世界各国，尤其是发达国家，已把继续教育作为国民教育的重要组成部分，作为发展经济，提高国际竞争能力的一项重要举措。我国于1979年正式引入继续教育概念，主要是对专业技术人员进行知识和技能的补充、增新、拓展、提高，完善知识结构，开发创造性思维和创造力的一项追加性的教育活动。1995年11月1日，国家人事部颁发的《全国专业技术人员继续教育暂行规定》中规定"参加和接受继续教育是专业技术人员的权利和义务"。我国是一个发展中的社会主义国家，以经济和科技实力为基础的综合国力同世界先进水平相比还有很大的差距。因此，重视和发展继续教育，对加快我国社会主义建设步伐更有特殊的重要性。

五、激励理论

激励就是激发与鼓励的意思，通俗地说，就是调动人的积极性，使其把潜在的能力充分发挥出来，激励的过程也即调动人们积极性的过程。激励是行为科学中调动、启发工作人员积极性的一种方法，是激发人的动机、加强人的意志、使人产生一种内在的精神动力，朝其所期望的目标前进的一种心理活动过程。激励的实质就是通过影响人的需求或动机，从而强化、引导或改变人们的行为向有利于组织目标发展的行为过程，它具有提升积极性、维持积极性、保护积极性的功能。激励以满足人们的需要为基础，由于人的需要具有多样性，研究者从不同的视角进行研究从而形成的激励理论也是多种多样的，具体可分为需要型激励理论、过程型激励理论和强化型激励理论。

（一）需要型激励理论

由于需要是人类行为的原动力，因此这一理论实际上是围绕人们的各种需要来进行研究的，故把这种理论称之为需要型激励理论。需要型激励理论主要是指马斯洛的需要层次理论。它是由美国心理学家和行为学家马斯洛提出的，该理论认为，人类都是有需要的，需要又是以层次形式出现的，人的需要可由低级到高级划分为五个层次：1. 生理需要，是人维持生存的基本需要。2. 安全需要，主要指保护自己免受生理和心理伤害的需要，包括避免人身危险、疾病、失业和其他各种各样的危险。3. 社交需要，主要包括感情、归属、被接纳、友谊等需要。4. 尊重需要，包括内在的尊重如自尊心、自主权、成就感等需要与外在的尊重如地位、认同、受重视等需要。5. 自我实现需要，是一种追求个人极限，最大限度发挥自己潜能的需要。五个层次的需要大致分为两大类：前三个层次为基本需要，后两个层次为高级需要。当某种需要没有得到满足的时候，人就会去追求它，产生一种内驱力；当这种需要满足以后就不再有动力了，而这时又会产生高一个层次的需要，再驱使人去追求它，直到自我实现。

（二）过程型激励理论

过程型激励理论着重研究人从动机产生到采取行动的心理过程。这类理论表明，要使员工出现期望的行为，应在员工的行为与员工需要的满足之间建立起必要的联系。过程型激励理论主要有：

1. 亚当斯的公平理论。它是由美国心理学家亚当斯在 1965 年提出的，其基本观点是当个体取得成绩获得报酬之后，他不仅注重自己的绝对报酬的数量，更重视相对报酬的结果。相对报酬来自两个方面的比较：一是纵向比较，是将自己目前的劳动报酬与劳动投入的比率与自己过去的劳动报酬与劳动投入的比率进行比较，既可能和组织内的自己比，也可能和不同组织中的自己比；二是横向比较，就是将自己的劳动报酬与劳动投入的比率与他人的劳动报酬与劳动投入的比率进行比较，这里的"他人"，既可能是组织内成员，也可能是其他组织的成员。如果两者比值得当，员工会觉得公平满意，倘若比值不得当员工就会产生不公平感，产生不安和不满情绪。

2. 弗鲁姆的期望理论。在马斯洛和赫兹伯格研究的基础上，美国心理学家维克多·弗鲁姆（V. H. Vroom）在其《工作与激励》一书中提出了期望理论。这一理论认为，人的工作动机由以下三种因素决定：（1）期望，即人关于工作结果的预期。也就是人关于他们能够多大程度上做好工作的信念。（2）"功利性"或"工具性"，即人关于工作成绩可能带来的各种后果的预期或信念。（3）效价，即每种后果对于他们的价值。动机激励水平取决于人们认为在多大程度上可以期望达到预计的结果，以及人们判断自己的努力对于个人需要的满足是否有意义。

（三）强化型激励理论

强化型激励理论的主要代表人物是斯金纳，认为无论是人或动物都会争取一定的行动，当行动的结果对他有利时，他就会趋向于重复这种行为，行为的频率就会增加，凡能影响行为频率的刺激物，即称为强化物；当行动的结果对他不利时，这种行为就会趋向于减弱或者消失。他会凭借过去的经验来趋利避害，对个人的行为提供奖励，从而使这些行为得到进一步的加强，就是正强化；对那些不符合组织目标实现的行为进行惩罚，以使这些行为削弱直至消失，就是负强化。

这三种激励理论是相互联系和相互补充的，它们分别强调了激励的不同方面：需要型激励理论告诉我们人有哪些需要，并认为激励就是满足需要的过程。当然，作为管理者，如果没有目的一味满足员工的需要并不能保证员工出现企业所希望的行为。过程型激励理论告诉我们，把实现组织目标与满足个人需要统一起来有助于使员工出现组织所希望的行为。而强化型激励理论则告诉我们，如何通过强化物的刺激使员工的良好行为持续下去。因此，管理者如果想要有效地激励员工，要根据实际情况的需要结合使用以上的激励理论才可能收到良好的效果。

第五节　高等院校创新创业师资队伍建设重点

应用型人才培养强调培养学生的实践能力、创新意识和创新能力，创新创业教育的目的就是培养学生能运用专业知识和专业技能，把握创业机会，开拓创新创业空间的能力和素质，医学类应用型本科院校主要以医学专业为主，涵盖理学、管理学、工学等学科门类，其办学定位、人才培养定位、教学与科研定位决定了整个师资队伍建设的独特性。在"大众创业，万众创新"背景下，医学类应用型本科院校应该如何掌握发展机遇、找准转型发展的关键，提升为经济社会发展服务的能力，而抓住创新创业教育的机遇，建设一支高素质的适应创新创业需要的师资队伍，是应用型本科院校创新创业教育改革的关键，是提升创新创业教育质量的核心。

一、打造一支理论强经验足的专家教师队伍

专家型教师是指从教时间长，具有创新创业行业阅历或丰富的教育教学专长的教师，他们对创新创业充满了使命感和热情，具有丰富合理的知识结构、高效的问题解决能力和敏锐的洞察力。在专业知识方面，专家教师运用知识比新手更有水平；在其专长的领域，能在较短的时间内完成更多的工作；在处理突发的状况问题时，专家教师更能找到新颖和适当的方法解决。

大学生就业教育队伍专家化发展既是就业教育者个人职业发展的必然归宿，也是经济社会发展的客观形势使然。一方面，大学生就业教育主体专家化是个人职业价值实现的需要。专家化的职业发展目标既是个人职业发展的动力，也是凸显职业社会价值赢得社会尊重的需要。个人职业价值的实现需要得到社会的承认和尊重，社会的承认和尊重也是个人职业价值实现的试金石。专家作为在某一领域具有高深造诣的人，在现代社会条件下，被称为"专家"也标志着其已经站在该领域的前沿，已经掌握了该领域的话语权，是个人职业发展的最终目标。马斯洛认为："尊重需要得到满足，能使人对自己充满信心，对社会满腔热情，体验到自己活着的用处和价值。"①

另一方面，"双创"视域下经济社会发展的客观形势要求推进就业教育主体专家化发展。做好大学生就业教育工作，既要看到"双创"对大学生就业方式和就业结构等的新变化，更要看到提出"双创"的时代背景。在经历了改革开放近40年经济高速发展之后，当前乃至今后一定时期，我国经济发展将面临经济放缓、转型升级等新的发展态势。在经济下行面前，有些人会患下行"恐惧

---

① 刘克平. 从马斯洛需求层次理论谈学生心理辅导 [J]. 学校党建与思想教育，2010 (7)：92.

症"和"忧虑症"。在此基调下，过去习以为常的无伤大雅的小事都可能会被无限放大，这些基调和夹杂的各种杂音和噪声等都会对大学生的价值观念、职业理想等产生负面影响。因此，教育和引导大学生不仅能理性看待当前我国经济发展的客观形势，而且能自觉承担起社会赋予青年的责任和使命，这对于大学生就业教育主体提出了更高要求。做到既避免陷入人云亦云、知其然不知其所以然的误区，又能从大学生的具体实际出发，以高屋建瓴的角度教育引导学生，这就要求就业教育主体以专家化的要求努力提升自己。另外，面对以众筹、众创、众扶、众包为特征的新职业、新业态、新经济的出现，如果创新创业教育主体缺少互联网思维、共享经济发展理念、投融资知识等，是很难培养符合"双创"要求的人才的。而且这些知识绝不能浅尝辄止，只有以专家化的水平，才能真正将就业创业教育工作做好。

二、打造一支敢创新会教学的专职教师队伍

专职教师队伍是大学生创新创业师资队伍的基础，高校要想在推动创新创业教育师资队伍建设有实质性进展，就必须摒除一切不合理的管理思想，树立科学的师资队伍管理理念。要摒弃对创新创业教育专职教师"涸泽而渔"的管理理念，要避免专职教师身兼数职的情况，要以"各司其职、各尽其责；人尽其才，才尽其用"的理念管理师资队伍，将有限的教师资源经过合理的配置达到最优目标。同时，鼓励专职教师进行学历进修，优化学历结构，更重要的是注重实践教学能力及实践应用能力的提升，设立企业挂职锻炼周期，使教师获得实践经验，提高自身实践能力。其次，开展科技前沿讲座，请实践经验丰富的专家进行培训指导，使教师及时掌握科技前沿动态。再次，及时了解教师发展需求点，开展具有针对性的培训活动，例如针对高学历教师的培训应了解其需要提升、感兴趣的点，挑选合适的培训内容，提高其参与度并优化培训效果。最后应加大教师培训的资金投入力度，丰富培训形式，增加外出学习机会，到国内外进行短期学习、培训以开阔眼界，了解专业前沿、引进先进经验，从而打造一支敢创新会教学的专职教师队伍。

三、打造一支业务精能力强的专业教师队伍

如何建立一支数量充足、质量合格、结构合适的业务精、能力强的专业教师队伍是发展创新创业教育的关键。专业教师队伍的建设不但是学校教育质量

的基本保证，更是学校教育内涵不断提升的动力之源和学校可持续发展的最关键的因素。要使每位学生都具备相应的创新创业的知识和能力就要注重专业教师队伍的建设。一方面对于已经在岗的创新创业教育专业教师，高校应严格考察其在创新创业教育领域的专业资质。对于已具备创新创业教育相关资格认证的教师，高校应结合其以往教学成果，给予其固定编制，以此增加师资队伍的稳定性。对于尚未具备专业资格认证的教师，高校应适当减少他们的工作负担，多为他们提供自我提升的机会。一方面基于学生数量明确创新创业教师总量，并合理配置专业教师；要严格按照国家规定招聘创新创业教育专职教师，专职教师需要拥有创新创业教育相关资格认证，并且需要具备硕士研究生及以上学历，对于拥有丰富创业经历的人才可以适当放宽学历要求；同时，高校要结合地域产业特色，与当地政府部门和相关企业展开紧密合作，招聘在当地特色产业领域有过工作或创业经历的人员作为创新创业教育校外专业教师，以当地社会需求为导向培养优秀人才，推动当地社会经济的发展。另一方面加强创新创业教育教师培训，让教师逐步提高自身素质，提高自身的教学能力，更新知识结构、拓宽知识面、加深知识水平、提高专业技能。同时，现代社会知识更新的速度在飞速加快。作为创新创业教育者，教师必须不断地学习新的学科知识与教育教学理论，以便用最有效的方法将最有价值的知识和理念传授给学生，提升本校创新创业教育师资队伍的整体水平。

四、打造一支实践能力强懂方法的兼职教师队伍

目前，我国已经进入高等教育普及化阶段，虽然自改革开放以来，经济得到了长足发展，但人均资源占有量较低，人均教育资源的占有量更是如此。根据高等院系自身发展的需要，招聘一定数量的兼职教师，这样既能提高教育资源的利用率，又能降低教育的办学成本，这对高校而言，无疑是发展中的长宜之计。兼职教师将成为高校创新创业教师队伍的重要组成部分。一方面从现有的负责学生工作的党总支副书记、辅导员、班主任和学生处、团委老师中选聘。另一方面，高校通过产学合作，与企事业单位建立稳定的合作关系，从中聘任学校所需的、符合任职条件的兼职教师。同时加强对兼职教师培训，要求兼职教师履行教师职责的过程中，应该体现一个教师的职业道德水平，做到严于律己，为人师表；加强兼职教师的教育理论、教育心理学和教学方法的培训；其次是加强兼职教师的管理，强化教学质量体系管理，强化教学环节管理等方面，

让兼职教师结合自身优势，将创新创业相关知识更好地传授给学生。

第六节　高等院校创新创业师资队伍建设的对策与建议

一、更新教育理念，加强医教研融合，提升创新创业教师的教育能力

高校创新创业教师应尽快转变教育思想，打破固有的、错误的创新创业教育理念，树立对创新创业教育的正确认识。一方面，创新创业教育不能仅仅停留在教授创新创业知识和技巧的层面上，它更重在培养学生的创新意识、创业精神和创造能力，适宜在高校全体学生中开展；另一方面，创新创业教育是以专业学科为基础、多学科共同支撑的教育，它需要与专业教育进行深入融合，绝不是孤立存在的。同时各高校要主动与企业进行合作，引导创新创业教师到企业挂职锻炼或参加创业实践，高校与企业在项目研发、课程开发等领域展开合作，鼓励创新创业教师把自己的理论知识与企业的实际相结合，提升教师的学术能力和实践能力。高校吸引具有创业经历的人员来校担任创业导师，吸引具有创业经验的企业家指导高校的创新创业教学、实践以及创新创业项目，高校要与企业在更多领域开展合作，例如课程开发、一些技术的研发等。高校要有激励机制，鼓励教师积极申报创新创业项目，通过做项目，以科研促进教学，增强教师的实践技能，提升教师的实践教学能力和专业素养。

二、加强创新创业教师的培训，提升教师的整体素质，促进教师的专业发展

创新创业教育涉及多个学科、多个领域，优秀的创新创业教育教师理应拥有职业资格认证、企业管理经历或创业经历以及相关课题的研究经历，而目前既有系统的创新创业教育专业背景又有创业经历的师资力量较少，在现实中绝大多数创新创业教育教师都不具备这些条件。因此，系统地开展创新创业教育，通过多种形式组织教师开展专项技能培训，提升教师队伍整体的素质，补齐师资队伍短板，定期开展各种培训，培养高素质的创新创业教育教师尤为必要。正如有学者所说，根据学校的发展定位和专业优势，积极鼓励专业课程教师在创新创业中给予技术支持，发挥专业教师的技术专长和学科优势，扩展知识的外延，积极挖掘专业课程教学中的创新点，提升学科交叉领域的创新思维，鼓励学生开展以学科交叉为知识背景的创新创业活动。例如，新进教师的培训锻炼制度，通过进企业、进基地来进行专项技能培训，参与产学研课题，结合引聘企业高级技术人员和能工巧匠任兼职教师等措施，有效保证创新创业人才的培养。其次，提高教师的学历。出台《创新创业教师攻读博硕士学位的若干规定》，加强制度创新，及时调整教师学历提高的有关政策规定，向高层次学历教育和紧缺专业教师倾斜，积极鼓励支持教师在职定向攻读博士学位，加强教师学历提高的指导性和计划性，优化教师队伍结构。

三、完善评价体系，激发创新创业活力，巩固"双师型"建设成效

创新创业教育是一个特殊的教育学科，专业化、综合性较强，因此要对从事创新创业教育的教师进行全面的考核。在专业技术职务评聘工作中，要不断强化教学工作要求，突出教学工作的中心地位，制定和调整相关政策，促使教师全身心地投入到教学和人才培养上来，从而保证创新创业教师的基本的素质、知识和能力。创新创业教师评审工作应与创新创业教育的性质、特点等方面有机结合起来，不能脱离教育的实际，创造有利于教师发展的环境，制定创新创业教师的任职资格、评定标准，并逐步设立单独的评审机构，采取相应的评审办法，调动教师的积极性。同时加强创新创业教育"双师型"教师队伍建设，一方面是自我对创新创业专业知识的学习吸收，在理论上不断提升自己的水平，同时在实践上进行积极探索，不断丰富创业经验；另一方面要积极打造实践平台，鼓励教师到企业兼职或参与创业项目等实践活动，提升实践能力和丰富创业经验，更好地将理论和实践结合起来。注重设置应用型的创新创业项目，有计划地安排教师带领学生到合作基地共同参与创业实践，让教师和学生一同深入了解行业发展现状，在实践中进行更多的互动交流，促进师生共同学习与提升，开创创新创业师资队伍建设的新局面。

第三章　医学院校课程双创的总体布局与融合发展

第一节　课程双创的总体布局

一、课程双创的"1+X"课程体系

创新创业教育已上升到国家建设的重要战略层面，如何构建高质量的创新创业教育已成为政府和高校实现科技创新、教育发展必须持续关注的热点话题。

2012 年教育部要求普通本科学校面向全体学生开设"创业基础"必修课（教育部，2012），2015 年《教育部关于做好 2016 届全国普通高等学校毕业生就业创业工作的通知》要求"从 2016 年起所有高校都要设置创新创业教育课程，对全体学生开发开设创新创业教育必修课和选修课，纳入学分管理"（教育部，2015）。这些政策的出台对高校创业教育课程的普及化发展起到很大的推动作用。《教育部办公厅关于做好 2018 年深化创新创业教育改革示范高校建设工作的通知》指出："深入推进创新创业教育与专业教育、思想政治教育、职业道德教育紧密结合，深层次融入人才培养全过程。"（教育部，2018）

各大学在国家政策的推动下，十分重视创新创业教育课程的建设活动，已开设了丰富的创新创业课程，但创新创业课程仍不成体系。当前我国创新创业教育必须解决的三个问题：一是亟须构建合理的创新创业教育课程体系；二是将创业教育与其他教育融合发展，让创业知识、技能教授与创新意识、能力培养相结合；三是要解决少数人的创业问题，造就大众创业，万众创新的局面。

就目前的教育话语而言，创新创业教育必须有自身立足的课程领域；在条

件成熟后，应构建学科体系，这是创新创业教育自身合法性的必备要件，也是其取得话语权、从国家推行到高校落地的最适切的构想与实践。根据通行的法则，我们可以将其确立为"1"因素。

创新创业教育要落地生根、枝繁叶茂，就必然要从自身厚植根基的合法性出发，成为高校的一种新的教育理念，成为一种新的教育模式。换言之，在当前乃至相当长的一个时期内，创新创业教育不是在原有的教学、科研之外的加法因素，而是乘法，是教育在后工业化革命时代的应然走向，是变革教育的"X"因素。

创新创业教育在大学推进的过程，也是大学不断创新发展的过程。国家以大学创新创业为策源地，逐步实现社会、学校、个人的全领域、全链条创新发展。当前，"广谱式"创新创业教育更符合我国高等院校发展实际，概括来讲，就是创新精神培养与具体的创业教育两头都要好、两手都要抓、两手都要硬。在做好面对全体学生进行创新创业教育的同时，也应注重个体发展，"个性化"创新创业教育也需要同步实行。课程设置是高校实施创新创业教育的主要载体，课程体系作为体现学校教育理念、展现教学成果的中心枢纽，其是否有效对创新创业教育的发展起着相当关键的作用。① 创新创业教育课程体系应涵盖创业通识知识、专业知识以及创业实践知识等综合性知识，并融合思政教育、专业教育、第二课堂、学生自主发展各环节各过程，构建全域创新、全员创业、面向未来、富有活力的创新创业教育的"1+X"课程体系。以"1+X"课程体系为支撑，创新创业教育走出目前很多问题的、狭义的创新创业教育课，来到天地广阔的课程创新创业，引领大学创新创业教育"质"的变革。为方便表述、依据定义规则，本书将课程创新创业简称"课程双创"。

二、课程双创视域的观念之变

课程双创要取得实效，观念变革首当其冲。其中主要就是因课程创新而生成的教育观、课程观、人才观、机构观。课程双创教育应立足于整体人才培养目标，将全面素质教育理念作为创业教育目标的逻辑起点，打破狭义封闭的创业观念，实现观念创新。在价值观上，由个体创办企业转向全民创业。目标观

---

① 夏人青. 论高校人才培养框架下的创业教育目标［J］. 复旦教育论坛，2010（06）：58-59.

上，是由创业促就业转向个人素质的全面发展。最终形成以学生为主体，以人才整体质量提升为基准，以市场为导向，与社会积极互动的创业教育理念。为此，学校创业教育课程目标应结合自身的办学特色，以学校整体人才培养质量提升为其顶层设计导向，始终坚持以学生为本，最终目标是为培养学生的全面发展。

（一）课程双创的教育观

做好课程双创的总体布局，就需要树立大教育观，实现从上好一门课到涵盖企业发展全周期、学生培养全过程。课程双创视域中的大学仍基于"高深学问"，即知识的生产、传播，但不再止步于此，而是向前一步，走向知识创造、学问创造的"应用片场"，见证、指导、协作、参与，以合伙人的身份深度融入、多维参与产业中来。在未来的信息社会中，大学应是适应终身学习并提供终身教育的重要场所，而不再是作为提供终结性教育证书的唯一机构。大学充分展示创业精神，在发展战略上主动选择"未消费领域"，重点关注"非传统的学生"，尝试通过在线的方式为"处于人生的进修阶段却选择不再进修的那些人"提供学位课程，从而大获成功。① 从就业导向的学历教育向创业导向的终身教育转型，"要在新的经济现实中占有一席之地，高等教育需要进行重大整治。21世纪的大学不应培训学生从事那些在科技浪潮中即将消失的职业，而应把学生从过时的职业模式中解放出来，让他们可以掌握自己的未来。"②

（二）课程双创的课程观

"旧的模式是以大学为中心的，课程设计通常建立在自上而下的行政命令，常常是在对工作场所的假设上，而这些假设可能会在教科书上的墨迹刚刚干燥之时就已经过时了。"③ 大学的课程设置，尤其是与数字技术和人工智能相关的课程，其更新速度落后于技术的进步。由于科学和技术创新的周期不断缩短，很多时候学生还没有毕业，其所学的知识就已经过时。面对这种窘境，一方面大学需要充分利用先进的信息技术手段来尽快提高课程更新速度。如弗里德曼

---

① 克莱顿·克里斯坦森，等. 创新者的任务［M］. 洪慧芳，译. 北京：中信出版社，2019：205.
② 约瑟夫·E. 奥恩. 教育的未来：人工智能时代的教育变革［M］. 李海燕，王秦辉，译. 北京：机械工业出版社，2018：（前言）Ⅶ.
③ 约瑟夫·E. 奥恩. 教育的未来：人工智能时代的教育变革［M］. 李海燕，王秦辉，译. 北京：机械工业出版社，2018：151.

所言，"大学应该尝试着以更快、更加频繁的速度调整课程设置，以便与变化的速度保持一致，例如在某些课程上可以标上'有效期'"①。另一方面，"大学将与雇主和学习者共同设计课程"②，大学课程设计吸纳政府、行业企业、学生等所有利益相关者参与论证、实施、反馈等各环节，确保课程总体的稳定性与适应现有改变的灵活性有机结合，从而增强有效性、针对性。

（三）课程双创的人才观

知识经济时代，更新人才培养观念，拓展眼界视域。首届世界高等教育大会通过的《21世纪高等教育宣言：展望与行动》报告强调："高等教育应主要培养创业技能与主动精神；毕业生不仅仅是求职者，而首先应该成为工作岗位的创造者。"③伴随大数据、人工智能走向更深更远的时代，大学培养的人才应该是"政治过关""思想活跃""满怀激情""个性鲜明"，能快速完成身份转换、职业变更、思想更新。大众的狂欢与小众的惬意有机结合，既有万马奔腾，也有涓涓细流，实现有容、多态、和谐，更加理性、更强素质、更高内涵。

（四）课程双创的机构观

要根据创新创业的发展态势，以"适度超前"为原则设立高校与学生、社会、行业企业联络沟通的创业机构。这些机构的设立，不是把原有就业指导办公室再挂个牌子，就像绝不能为了减负而专门再成立减负办公室、为精简会议再召开一个精简会议的会议；更不是应景和应对检查，而是将其定位在为了大学"又好又快"的发展，立足为国家创新驱动发展战略做出高校该有、能有、发挥最大优势的贡献。创业机构引领、促成全校创新创业从分散走向融合、从孤立走向一体。有关机构，则应以创新创业理念为旨规，跟上全校创新创业步伐，能根据具体情境做好创新应对，筑牢创新之基、打通传导堵点、实现各部门各机构的"内部创业"。

三、课程双创的多维谱系与总体布局

课程双创要在高等学校立起来、强起来，是教育发展的必然趋势。课程双

---

① 托马斯·弗里德曼. 谢谢你迟到［M］. 符荆捷，朱映臻，崔艺，等译. 长沙：湖南科学技术出版社，2018：30.

② 约瑟夫·E.奥恩. 教育的未来：人工智能时代的教育变革［M］. 李海燕，王秦辉，译. 北京：机械工业出版社，2018：151.

③ 邓建平. 创业教育模式建构的思考［J］. 中国高等教育，2019（11）：36.

创要从有到优、从弱到强，就要架构起创新创业教育的"点线面体"多维谱系，以课程双创的点线面体为"四梁八柱"，最终撑起创新创业的宏大格局，让"大众创业、万众创新"在大学落地、落实。

我国目前的创新创业课程内容在创业通识知识等方面各有涉猎，但具体到某专业的创业课程、实践课程则寥寥可数。课程的开放方面，创新创业课程在许多大学仍是第二课堂的选修课程，开课的次数、质量和效果得不到保障。此外，课程还多呈现在学校的某个院系，或单独为某专业有创业需求的学生开设的现象，严重忽视了对全校学生创新意识的综合培养。

随着经济的不断发展，社会面临的竞争力逐渐加大，高校大学生的就业形势也日益严峻。尽管国家为缓解该现状且支持大学生创新创业出台了诸多政策，然而并未能形成一个成型的创新创业教育体系。医学院校应积极响应国家发展战略，在培养大学生创新创业精神、增强大学生创新创业能力、深化大学生创新创业教育等方面进行多项改革。

对于医学院校学生创新创业能力的培养，学生和教师以及学校必须达成共识，学生能够认识到创新创业能力提升的重要性，教师能够在创新创业人才培养过程中为学生提供全方位的服务。学校需要为学生提供一个好的平台，让学生能够开拓自己的眼界，强化医学生动手操作能力，能够对日常所学习到的知识进行巩固，在实践环节不断地提高自己的创新创业水平，为后续参与工作打下坚实的基础。

（一）课程双创的"点"

找准创新创业教育的痛点，革除进展不畅的堵点，把握创新创业教育的发力点。当前的创新创业教育的痛点在于缺乏适合推进创新创业的教师。课要上好，教师最为关键。大学最重要的一对矛盾就是教师和学生。囿于大学惯例及思维局限，现有创新创业课程教师多为学院安排的专业教师或学工系统安排的辅导员老师，很多专业课教师为了课时、评职称等上课，自身缺乏创新创业思维、行业经验，把创新创业课当成延伸的专业课去上。医学院校的创业课程大多由学生工作部门教师及辅导员进行教学，他们自身往往没有任何创业实践经验，多就创业的基础理论泛泛而谈，缺乏专业的贴近性和深度；内容也多是对各类政策的枯燥宣讲，缺乏专业针对性，难以引起医学生学习兴趣；或以就业课和职业生涯规划课代替创新创业课，割裂了就业、规划、创业的一体化。长此以往，虽重视十足，但医学生们却在长期"不理解、未深入"的状态下，形成一种被动接受的心理定式，使创新创业教育最终成为一种单向的教育呐喊与功利化、应景式活动，学生缺乏主动参与，缺少理解认同。

革除进展不畅的堵点，就是要走出"创办新企业"的西方课程模式，回归"创新创业"理念，走向课程双创，走进创新创业教育的开阔地、新天地。加大专任教师培训力度，培训课程跳出美式创办新企业模式桎梏，符合医学院校创新创业教育的实际，增强教师参加创新创业的吸引力。引导全体教师树立课程双创教育理念，主动参与全校创新创业事业中去，立足专业课领域，主动求变、准确识变、科学应变，不断增强创新意识，深入挖掘专业课的创新点、创业点；同时，从自身教学科研需要出发，把握国家、学校对学生比赛，有意识地招募部分学生参与课题或者指导学生课题，将被动应付和无意识行动，变成个体自觉性追求和制度化规范。

在找准痛点、找到堵点基础上，准确把握创新创业教育的发力点。发挥优势、因势利导，实现突围，具体表述可简化为："办好创业大赛辅导+采用创新实训方法+夯实创业基础"。具体来讲，第一，要继续发挥优势，持续办好创业大赛辅导，符合国家和学校现有政策导向，也是重要的输出路径和成果所在。第二，要优选创业实训方法。针对创新创业课程内容与实际脱节现状，增加课程内容的实践引导，课堂授课采取案例分享、小组讨论、创业训练等实战指导。丰富课程建设层次，在开设基础类、普及类大班课程基础上，增加提升类、实际操作与指导类小班个性化需求课程。夯实创业基础，制定创新创业学分学制制度、出台创新创业激励奖励办法等，让创新创业成为学校靓丽的风景线。如可以将实验室、各类活动场馆、展示场馆、创业孵化器、创新实训室等，根据学生成长诉求和实际需求重新布置，有效解决"供给侧"与学生课程"需求侧"之间的错位，有效消弭创新创业的有形边界，让学生可以随时随地进入状态，提高学生参与感、良好体验度、获得感。

（二）课程双创的"线"

为落实教育部关于创新创业教育课程"面向全体大学生，纳入教学主渠道"的要求，各医学院校均已开设创新创业相关课程，如创业理论基础、大学生涯规划、就创业指导等。但课程之间体系未成，虽为必修却仅占几个学分，吸引力及影响力明显不足，加之定位模糊、考核简单，其对医学生创新创业能力的培养作用基本未能发挥。对此，我们应坚持问题导向，补齐教育短板，完善医学生创新创业教育体系，推进创新创业教育体系人性化分层，开发开设层次多样、方法多元、富有个性的课程体系，可概括表述为："创业基础课+成长课+项目课"，层层递进、层层深入，做到创业课程目标设置阶梯式、创业课程设置模块化、创业方案设计小组化，给具有不同需求的学生提供适合且有效的学习内容。

坚持分类、分层指导，将"面上覆盖"和"点上突破"相结合，既面向全体学生，也面向部分有强烈创业意愿的学生。首先，为全体学生开好必修创业基础课，以培养学生的创新思维为主，旨在筑牢根基、打好基础。加强理论与实践紧密衔接，尤其是专业化的衔接，探索产教协同、科教协同等育人模式。加强教材编撰、教学内容、教学方法、教学研究等创新改革，积极创新教学方法，解决全体学生"吃得香"的问题。其次，对创新创业兴趣浓厚的同学，以培养创业能力和素质为主，适度扩展公选课领域，开展更深层次教育，开设"成长课"，解决这部分同学"吃不饱"的问题。最后，为即将创业和创业小成、创业有成的学生单独开设主题各异、贴近需求的"项目课"，以创业实践为主。考虑到创新创业课程的特殊性，在课程实施过程中，要充分重视课程的可操作性、实践性、专业性，在达到创新创业课程要求的同时，提升学生的动手能力，加深他们对所学专业的理解。围绕项目，将各方面资源、力量汇聚一起，创设近乎实战的场景，将"学中做"引向"做中学"，深化创新认知、增强创业体验、丰富创业感悟，化解这部分学生"吃不消"的难题。"创业基础课+成长课+项目课"的课程设置，在一定意义上正好对应了学生对创新创业认知、操作从低年级到高年级的线性发展过程，同时，也应顾及个别学生从一开始就"高开高走"的现象，具备足够的应对空间和较强的发展韧性。

（三）课程双创的"面"

实现课程双创，就要从"创业基础课+成长课+项目课"为核心的"双创课程"，走向与其他课程同步设计、同步发力、相互融合的课程双创，具体概括为："课程双创+课程思政+专业课+第二课堂"。

医学生基本为理科背景，受思维模式影响，创业意识较弱，即便参加相关活动或竞赛也多是纸上谈兵或沙盘演练，与专业相关度不高，缺乏有力抓手。而游离于专业外的创新创业教育与实践往往无法深入，他们参与的创新创业相关课题、竞赛等相关知识储备量不足、专业指导跟不上，要么中途放弃，要么草草了事，在持续不自信甚至逃避的心理作用下，创新创业能力拓展后劲不足。

医学院校要树立创新的教育理念，在培养掌握坚实医学理论和基本技能的德智体美劳全面发展的医学毕业生的基础上，将创业教育的理念融入本校的人才培养理念，确定创业教育的发展战略与指导方针，建立健全创业教育管理体制，包括政治环境、法律保障、政策支持、组织领导、资金扶持与舆论宣传等为一体的制度体系，注重培养双创型医学人才。从顶层设计开始建立"学校—学院—学生"各层次双创领导体系，逐步建立统一的制度，为全面开展双创教育提供坚实的制度保障。在领导体系的统一指导下各部门有效联动，完成课程的设置、师资队伍的建设、实践平台的建立和学生的培养，推动双创教育工作有效进行。

高校应根据自身情况建设依次递进、有机衔接、科学合理、多层次、立体化的创新创业教育课程体系，扭转课程之间缺乏相关性、互补性和层次性的问题。创新创业课程体系是由理论课程、实验课程、实践课程所构成，具有面向全体学生、覆盖教学全程、服务创新创业需求的特点。创业教育不能游离于专业教育之外，不能脱离专业教育孤立进行。要将"双创"教育融入各专业人才培养方案，在专业教育中融入创业教育，将其创业建立在专业特点上，实现与专业教育的有机融合，与学校教育教学改革和人才培养模式改革相衔接。要在专业教育中融入创新、创意、创造的精神和理念，在教学中更加自觉地培养学生勇于创新、善于发现创业机会，敢于进行创业实践的能力。要重视理论与实践相结合，在教学方法上要灵活多样，可采取典型案例法、项目教学法、模拟创业、讲座等形式，让学生置于实践的环境中。

双创教育体系必须以培养医学生创新创业能力为目标，根据学生不同水平、不同兴趣，从课堂教学、实践教学、第二课堂等多层面定制教育内容和教育策略，形成双创课程体系、双创实践教育体系、双创平台等多层面立体化教育改革方案，培养和创就一批能够适应当前经济发展、具有市场竞争力、更具双创能力的医学人才队伍，进而提高我国高等医学教育和医学科学的整体质量，推动我国医药卫生事业的创新驱动发展。

搭建多部门协作共管课程建设的工作体系。"双创教育"课程体系建设需要学校各职能部门协作共建、共同管理。比如，教务处作为课程建设的主要牵头单位，要对课程做系统的规划设计、安排教学内容和设置考核标准；学生处、团委作为学生活动的主要组织者，要做好相关社团管理、各级别创新创业比赛的宣传和组织工作；毕业就业、校友会等部门，则要充分利用好自身与校外的联系，为在校学生牵线搭桥，为他们的创业创新实践提供平台和支持。

（四）课程双创的"体"

实现课程双创，就要再深入一步，将个体的"学业规划+生活规划+事业规划"与国家、社会"2035 中国教育现代化+两个百年奋斗目标+中华民族伟大复兴"的中远期发展目标，基于思维、技能、知识、人生等教学设计融会贯通，打造课程双创有机体。

因未来职业与人生命健康息息相关，医学生的课业、学业要求严格，占据大量时间，同时还需积极参加各类见习实习培训等。加之近几年医学生就业形势日益严峻，愈来愈多的医学本科生倾向考研，选择"慢就业"，创新创业课程被淡化处理。虽开设了课程，但学分及课时较少，传授内容也是多年沿用少有增改创新，结课要求往往是交一篇文章、写一份简历，整个过程均无涉及创新创业实操训练，从理论到技能培训都缺少针对性及实用性。这也造成医学生对于创新创业不"心动"难"行动"，少有学生投身相关实践、实战。而一些创业游戏等，虽然能激发参与兴趣、传递团队建设观念，但不少学生仅仅为了好玩去上课，课堂的含金量和教学目标很难保证。不少教师自身创新创业意识淡薄、能力不足，一些创新创业课更多的是用来进行就业指导、职业生涯规划。选择考研的学生基数大，对一切与考研关系不大或者需要付出很多努力却可能不见成效的长期行为持选择性无视或抵触甚至敌视，并在学生群体借由社会心理感染而形成所谓"惯例"，这种与高考升学率如出一辙的所谓的"考研文化"，实质仍然是对学业知识的机械记忆。而一些政府部门和高校因为就业压力，片面强调考取人数等，也起到助推作用；对考研巨大投入和过分注重分数的行为，势必严重挤压创新创业的存在感。国家、社会虽然大力提倡、通过政策要求规定强调落地落实，但往往存在"两张皮"现象，所谓"上有政策、下有对策"。各种因素合在一起，经过非线性叠加，放大了对创新创业教育重视不足的多米诺效应，老师迁就学生，学生应付老师，一个愿打一个愿挨。

医学生三年在校，两年见习实习，要抓住入学第一年的迷茫期，帮助学生提早做生涯规划，为他们的生涯发展奠定坚实的基础；创新创业教育就要从规划入手，将创业作为个人大学生活和毕业就业的重要路径，将创新精神作为通识教育的必备技能，将创新的种子深埋学生心底，让学生对创新创业神秘化、陌生化、不再漠视无视。大学二年级、三年级是价值观、世界观、人生观的成长成熟期，也是专业基础课、专业课校内授课的集中期。此时，应注重引导个体规划实时调整，同时结合思想政治课学习，开展丰富的第二课堂活动，引导学生将目光投向全球、国家和社会，用社会主义核心价值观强化观念建设，以系统的马克思主义理论武装头脑，通过访学交流、志愿服务、科技文化、社会实践等活动，不断增强学生的明辨是非能力、爱党爱国意识、系统思维能力，为创新创业夯实坚固而正确的思想基础、思维能力和知识技能。见习和实习期，是学生求职准备的关键期，此时开设的课程应该突出实用性，强调求职创业的实务和技巧、强调将创新精神融入考研中去，侧重将创新创业教育与考研需要的大学生国家创新基金等科研成果以及参加各类创业比赛结合起来、跟学生成长和发展规律以及个体需求结合起来，科学、合理设置课程，让学生接受创新、体验主动创新的好处，从而提升学生创新创业能力的效果。要改变短视化、功利化倾向，切实做好创业教育的价值引领，不能仅仅停留在一般"生存创业"的层面上，而应从中华民族伟大复兴的视角，提升学生的创新创业基本素质，培养使命感、责任感，更好地实现自身的价值，提升人生的境界。

第二节　课程双创与课程思政相融合

课程双创与课程思政之所以能够融合、必然融合，就在于二者采取大双创与大思政的思维设计，二者相融将起到"1+1>2"的效果，呈现"思政强基、创新注能、信仰有力、确保方向、注入力量"的良性教育循环。

一、课程双创与课程思政走向融合的基本含义

一方面，将大学生思想政治教育融入创新创业教育体系中，既能充分发挥高校思想政治教育的优势，又符合教育规律，有益于大学生创新创业型人才培养目标的实现。十九大报告提出："鼓励更多社会主体投身创新创业……弘扬劳模精神和工匠精神，营造劳动光荣的社会风尚和精益求精的敬业风气"。《中共中央国务院关于进一步加强和改进大学生思想政治教育的意见》强调指出，要把大学生思想政治教育摆在学校各项工作的首位，贯穿于教育教学的全过程，

充分发挥大学生思想政治教育主阵地、主课堂、主渠道作用。将思想政治理论教育与创新创业教育有机结合，融入大学生人才培养全过程，能够引领和把握大学生创新创业的教育方向，将思想政治教育蕴藏的强大的精神力量转化为他们的工匠精神和创新创业能力，逐步形成大学生的创新创业品格。充分发挥大学生思想政治教育对创新创业教育的价值引领作用，进一步坚定学生的理想信念，提高学生的思想道德素质，增强学生的社会责任感，提升学生的创新精神、创业意识和创业能力。

另一方面，高校大学生的思想政治教育要紧跟时代节拍，才能更好地为国家人才发展战略做好服务，创新创业教育就是高校思想政治教育的新领域、新载体。首先，高校创新创业教育与新时代精神高度吻合，与社会发展高度契合，更是将社会主义核心价值观教育渗透到思想政治教育体系的具体体现。其次，高校大学生思想政治教育和创新创业教育都遵循立德树人的基本指导思想，在大学生理想信念、法律意识、心理健康、形势政策、职业道德等教育内容方面两者密切相关。大学生通过创新创业教育，能够树立远大理想，形成良好的心理品质、积极乐观、勇敢坚强的健全人格，形成勇于创新、诚实守信、艰苦奋斗、乐于奉献的创业价值观，这也正是新时期思想政治教育的价值导向，也与社会主义核心价值观高度契合。最后，高校创新创业教育融入思想政治教育中，能够实现思想政治教育的社会价值和个人价值，能够最大限度地挖掘出思想政治教育的育人功能。高校创新创业教育能够培养学生勇于开拓和勇于创新的精神，也能够培养学生的创新能力和实践能力。

二、课程双创与课程思政走向融合的重点内容

（一）强化马克思主义理论基础

马克思主义是真理，马克思哲学和科学社会主义值得我们深入系统学习且常学常新。马克思主义自诞生起，就以其实践性区别于其他哲学流派，它从来不鼓励教条的照搬，它包含着内部革新的因子，包括它自己。无论课程思政建设还是课程双创建设，都不能缺少以马克思主义及其中国化的最新理论成果为指导，以确保能透过纷繁复杂、不确定性的现象去把握本质、看清道路。为此，应有意识地以马克思主义政治理论为视野，去深入挖掘创新创业的哲学意蕴、本质意义。同时，也要善于总结、提炼创新创业的伟大实践成果，丰富、发展

当代马克思主义，实现课程双创与课程思政的理论深化、实践提升。

（二）夯实爱国主义教育基础

大学教育的目的，不是培养狭隘的犬儒主义和大国沙文主义，更不是培养精致的利己主义者。在全球化发展趋势中，课程双创教育，培养的是既具有深沉的爱国主义情怀、深厚的中华民族优秀文化底蕴，又有开阔的国际视野、富有文化敏捷性的人才。课程思政教育不能培养实践与理论脱节、僵化教条的"高级黑"，更不能培养理论修养不够、不讲究斗争策略一味蛮干的"低级红"。我们要创造性地将课程双创与课程思政结合起来，一方面强化理论学习，一方面将所学理论指导创新创业实践，做有理性的爱国者、有思想的创造者。

（三）弘扬新时代正确义利观

将思政教育资源中非常重要的中华民族优秀传统的义利观，创造性地融合进课程双创教育中去。新时期，习近平总书记做了新的阐释：

义，"反映的是我们的一个理念，共产党人、社会主义国家的理念……真正的快乐幸福是大家共同快乐、共同幸福。我们希望全世界共同发展，特别是希望广大发展中国家加快发展。"利，"就是要恪守互利共赢原则，不搞我赢你输，要实现双赢。"①

正确义利观，植根于中华传统文化，是马克思主义义利观中国化的最新成果，是新时期国际交往的一面旗帜。从国际层面看，正确义利观推动构建人类命运共同体的价值追求。从国家层面看，强调的是个人发展要植根、融入国家社会发展之中。从个人层面看，创新创业，以"创"作为手段，以"新"和"业"作为目的，更需要正确的义利观作为指导，避免陷入大局不清、道路偏离，滑向求利忘义、过分逐利的境地。

三、课程双创与课程思政走向融合的发展路径

（一）价值引领，双创发力，实现互促共生

目前的"双创"教育，很多大学实际上走的是培养学生创业技能的窄化发展路径，体现为对组织赛事和对创业的过分关注和严重倾斜，很容易导致"双

---

① 王毅. 坚持正确义利观积极发挥负责任大国作用［N］. 人民日报，2013-09-10（07）.

创"教育实施过程中，对价值引领的忽视。一方面，"双创"教育比较注重创新创业大赛。大部分高校的"双创"教育止步于创新创业大赛，为了能够取得名次，选拔一些"精英"参加创新创业大赛；而以"精英"为主体的参与者，也更多期望在大赛中获得个人荣誉。因此，各主体之间的逐利倾向严重，使得创业大赛沦为参与者追逐荣誉的功利化舞台。另一方面，目前的"双创"教育看中创业教育。国家的政策是"以创新创业带动就业"，实际上，各高校更加看中"双创"教育对就业率的提升，只看重创业对就业率的贡献，以就业率为指挥棒和评价标准，忽视以人为本的创业教育目的，大学生创业应有的科技含金量、文化价值和社会使命也很难落实。过分功利化的导向，最终体现为更多地关注培养学生的具体知识和技能，而缺乏对学生价值的引领。课程思政的融入，能有效发挥导向功能和育人功能，使"双创"教育实践中出现的不良现象能够得到有效的调节和引导，从而创造良好的"双创"教育和双创实践的环境氛围。通过思想政治教育的引导，能够帮助"双创"教育把握正确的发展方向，回归"双创"教育发展的本质。双创同步发力，能有效促进课程双创理念落实，首先，面向全体学生进行创新教育，做到全面教育，夯实课程双创的群众基础。其次，面向有兴趣有能力的部分学生，根据学生个人特质，采取导师制、实验助理、学术助理、课题小组等，开展跟进式的提高教育，通过项目化的方式，将创新创业导向专业化发展路径，夯实课程双创的人才基础。最后，综合国家部署、学校安排、教师专才、学生特长，有目的、有意识地做好高水平学生的选拔、培养工作，开展高质量的提升工程，通过组建团队、指导实践等，高水平地做好国家省级学校各项赛事，推出课程双创的高水平成果。这样的结果，才是符合教育发展规律和人才成长特点的正确发展路径。

（二）整合资源，合理分工，实现共建共享

思想政治教育和"双创"教育的协同发展，并非两者简单的混合或是相加，而是要做好衔接、合理分工、有序推进，由教育资源整合，到内容目标融合，实现共建共享。第一，教育资源共建共享。将思想政治教育和"双创"教育的硬件资源、师资队伍建设以及学科专业建设统筹考虑、统筹规划、统一调配。思想政治教育和"双创"教育是两个不同的学科，在两者协同发展的过程中，两门学科的教师应该进行学科间交流与合作，要定期进行学科间交流讨论，弥补彼此基础理论知识的不足，丰富工作经验和心得，使两门学科的教师知识和能力由"片面型"向"全面型"转变，实现两门学科的教师在教育过程中的协作。在教学过程中，可以通过思想政治教育课这一载体进行创新理念的渗透，以及创新精神与创新思维的培养，在这一教育过程中，可以把教学内容进行规划整合，两门学科的教师就可以分工协作，共同完成教学内容，实现思想政治教育和"双创"师资力量的有效协同。形成集体备课策略，如创新创业课授课中，邀请思想政治理论课教师讲授其中的学理部分。第二，教育内容共享共建。二者都以学生的全面发展为培养目标，要将分散在两大教育系统中的关于学生全面发展的内容进行整合，建立起满足学生需求、适应时代和社会的发展的内容。组建全校协同中心，将各分散的资源统一起来进行课程安排，统一研究、统一部署，统一调配，形成"你中有我、我中有你"的融合态势。第三，教育目标共建共进。确立"以生为本"的教育理念，以大学生综合素质的提升为高校思想政治教育和"双创"教育的出发点和归宿，思想政治教育和"双创"教育发展的目的是把大学生培养成具有良好的"知识、能力、技能"的综合素质人才。

（三）学科交叉，体现特色，实现协同融合

高校应根据当前的人才培养的目标、就业形势，开设课程思政与课程双创相融合的本土特色课程，学科交叉，实现协同融合。第一，开发课程思政与课程双创启迪课程群，作为必修课，主要关注学生创新创业意识的激发以及创新创业精神的培养：开设创新创业哲学，启迪学生价值认知、把握社会、敢于探索、独立思考等；开设创新创业道德课，培养创新创业需要的社会责任感、职业道德、个性品质、协作意识等；开设创新创业心理素质课，培养大学生坚韧、独立、自信、乐观、沉着等适应创新创业要求的个性品质。[①] 第二，开发创新创业核心课程群，作为选修课，适应不同高校学生不同发展阶段要求，注重培养学生的创新创业思维和综合创新创业能力，从而有效地进行知识创新、思维创新和产品创新：开设创新思维课，教授如何克服偏见思维、惯性思维等思维障碍；开设超越性思维能力课，传授超越性思维技巧，如逆向思维、简单性思维、多米诺思维、极限思维、整体性思维、偏移思维、扩散思维、和田法思维等，以期掌握超越预设前提、超越问题属性、超越技术边界；开设创新方法课，

---

① 陈永利，吕媛．以思想政治教育提升高校创新创业教育理念论析［J］．学校党建与思想
  教育，2012（18）：77-78.

教授头脑风暴、TRIZ、SIT、USIT、CODEX 等；开设大学生创业基础课，教授创业管理、创业财务基础、创业法规等内容。第三，开发本校特色创新创业课。作为医学院校，医学是主要依托学科，应在医学的特色与其他学科融合上下功夫，形成医理工文密切融合、各有所长的创新创业新局面。例如，医学及相关专业在传授医学知识、技能的同时，也要吸收管理、法学、营销等学科资源养分，注重医学生医德医风、有效规避医患、树立大医学观、大健康观；外语、生物、药学等专业学生应合理利用本校厚实的医学资源，通过课程设置、学科交流等，充分利用优质资源，实现本专业特色发展、成果创造性转化。

第三节　课程双创与专业教育相融合

传统的专业课程与双创教育课程割裂，无法体现融合趋势。专业教育中的基本理论知识是创新创业能力生成的深层根基，脱离了专业教育的支撑，创新创业教育就变成无本之木、无源之水，只能停留在没有活力和潜能的初级技术与操作层面。推进课程双创，必然要基于专业领域着床，依托专业领域深耕，提升学生理论水平，培养创新型复合型人才，强调医学专业与双创能力的融合。改革课程设置，完善双创课程设计目标、内容与评价标准，在专业教学模块中设置双创课程，形成具有医学专业特色的多层次的医学双创课程体系。将创新创业教育与专业教育有机结合，这种人才培养模式在为学生打造学科专业知识的同时，通过创业知识、创业实践和创新项目的带动，为学生创造理论知识的验证途径和专业能力的实践渠道，有助于学生建构知识的有机关联，从而加固知识之间的内化，加速知识与能力的互通支持，使学生能够运用动态、发展的眼光理解专业，从而完成对学生学习能力、实践能力、创新能力和发展能力的一站式培养。如斯坦福大学在专业领域内巧妙融入创新创业知识，包括教育学院、医学院、法学院在内的很多院系都依据自身学科专业的特点与学生创新创业的实际需求，开设了相关的创新创业课程，从而极大程度降低了专业教育与创新创业教育之间的壁垒，为特定领域的创新创业者提供精准学习资源，加速形成创意和创业想法。在斯坦福大学教育学院，结合教育专业开设了两门课程，其中一门课程帮助学生学习教育变革中的创新创业方式方法，作为社会教育中现实经验的支撑；第二门课程是致力于解决全球健康问题的发明设计，为人类身心健康的发展提供了创新创业设计平台。

一、创新设置课程

根据不同发展阶段，高校创新创业教育与专业教育整合，可以采用以下四种方式。一是松散联合，通过为各专业学生提供创新创业辅修或证书课程，实现与专业教育的随机整合，整合程度较低，但实施难度小，适合起步阶段。二是渗透嵌入，创业教育内容作为独立模块或主题等渗透嵌入专业教育，整合程度较高，但存在专业课教师接受问题，适合有一定基础的推广阶段。三是交叉整合，创业教育与某个学科专业相交叉整合，形成工程创业教育、康复创业教育等体系，整合程度较高，需要专业课教师接受较多的相关培训，具备较高的创新创业意识和能力，适合发展提高阶段。四是跨学科整合，多个学院相互合作、共同设计，多个专业学生参与创新创业项目，突破原有学科边界，是新型高效整合的方式，需要全校形成创新创业的浓厚氛围，适合发展成熟阶段。

充分依托网络教学资源，做强做大课程层次规模建设，提高课程质量。继续做强已有的"创业基础"课，通过学校网络资源平台，利用先进教育资源，引进和建设一批慕课、视频公开课等在线创新创业开放课程，为学生在线学习、职业测评、创业体验等提供条件保障。增设双创相关慕课，如创新思维训练、创业创新领导力、创业创新执行力、创新发明与专利实务、创业精神与实践、创业管理实战等。将双创课程融入医疗卫生类课程，开设医学人文导论、医患关系研究等课程，增强医学生人文素养、管理水平、法律意识。

二、组建教学团队

夯实医学专业双创培养基础，围绕目标和项目，将专业教育和创新创业教育有机关联，组建分工合理、行动有力、效果显著的教学团队。团队成员不仅需要具备创新理论知识和创业实践能力，而且需要对医疗行业有足够的了解，因此要培养懂医学与双创的骨干教师，通过各种激励机制引进高端人才，外聘双创导师，建立优秀的双创教学团队，以夯实专业双创培养基础。可采取以下举措：

1. 从原有教师团队中遴选出一批对双创感兴趣、有创业经验或想法的、参加组织过双创类比赛的教师，由学院统一组织参加系统的双创培训，提升教师的双创教学能力；

2. 对参加双创项目的教师给予奖励性绩效，指导双创项目教师的职称评定优先；

3. 举办提升双创能力的讲座和带有实战特色的双创教育培训活动；

4. 组建本科生导师团队，实施本科生导师制；

5. 引进各层次高端人才，外聘专业双创导师。同时要开展全国范围的创业导师培育工程，组建一批创业导师工作室，建立创业导师培训管理平台和课程资源库。各高校可借助该工程，有统一协调的制度安排和指导机构，引进优秀教师，培养新教师，从而不断充实自身的师资队伍。

创新创业团队要多元化。既要有"上得了课堂"的教学型导师，也要有"带得了团队"的管理型创业导师，还要有"做得了科研"的专业型导师。教学型导师是为学生开启创新创业知识大门的启蒙者，让学生通过课堂了解创业基本知识和要求；管理型导师是带领学生参加各类创业大赛的指挥家，让学生通过社团活动、参与竞赛来锻炼创业实践能力；专业型导师是指导学生参与科技创新成果研发和转化的领路人，让学生在进行专业创新的过程中获得对专业知识的深刻领悟，增长才干，从而开展层次较高的创新创业活动。

三、革新教学方法模式

改革医学专业课程设置，融入具有创新精神、创业意识和双创能力的教学模块。医学生在第二学年开设设计性、综合性实验，第三学年开设科研型 PBL 案例课程，教学中综合运用开放式、互动式、研讨式、案例式等多种实践取向的教学方法，全面综合提升学生的实践科研创新能力。

采用分层授课模式，教师合理有效分工、有机对接。专业课授课中，青年教师常规授课，侧重本学科专业基础知识，以讲会为目的，增强专业学科的认知能力；鼓励学有所长、教有余力的青年教师尝试探索创新创业课与专业课有效融合的课程设计与具体实施。教授可结合自身擅长的研究领域，采取专题授课方式，在日常专业课授课时，侧重进行学术前沿问题教授，引导学生将目光瞄准专业学科的未知或虽已知但知之甚少的领域。创新创业校外专家围绕项目举办讲座，侧重行业问题，重在结合学生当前项目，穿插、引申开去，以点带面、由浅到深，引领学生增强行业知识，具体感知行业市场。强化教师职内培训，眼光放长远，边培养边使用或先培养后使用，增强全体教师创新创业授课本领。只有教师自身创新创业意识强、能力强，才能增强自信，教出富有创新创业精神的学生。师生、专业、专项围绕课堂组织开展，将课堂打造为跨专业跨学科的聚合场所，以创新创业和前沿科研，课外则深入研讨，定期汇总相关问题进行全校展示，让更多的学生根据各自实际，借由分享、共建等参与进来，不断壮大、修正课堂授课的已有结论。校外创新创业指导师则通过项目、进行点评指导，校内外创新创业服务中介则根据项目具体进行预孵化、准投资等。

　　杜辉等在对北京地区 10 所高校调研的基础上，围绕当前高校创新创业教育与专业教育融入存在的问题，结合调研访谈数据和资料，从学生、教师、高校教学行政人员三个视角分析创新创业教育与专业教育融入的现状，总结、梳理被调研高校的融合特色，提出以学生为中心，"教师—企业—高校—社会"四位一体的"1+4"融合圈，即教师、企业、高校和社会以学生的学习需求为中心，从课程学习、参与项目和大赛历练、到企业实习、参与创业空间、高校创业园孵化创业项目、得到社会融资支持，获取创新精神的鼓励、容忍创业失败等方面，为学生提供全方位创新创业支持，同时从课程、实践和保障实施角度，构筑三个支撑体系，即与专业核心课程相融合的创新创业教育课程体系、与专业实践教学相衔接的创新创业教育实践体系、专业教育与创新创业教育相融合的支持保障体系。①

第四节　创新创业教育与第二课堂相融合

　　强化创新创业实践，强化创新创业理论到实践的转换，进一步落实教育部"以本为本""四个回归"教育理念，做好顶层设计，落实具体方法，打造与第一课堂各有侧重、互为依托、环境友好、氛围浓厚的创新创业第二课堂。

一、建立制度激励保障机制

　　对于本科生在校期间参与的科研训练和创业实践活动、学科竞赛、发明创造、技能培训等制定相应的学分评定标准，经申请和认定，可以获得相应科技创新课程学分。通过学分认定，充分激发学生参加创新创业竞赛和实践活动的

---

① 杜辉，朱晓妹. 创新创业教育与专业教育的深度融合——基于北京地区高校的数据分析 [J]. 中国高校科技，2017（05）：92.

主动性，同时有效提升学生创新技法的应用能力、人际关系能力和团队协作能力。

改革教学管理制度。加强学籍学业管理，实施弹性学制，放宽学生修业年限，允许学生根据需要与学校协商调整学业进程，保留学籍休学创新创业。改革学生学业考核评价办法，使教学管理制度更加科学合理，为学生创新创业提供制度保障。

将教师指导创新创业计划项目、学科竞赛等纳入教学业绩评价体系；获奖学生在创新创业实践学分认定和奖学金评定等方面予以政策保障。

二、组建创新创业项目团队

组建创新创业项目团队，要更新团队理念。创新创业项目团队，打破专业边界，由单向度的灌输走向成长共同体；由领导管理走向合作合伙；由投食变为主动觅食、自主制造；由确定的知识传授走向学术前沿。针对大学生对服务载体、服务内容、教育管理的真实需求，打造职业提升团队、创新创业团队，以创业促进就业。

成立大学生创业社团，组建联盟和创业俱乐部。定期举办企业家论坛、创业沙龙、创业论坛等交流活动，培育创客文化，搭建大学生创业交流平台，为自主创业大学生提供创业信息服务。

三、搭建全方位服务平台

创设适合大学生创新创业的工作、学习、生活大环境。通过服务网络运行，修订、完善数据模型，依托新媒体、新技术，合理设置、优化板块内容、形式，主动对接，带动大学生创新创业、求职择业的理念改进、技巧提升、策略优化。

加强创新实验平台建设，强化学生实训实习基地建设。进一步理顺实验室管理体制，科学规划，整合资源，加大投资力度，推进创新型实验室、专业实验室以及科研实验室的开放和设备共享，增加探究性实验的比重，提升学生创新思维和实践能力。

加强大学生孵化器、创新创业孵化基地、校外大学生创新创业实践基地建设。学校投入专项资金和专用场所建设集培训、实践、服务、交流和成果展示为一体的大学生创新创业孵化基地。结合学校在科研、技术、文化和配套方面的优势资源，为大学生就业创业和科技成果转化提供集孵化、路演、展示、投资和生活配套为一体的优质服务，打造低成本、便利化、全要素、开放式的综合创业服务生态体系，促进教学和科技成果产业化互相促进和良性发展。加强多层面、多方位支持大学生创新创业实践活动，汇聚社会多方资源，新建或依托已建的各类实践基地，将创新创业精神自觉投入基地建设中，激发参与群体创新发展意识，激活各类基地创新创业资源，将其打造成创新发展共同体、实践育人共同体。

四、完善实践活动体系

培养学生的实践及科研能力，落实国家大学生双创训练项目，构建校内双创实践平台，借鉴国内外其他高校的先进经验，搭建"实验实习平台-学术交流平台-双创训练平台"为模式的校内实践立体式双创实践体系，使学生运用创业理论知识，在实践中积累创业的相关经验。内外一体、上下联动，盘活校内虚拟实验室、打通并充分利用专业实验室、实验实训中心，校外实践基地，实现校地（学校与政府）、校企（学校与企业）、校所（学校与科研院所）、校家（学校与学生家庭的联合），校校（大学之间组建大学联盟）优质信息开源、资源共享、学分互认、学科共建等。

（一）鼓励支持大学生参与导师科研项目。建立导师带学生、研究生带本科生、高年级学生带低年级学生的良性机制，促进大学生依托导师的科研成果进行创新创业，并以大学生创新创业作为科研成果转化平台，提高学校科研成果转化率。

（二）深入实施大学生创新创业训练计划。依托国家、省、市等各级大学生创新创业训练计划平台，按照导师科研项目引领、学生自主参与的模式，强化创新训练项目、创业训练项目和创业实践项目三类训练，增强大学生创新创业实践能力。

（三）组织学生积极参加各级各类创新创业竞赛。竞赛具备激发学生科学研究的精神和勇于创新的勇气，培养学生掌握创新过程和基本方法的能力。尤其是"挑战杯"全国大学生课外学术科技作品竞赛和创业计划大赛、"互联网+"大学生创新创业大赛，对校园创新创业、学生创新创业能力培养具有不可否认的巨大推进作用。组织发动好学生参加国家、省、市等各级各类竞赛活动，以赛促训，做好赛前培训、赛中指导、赛后总结工作，具体做法有：

1. 组织申报国家大学生双创训练项目，建立规范化的大学生双创训练项目流程，实行导师负责制，设置双创奖学金，鼓励学生通过大学生双创训练项目发表论文。

2. 组织开展"早科研，早临床"实践活动，鼓励低年级本科生参加，并作为评优参考。

3. 定期在校内举办各类双创大赛，如每年一届的医学实验技能大赛、解剖学技能大赛等，培养、输送优秀作品参加省级及国家级双创大赛。

4. 举办双创讲座、"学术沙龙"，为青年学者和师生搭建科研沟通平台。

5. 向大学生开放科研实验室，培训实验室操作规范，动物实验须持证上岗，规范实验室准入制度。

6. 建设虚拟仿真实验教学中心，开设科研转化教学实验、机能学虚拟仿真实验、PCR仿真实验、病原生物学仿真实验等，提高实验操作技能，提升科研思维，为成功申报大学生创新性实验项目奠定坚实的基础。

第四章　厚植创新创业文化

第一节　创新创业文化建设的机理与对策

党的十九大报告指出，文化是一个国家、一个民族的灵魂。文化兴国运兴，文化强民族强。没有高度的文化自信，没有文化的繁荣兴盛，就没有中华民族伟大复兴。要坚持中国特色社会主义文化发展道路，激发全民族文化创新创造活力，建设社会主义文化强国。

一、大学创新创业文化的本质特征

高校创新创业教育的关键和根本在于建设创新创业文化，发挥文化信念在立德树人中的关键作用。创新创业文化，是创新创业教育的内在组成部分，基于创新创业教育理论和实践而形成，是一种相对稳定的显性的制度化规范和隐性的非制度化信念，是指导大学生进行创新创业的重要内隐力量。高校建设创新创业文化的过程，是一个不断强化和深化高校创新创业教育内在信念和共同思想的过程。借助于创新创业文化的构建，高校能够形成更加持久的教育力量和动能，实现对学生创新创业精神和心态更为稳定、深入和持续的培养和培育。浓郁的创新创业文化，能够让学生沉浸在良好的氛围之中，自觉地接受精神的熏陶，是提高创新创业教育作用力的根本体现。

创新创业教育的本质是对"人"的教育，而非对"项目"的教育。欧美高校在创新创业教育方面的一个共同点在于确立学生的主体地位，创新创业教育实质是实现对"人"的教育，"人"不但是出发点也是落脚点。"项目"只是培育创新创业人才的重要载体，"项目"即使失败了，但是创新创业的种子一旦植入年轻学子的心灵，相信一定会在恰当的时候开花结果。在高校创新创业教育的建设和推进过程中，文化建设处于相对弱势地位，高校创新创业教育更多地停留在活动本身，导致创新创业教育难以形成较为集中的育人优势。立足创新创业教育在高校本科教育体系中作用与功能的发挥，充分挖掘创新创业文化的育人优势和资源，推动创新创业文化向育人成果转化，成为高校在新形势下做好创新创业教育的必然选择。

高校创新创业文化，其独特的"气质"体现在"高校"与"创新创业"两种文化的交汇与融合之中，并不断演绎。与发达国家成熟、完善的高校创业教育相比，当前我国高校创新创业教育处于初级发展阶段，其发展水平仍有待提升：其一，高校创新创业文化较为孱弱，缺乏价值观与使命感的引领，凝聚力不足，存在人才培养价值与创业效用价值的矛盾与冲突，高校师生对创业教育缺乏一致的价值认同和目标认同。其二，高校创业文化仍处于培育期，表现为特色不显著、同质化倾向较严重。其三，高校创业文化存在过分功利化倾向，高校现有评价体系以实效为导向，强调创业的实际结果与经济效益，在一定程度上忽视了创业对教育改革的带动作用及其社会效益。

从文化生成意义上看，创新创业教育是人的生存教育、发展教育、创新教育，表现为一个能够生成并培育生命创造力进而筑牢创业文化根基的过程。而在深化高校创新创业教育改革的进程中，缺乏有深度、有厚度的文化根基是制约当前创业教育质量的重要瓶颈之一。创新创业大师法雷尔指出，创业是在这个不确定的世界上生存的唯一方式。我国教育专家潘懋元认为：从教育发展的角度来看，创新创业不是少数人的专利，也不是普通人的妄想，而是受教育个人改变命运、追求卓越的一种方式。由此，创新创业教育是一种面向所有学生、面向未来的教育思想，根本出发点是培养学生的事业心、创造与创业精神。这些论断都表明：创新创业是个体生存、组织活跃、国家发展、社会进步的动力来源，创新创业不仅创造经济价值，更能促进个体全面发展、文化创造性转化、社会创新性进步。

以此反观，我们的创业教育目标非常功利化，以创业项目的成功论英雄，又落入传统高教观念的窠臼，实质上是以创新创业知名，谋应试就业之实。在改革实践中，"就业教育"思想没有从根本上触动。在计划经济时代，我国高等教育实行的是就业教育。在新时代，许多大学创业教育所采用的观念还是就业教育观，而非创新创业观；所立的"人"还是"就业人"，而非"创业人"。唐德海等学者早在 2001 年就撰文指出：就业教育与创业教育，"既是两种不同的人才培养模式，也是两种不同的教育质量观，前者以填补现有的、显见的就业岗位为价值取向；后者以创造性就业和创造新的就业岗位为目的。从就业教育走向创业教育，既是世界高等教育发展的总趋势，也是中国高等教育改革与发展的必然选择"。① 就业教育和创业教育，遵循的不同教育观念和思维模式以及行动路线，反映了经济社会文化发展对教育模式变革适切性的诉求。

中国特色的创新创业教育显著的文化特质，既不同于传统的应试教育的理念和模式，而且也不同于以培养企业家为导向的西方模式，而是一种生产、传播、应用、扩散理论知识为辅、营造文化氛围为主的综合教育。创新创业教育以理论探讨、实践探索为主要内容，以教师和学生共同参与为实现形式。创新创业教育是一种具有变革意义的聚合场域，在其中，不同文化主体相互作用、相互影响。具体来说，创新创业教育融合了学生的校园生活体系与社会生活体系、教师的知识传授与实践学习、高校的教学科研成果与社会服务意识等。从场域的形成条件来看，创新创业教育环境搭建为学生的创新创业创造了基本条件，开展的创新创业主题活动激发了大学生创新创业的意识，团队合作与交流的经历培育了大学生创新创业能力，塑造了大学生的人格。

二、大学创新创业文化的观念变革

大学创新创业，主要体现为科技创新与社会创新，社会创新主要体现为文化创新、制度创新，而文化、社会出现重大创新，将产生比科技创新影响更大、深度更强的社会变革，这一切将在一定程度上改变国家的国际影响力和贡献度。正如 16 世纪文艺复兴是一个需要伟大思想而且产生了伟大思想的时代，目前，世界即将进入另一个思想复兴的伟大时期："如果我们能采取积极应对、负责任的态度推动新技术革命的发展，就能引发一场新的文化运动，使我们超越小我——这是一场真正全球性的文化运动"②。世界经济论坛创始人施瓦布进一步指出："中国充分具备了成为时代先锋和全球领头羊的条件。教育、创新与企业

---

① 唐德海，常小勇. 从就业教育走向创业教育的历程［J］. 教育研究，2001（2）：30.
② 克劳斯·施瓦布. 第四次工业革命转型的力量［M］. 李菁，译. 北京：中信出版集团，2016：118-119.

家精神将成为推动进步的关键引擎。"① 教育序列中，高等教育有实力也有能力、需要做出必须做好创造性回应。

创新创业文化是创新创业教育的内在动力精神、理念和价值观，培育创新创业文化也是高校推动自身改革与发展的内在要求。② 在这种内在要求的驱动下，高校在创业教育的文化构建方面具有独特的地位和优势。创业教育既要在新时代坚定文化自信的框架下传承和创新中华优秀传统文化、革命文化、社会主义先进文化，也要遵循大学生渴求自我完善、强烈求知的规律，激发学生的创业潜能，并顺应创业教育的文化本性，助力学生的全面发展。当前，文化传承创新已经明确成为高等教育的第四职能，进一步凸显了文化创新与创新文化在高校创业教育中的重要性，也为创业教育提供了合理性与合法性根基。由此，通过创业教育培养当代中国大学生的创新认知与创新实践能力，进而提升他们的文化素养尤为必要，亦即高校要构筑以创新为灵魂的文化根基。

三、大学创新创业文化的衍生逻辑

创新创业文化是随着创新创业教育进入高校逐渐形成的一种文化形态。这种文化形态是校园文化的一种，所不同的是创新创业文化所具有的文化内涵，所承载的文化价值和文化的建设路径与普通校园文化是有本质差别和差异的。创新创业是一种培养学生创新创业精神、培育学生创新创业心态的教育活动，也是一种带动经济建设、促进经济发展的经济活动，更是一种影响、辐射和改变学生信念和价值观的文化活动。这从根本上决定了高校创新创业文化建设必须遵循教育的逻辑、经济的逻辑和文化的逻辑。

从历史上看，作为现代组织的主要形式之一，大学于11世纪在西方世界的产生既是人类社会变革与组织创新的结果，也是创新驱动力演进到现代社会的必然结果。现代大学的现代性正在于它与现代创新精神的高度契合，并由此在引领创新的大学文化中产生强大的生命力。德国教育家洪堡崇尚教学与科研相结合，把科学研究的职能引入大学，并界定大学应该是为"一个更高的水平无

---

① 克劳斯·施瓦布. 第四次工业革命转型的力量 [M]. 李菁，译. 北京：中信出版集团，2016：致中国读者.

② 陈耀，李远煦. 改革开放以来我国高校创新创业教育组织变迁及其启示 [J]. 高等教育研究，2019，40（03）：46-52.

限地发挥作用，提供增加更多有效的源泉和力量的场所"①。但现代高等教育发展到今天，往往"去人格化"，这是工业文明时代教育走向自身裂变的一个显著特征，也是高等教育落后于后工业革命发展进程的表现。究其原因，一是因为中国传统文化儒家为主流，中国人格普遍以"仁义礼智信"，张扬个体力偏弱，创新的外显力不足，由下而上进行创新的内生力不强。二是因为中国高校接受国家多年统一管理形成的求稳多于求变的思维行为方式，体现为科层制观念根深蒂固，难以撼动。

高等教育不是教育的终点，却是大学生价值观念、思维品质最重要的集中养成期、形成期，也是创新创造力最为勃发的时期。人才学的研究表明：取得重大发明、发现人才的最佳年龄期是在大学期间，大多数人在30岁之前就完成重大的发明和创造。例如，爱因斯坦发表"相对论"学说于26岁，爱迪生第一项发明成功于21岁，伽罗华提出群论于17岁，海森堡建立量子力学于24岁，等等。所以，这个时期大学应不断探寻创新理念及创新范式的过程，体现其自身的文化内涵和存在价值。表现在人才培养上，就是应首先培养学生不可或缺的创新精神、创业意识，从一开始就抓好，让学生入校后尽快完成好考生向好学生的身份转换，增强个体能力，培养公民品格，锻炼多方面素质，特别是养成批判性思维和系统化思维能力，以应对碎片化、全球化伴随产生的风险社会，努力做好自己心灵的主宰。在几年的大学生活中，根据学生成长规律、教育教学规律，不断创新，持续创业，发展出面向每个人、适合每个人的、更开放灵活的教育体系，表现在自身作为上，大学肩负起国家创新驱动赋予的使命，通过自身创新能力的增强、为社会培养、输送创新创业人才，再次成为创新发展的策源地、核心区，辐射带动全体人民、全社会建成创新型强国。

如果说传统社会依赖物质自然与人自身的自然属性，创新驱动略显隐晦，那么在当今世界，随着传统生活方式无法完全满足人类的物质与精神需要，创新创业已然成为维持人类生存与发展的显在原动力，并以现代科学技术这一直接的创新方式来体现人类自身的本质。可以说，人类愈文明，创新的作用就愈凸显。在人类的生活世界，创新无时无处不在，不再局限于特定时空和因素的个别场域。在人类的精神世界中，创新理念也实现了拓延，不再是先知贤者的独特才能，而成为社会公众都已广泛认同的普适观念。弗里德里希·恩格斯曾

① 博伊德. 西方教育史［M］. 任宝祥，吴元训，译. 北京：人民教育出版社，1985：130.

说："思维的悟性成了衡量一切的唯一尺度。"① 也正因此,我国高校创业教育的文化根基既要顺应人类演进的文化本性,又要以马克思主义为指导,并厚植中华优秀传统文化的创业基因。

不同的高校应结合实际情况,迭代构建既继承传统又不囿于传统、既面向未来又引领世界的创业教育文化形态,以不断强化我国高校创业教育的内在动力。其一,要将创业精神和创业文化融入人才培养目标和办学理念。其二,要在创业文化的基础上建立具有特色、切实可行的创业制度,并且这种"创业制度要积极引领本校师生创新创业习惯的养成,这样才能使高校创业文化接地气、有生命力,才能使高校创业文化根基稳健"②。

第二节 高校创新创业文化生态的涵育与建设

一、构建科学合理的创新创业文化机制

（一）大学创业文化的三方机制

21 世纪以来,我国大学创业文化建设得到政府、企业的鼎力支持,政府、企业与大学形成了紧密的合作关系,共同推动了我国大学创业文化的健康成长。"三方机制"以政府为主导,以大学为主体,以企业为协同,三者互动互补,有力促进了大学创业文化体系的建设。政府在大学创业文化建设中起主导作用,主要体现为政策引领,侧重于宏观层面的政策制定、方向指导和目标愿景设计,对大学创业文化进行国家战略意义上的规制。企业的协同作用,主要体现形式为:反馈企业诉求、市场信号,提供创新创业实践平台和工作场所,参与制订大学人才培养计划,企业家担任大学创业导师等。大学的主体作用体现为承担创新创业文化建设的各项任务,根据政府的政策要求、企业的实际诉求,结合大学自身发展规律,不断革故鼎新,做出恰当应对,实现高质量发展目标。

---

① 中共中央马克思恩格斯列宁斯大林著作编译局. 马克思恩格斯选集（第三卷）[M]. 北京：人民出版社,1972：56.

② 严毛新,徐蕾,何扬飞,等. 高校创业文化的内涵、价值及培育路径 [J]. 中国高教研究,2019（03）：61-65.

（二）大学创业文化的赛事机制

以赛促学、以赛促研、以赛促新、以赛励志、在创业竞赛活动中培养大学生的创业精神和实践能力，激发大学生的创业情怀，通过创业竞赛促进高校创业活动的蓬勃开展，是 21 世纪以来我国大学创业文化的显著特征。创业赛事机制对大学创业文化建设的促进效应、带动作用十分明显：一是创业计划竞赛为大学文化注入了新的活力，丰富了大学文化的内涵，拓展了大学文化的空间，为提升大学生实践创业能力，培养大学生创新意识，提供了机遇和平台。二是创业计划竞赛的示范效应，对提升我国大学整体的创业教育水平，具有积极的带动作用。三是创业计划竞赛为我国高等教育探索出了一套综合性的实践育人模式。一批卓越大学生通过创业计划竞赛脱颖而出，所设计的创业项目在商业前景和社会价值方面得到了社会的广泛认可。四是创业计划竞赛是新的历史条件下大学文化建设的风向标，竞赛活动契合了"建设创新型国家"的主流意识形态诉求，从一个侧面折射出高等教育的育人导向和理念，对大学创业文化具有积极的建构作用。

（三）大学创业文化的驱动机制

大学创业文化，主要在于以下四种力量驱动：国际创业教育驱动、国家战略驱动、就业压力驱动、高校自身的改革驱动。前三者体现为外部的客观"推力"，后一种体现为主观意志的"应答"。世界发达国家和不少发展中国家都在向创新创业大学发展转化中，我国大学的创新创业，来自对创业教育发展的回应，表现在对国家自上而下的政策话语的应对、对来自毕业就业压力的纾解，目前仍然在于外在驱动力高于内在驱动力的实际状态，这其中有我国大学发展阶段和特点的客观制约，也有大学本身的认识不够、重视不足的主观因素。目前，全世界对创新创业教育达成的共识不是"做不做"，而是"如何做"。高校要完成时代使命、高质量发展，就要将外在驱动转为内在驱动，站得更高、走得更快、做得更好。

二、传承与创新创新创业的文化基因

高校创业教育在构建其文化根基时，首先应将理念定位于对创新创业文化基因的传承与创新。创业的文化传承主要源于对传统文化精髓的接续。传统文化是构成一个文化实体的根基和标识，创新创业生成的历史，就是文化不断演变的历史轨迹。如果说文化的本质是创新、是化人，那么，传统文化就是历史上民族创新理念与创新实践的结晶，是这个民族创造并被认同的物质与精神的总和。

中华优秀传统文化蕴含着丰富的创业基因，比如自强不息的进取意识，乃至发端于中国个人神话和集体神话的勇于抗争、甘于牺牲、积极创新、努力追求的精神等，其已深度沉淀于华夏子孙血脉之中，并成为传统创业文化的源头。相比于现代创新，传统的创新虽然不是一种自觉化、组织化的体系，也不是中国传统文化的显在形态，但仍是当前我国高校创新创业教育所应倡导的文化基因和文化自觉。

在现代语境下，高校需要积极强化传统文化教育，特别是要将中国传统文化的创业因子融入创业教育中，去伪存真、去粗取精，在文化源头上将之有效转化为创业的价值源泉和内在动力，并以此激发学生创业的意识意志和潜能潜质。

在接续创业教育的文化基因时，高校更要注重创业文化的辩证创新。其一，高校在构建创业教育的文化生态时要辩证对待那些仍客观存在但可能产生积极、消极双重作用的文化基因，如在顺应自然思想中容易产生消极应对的倾向，在中庸、和谐思想中容易产生保守、平庸的倾向，甚至依据血缘的传统社会结构的惯性作用也可能对自由、公平的创新环境产生消极的影响。其二，中国文化"是一种多维开放的动态结构"①，要继续保持开放的姿态，既在国际视野中认同并吸收平等、自由、博爱、法治的理念，以实现创业文化的理念创新，又要防止在经济危机、环境危机、能源危机以及最深刻的道德危机等中创业文化的功利性异化。

三、重塑区域创新创业文化体系

克利福德·格尔兹（Clifford Geertz）指出："文化是一种通过神圣符号展现出来的民族精神与世界观，它印刻于人们的内心深处。"② 这既是文化的内在意蕴，也是文化意义和价值的彰显。创新创业是一种教育实践，也是一种"教育性"文化。教育与文化的习得原理相同，都应该是一种自然的活动，一种潜移

---

① 钟明善，朱正威．中国传统文化精义［M］．西安：西安交通大学出版社，1997：8.
② 克利福德·格尔兹．文化的解释［M］．纳日碧力戈，郭于华，李彬，等译．上海：上海人民出版社，1999：22.

默化的过程，使个体无限地接近于自由的状态。创业教育的"教育性"是通过系统化制度性的安排，挖掘出大学生潜在的创业精神，"使之自发、自然、自由地利用所习得的知识、技能与经验，具备创业的能力和创业的意愿"①。

（一）从内容体系来看，积极培育"宽容失败、鼓励冒险、兼容并包、宽松创业"的创新创业文化已势在必行：

> 要弘扬创业文化，实现从官本位思维向商本位思维转变；弘扬创新文化，实现从墨守成规、小富即安向勇于创新、大富思进的转变；弘扬合作文化，实现从利己"独赢"向合作共赢的转变；弘扬信用文化，实现从重即期利益向重长远效应的转变，从守财向守信转变；弘扬开放文化，倡导开放思维与流动意识，实现从静态封闭向动态开放的转变。②

（二）从组织体系来看，现代大学需要改变传统定位，发挥核心作用。在《后工业社会的来临》一书中，丹尼尔·贝尔就曾指出："如同商业公司由于组织大批量生产的功能而在过去一百年间成为社会中的核心机构一样，大学（或其他形式的知识机构）作为发明和知识的新源泉将成为未来一百年的核心机构。"③ 面对创新驱动发展的时代需要，现代大学必须实现"重整"。一方面，在大学内部以创业为中心重构组织与制度结构，将创新创业精神确立为大学的核心价值。另一方面，在大学外部以大学为中心，构建政府、企业以及其他中间机构共同参与的创新创业生态系统。④

（三）从形态重塑来看，创新与创业文化相辅相成，各要素互促共进。文化在其整体结构上由器物、制度（规范）、行为（符号）和观念四个层面的要素构成。⑤ 其中观念文化即文化载体所植根并认同的价值观。广义的创业是超越狭义上所言企业创业的一种以创造价值、成就事业为目的的自主式、创新型实践，其本质和基础在于创新。而创新创业之所以能够紧密关联并共同构成创新创业教育的形态，主要是因为创业与创新具有内在一致性。只不过创新更加凸

---

① 王志强，代一平，等. 论高校创新创业教育的本质与逻辑 [J]. 兰州大学学报（社会科学版），2017（07）：172-173.
② 辜胜阻，洪群联，杨威. 区域经济文化对区域创新模式的影响机制研究 [J]. 经济纵横，2008（10）：16-21.
③ 丹尼尔·贝尔. 后工业社会的来临 [M]. 高铦，王宏周，魏章玲，译. 南昌：江西人民出版社，2018：324.
④ 王建华. 创新创业、企业家精神与大学转型 [J]. 教育发展研究，2019（11）：4.
⑤ 邢媛. 文化认同：协同性、动力机制和自组织性 [J]. 理论探索，2017（04）：56-60.

显内在的原创性，创业则是这种原创性的外在行为或者实践显现。在演进路径上，创业和文化同样相辅相成，创业源于文化并依赖文化，文化则催生并驱动创业，由此生成创业的文化形态，其中包括创业过程中的思想观念、价值体系、心理意识、思维方式和行为方式。作为人类创造性价值的表达形态，文化具有全生命周期、全链条、全环节的生成和存续结构。

（四）发挥创新生态关键主体作用，形成创新创业文化合力。国家提供制度创新，推动高等教育管理向共同治理的转变。高等教育与政府之间"相互增权"、共赢，政府从微观层面的行动者转向授权者（enabler），成为大学与市场改革的中间人与协调者。"强国-强教"关系格局的转变，促使大学在与政府的良性互动中实现自治法治化。地方对科技创新的各项政策利好，引入有经验的中介管理服务组织，为团队提供政策、外部拓展、关联企业等服务，让科研专心科研，让专业服务对接行业企业，发挥各自优势，又通力合作，将最可宝贵的原始天赋和优异的创新能力之好钢用在刀刃上，做到以最少的资源和时间实现价值最大化，在原始创新和关键可信科技领域最初一公里，做好源头创新的激发团队做事创业的热情。[①] 服从国家发展战略，有效对接区域经济发展。积极投身京津冀协同发展、长江经济带发展、粤港澳大湾区建设、长三角一体化发展、黄河流域生态保护和高质量发展再到区域战略，再到一城一地，眼光长远。

（五）发挥区域生态作用，服务区域创新发展。无论创新体系还是创业生态，首先是区域性的。对于教学和研究而言，知识的流动主要以出版物为载体，地理位置相对次要。但对于创新创业而言，知识的流动主要依赖于社会网络，即区域创新创业生态系统。这样一来，大学所处的地理位置就显得特别重要。具体而言，一方面不同的区域具有不同的社会网络、知识资源以及产业集群，可以为创新创业提供不同的制度和创新生态环境。另一方面创新创业的繁荣也可以为区域经济社会发展创造更多的价值。在创新创业生态系统建设中，以知识为基础的经济发展活动的共同目的就是建立"创新区域"[②]。而在"创新区域"建设过程中关键的一点就是区域创新体系的建立和创新创业型大学的创建。实践中无论信息技术如何便利，也无论"服务外包"如何发达，大学的创新创

[①] 王建华. 创新创业的挑战与大学发展范式的变革 [J]. 大学教育科学，2020（03）：60.
[②] 亨利·埃茨科维兹. 三螺旋创新模式：亨利·埃茨科维兹文选 [M]. 陈劲，译. 北京：清华大学出版社，2016：309.

业活动都必须扎根于本土，将创新知识应用于当地的区域经济发展和社会技术创新。大学的创新创业成果应首先在当地"孵化"或转让给当地的初创企业，而不应简单将知识产权出售给最高投标人。如果大学的创新创业成果主要以营利为目的，优先卖给外国或外地的大公司而没有促进本地的区域经济和社会发展，那么由于利益冲突难以调和，大学在当地将很难获得存在的合法性和足够的发展空间，最终也很难对所在国家和地区的经济社会发展产生积极的可持续性的影响，更谈不上为全世界、全人类做出贡献。当然，在创新创业趋于全球化的今天，要完全避免国家产业政策和大学技术转移中的地区冲突和国际冲突也是不可能的。对于大学的某项知识产权，有时最好的或唯一的机会就是许可一家国外公司。①

四、创新创业文化建设的实践路径

（一）打破物理边界，破除信息孤岛

信息孤岛一般是指"信息来源彼此独立、信息平台相互排斥、信息处理难以关联互动、信息运用不能互换共享的信息壁垒和信息堵塞现象"②。曲延春认为，"信息孤岛的成因主要在于政府服务理念的缺失、部门利益的影响、共享机制的不完善和技术标准的制约"③。要破除信息孤岛现象，推进信息畅通，实现高校创新发展建设，就要坚持立德树人的根本任务，树立学生中心理念，将创新发展作为核心价值，以创业心态做好各项工作，真心为广大教师学生服务，完善顶层设计，高校治理重心由管控到服务、由分割到整合，消除部门利益壁垒，建立数据共享机制，落实数据共享责任。

（二）打破科层制藩篱，引导"熟人社会"良性发展

"熟人社会"是费孝通先生在《乡土中国》中提出的概念。"在现代熟人社会，更多的是以同事、朋友、同学等关系为纽带，发生在以单位、组织为载体的某个场域。"④ 中国的大学是中央集权的教育行政管理体制中的一个有机组成

① 亨利·埃茨科维兹. 三螺旋创新模式：亨利·埃茨科维兹文选 [M]. 陈劲，译. 北京：清华大学出版社，2016：160.
② 陈文. 政务服务"信息孤岛"现象的成因与消解 [J]. 中国行政管理，2016（07）：10.
③ 曲延春. 数字政府建设中信息孤岛的成因及其治理 [J]. 山东师范大学学报（社会科学版），2020，65（02）：125-131.
④ 胡娟. 熟人社会、科层制与大学治理 [J]. 高等教育研究，2019，40（02）：10.

部分，因而呈现出科层组织的形态。中国的大学依然体现出很强的政府管理的特点，大学内部职能部处的设置也常常与教育主管部门的各个二级部门相对应，党委常委会和校长代表政府行使管理权力，因而其在治理结构上依旧呈现出较强的科层组织形态。① 而创新创业文化，可以有效避免陷入变态熟人社会与变态科层制编织的陷阱，通过创新的启蒙、创业的激发，以创新创业的丰硕成果，来给科层制注入新鲜的问题解决办法，给熟人社会进行理性交往树立良好典范，经由创新创业的"社会感染"，涵育良好生态，压缩繁文缛节、缺乏效率、圈子文化、近亲繁殖、学术寻租的滋生蔓延空间，改造现阶段不可摒弃但僵化封闭的变态和畸形的感性形态，发挥理性的"熟人社会"与正态科层制积极作用，实现二者结合的理想形态，让创新创业文化阳光普照，也为自身成长生产、争取越来越多的空间和养分。

第三节　厚植医学院校创新创业友好校园文化

一、透视大学与创新创业教育

（一）创新创业是中国大学发展的必然选择。中国的大学脱胎于西方大学，诞生于中国积贫积弱的近代，成长于硝烟弥漫的战争年代，成熟于社会主义革命和建设的伟大实践中。中国的大学既有西方原色，比如大学理念、教育模式、课堂授课等。同时，植根于广袤的神州大地，吸吮着中华传统文化的丰厚营养，经由中华基因的师生们代代相传，同时具备中华文化、革命文化、社会主义先进文化的浸润与打磨，目前的中国的大学，正在走向创新创业文化发展的新阶段，呈现为传统和现代兼具、现代和未来交错迭代的后工业化特点。大学以组织的身份成为创业者中的一员，它有效对接国家政府和事业企业单位，通过提供有效制度、充分的管理效能，凝聚校内外各项创新创业力量，为社会贡献全方位、深层次、零距离的创新源泉和不竭动力。

（二）大学创新创业发展前景广阔。大学的合理性主要表现在完善高深学问

---

① 胡娟. 熟人社会、科层制与大学治理 [J]. 高等教育研究，2019，40（02）：15.

和解决社会问题两方面。① 在知识经济时代，"大学拥有大量活跃的思想，是创业精神的理想生态系统"②。但大学自身和多年社会认知混合形成的"高深知识"生产的逻辑，精英教育时代"象牙塔"的延存遗留，让大学与市场逐利行为保持一定距离，并与市民社会保持一定距离。高等教育目前已经进入入学率超过50%的阶段，但大学因"高深知识"或区别于基础知识的"高级知识"，大学要改变这些浸淫已久的观念并付之行动，显然还需要较长时间。也正是如此，大学却也拥有与市场（企业、潜在的大学学习者等）对接的充足时间和广阔空间，开展创新，大有作为。大学具备人才培养的天然优势，不同于为"高深知识"生产、传播的科研院所，大学以其基础科学理论的研究优势，不同于企业的技术研究，再加上国家政策外部推动和大学具有开创意识的人员的内部驱动，能有效及时对市场技术研究响应，使基础研究多了参照物和路标，从而促进基础研究。科研院所、大学、企业应该立足项目需求，发挥各自优势，加强横向互动，通过项目等，共同攻关、协同创新，做研究、做发明、出成果。

（三）创新创业教育与文化密不可分。大学创新创业教育离不开教学，也离不开科研，更与文化息息相关。创新创业教育更强调教育人才培养的核心能力，创新创业文化更强调整合为使命、创新为底蕴、创业为统摄，需要聚合起大学制度、治理体系、校园文化、课堂内外等一切要素来追求对于未知事物的探索，对创造新事物的无限追求、对自我革命、革故鼎新的坚定执行。需要从朴素自发的隐形行为、小微行为，逐步走向到全员创新、主动创新。为此，大学应破除教育工具理性、克服与职业教育相伴的思维惯性，面向未来，努力消弭横亘在常规和创新、应考与创造之间的障碍，将创新由"国家的事""别人的事"变为"自家的事""自己的事"，由"后人的事""将来的事"变为"今人的事""现在的事"。大学需要全新观念的创新创业教育，对"教学""研究"甚至"创业"自身进行再认识、根据新理念重新赋能的过程；对大学、教师、学校重新定义的过程；学校一切资源，面向一切学生。

（四）创新创业教育赋能新时代。创新创业教育突出并强化创新意识、创新精神和创新创业能力的培养，引导学生在创业过程中全面成长，促进国家高质

---

① 布鲁贝克. 高等教育哲学［M］. 王承绪，郑继伟，张维平，译. 杭州：浙江教育出版社，2001：104.

② 约瑟夫·E. 奥恩. 教育的未来：人工智能时代的教育变革［M］. 李海燕，王秦辉，译. 北京：机械工业出版社，2018：87.

量发展、社会可持续发展。一是在目标上，探索如何培育大学生通过创业等活动成为具备道德性和创新性的公民。二是在实践模式上，高校应将创业教育贯穿于人才培养的全过程，特别是要通过创新意识、创业精神和创新创业能力的培育实现学生德智体美劳的全面发展。新时代人才培养目标之所以强化"劳"的重要性，正是为凸显"劳"与创业实践之间的内在关联性。强化知识应用、社会服务、成果导向的创业教育能够在更深层次上助力教育对象"形成良好的创业人格和创业品质，并最终促进人类文明的接续和个人生命的丰满"。① 由此，新时代背景下的创业教育，更应该是以创新赋能并以创业驱动国家和社会的高质量发展。

二、打造校内创业文化生态系统

一个有效的高校创业教育微观生态系统，至少应该包括创业教育战略与指导方针，鼓励创新创业的校园文化氛围，激励师生创新创业的制度体系，创新创业课程体系，创新创业教育平台与载体（基础设施、研究中心、实验室等），创新创业课外和校外实践系列活动等方面。② 高校应该加强创业教育的顶层设计，打造一个集师资、课程、实践于一体的系统的创业教育生态系统。创业教育涉及人才培养的各个环节，包括教育对象、教育主体、教育方式、教育平台、教育资源和教育评价等。

在宏观层面，高校应当按照当前教育倡导推进的"三全育人"模式，即全员育人、全程育人、全方位育人，构建创业教育协同机制。在中观层面，高校应当借助一流师资队伍、"双创"实训基地、大学科技园等人力、物力、财力资源，打造学生的众创物理空间和"互联网+"线上线下孵化平台，真正构建面向大学生、开放共享的保障机制。在微观层面，高校应当注重课程改革、素质训练、师资评聘、评价激励等方面的具体运行机制，以彰显创业教育的文化逻辑性和显著实效性。其中，教师参与创业教育的激励机制尤为重要，高校应该以教育部破除"五唯"顽疾为契机，将教师创业教育的成效列为职称评审和绩效考核的重要内容，同时将教师科技成果转化与创业教育紧密结合，在产业化过程中进一步强化教师在创业教育中的主体责任和正向作用。最后，高校与产业

---

① 刘波，周勇. 高校创业教育文化根基探析 [J]. 教育发展研究，2013（19）：63-66.
② 李卫朝. 创业教育要有机融入专业教育 [N]. 光明日报，2015-06-23（13）.

要在新时代背景下完善战略性、有深度的产教融合机制，在传统引入企业兼职创业导师、聘请产业教授对学生进行联合培养的基础上，探索三个方向的结合：一是与国家基础、前沿、交叉产业的结合，二是与国际化先进产业的结合，三是与信息、互联网的结合。高校与产业通过以上措施，让学生在接受创业教育的过程中与基础性、前沿性、战略性的产业直接接轨，集成打造高校与产业融合互通的高端创业教育平台，进而为高校创业教育拓展空间。

三、培育医学生创新创业文化

医学领域日新月异，社会需求不断变化，医学生创新创业能力的激发与培养不仅是自身成长的需要，也关乎患者的身心健康，更是新时代高素质人才的要求。我们应结合时代需求，营造众创时代良好氛围，及时向学生群体及家庭、社会通过各种形式传达新时期医学发展方向及社会需求转变，鼓励医学生主动探索医学专业创新创业可能性、融合专业性、最终体现成果性与发展性。

（一）培育医学生创新创业文化，要创建一个全员支持的全新环境。大学是一个聚合的场域，当它被作为从上而下教育管理的体制产物时，它必然会是成长成才的羁绊和桎梏；当它被视为一个聚合体，管理者、教师、学生为期待自我提升相聚，围绕相对固定的专业领域，各自发挥作用，既相互促进、又相对独立，不再是"管住""治服"，而是"改进""提升"，进行体制机制的现代化治理，发挥更大作用，成长为共同体。发挥社会舆论、校园文化、家庭氛围、朋辈影响等积极作用，摒除负面舆论导向及固化思维影响。学生需求到哪里，教育的触角就要跟到哪里。受到国际、社会、家庭、同学朋友越来越多的创新创业言论和行为激发，加上国家"互联网+"大赛、"创青春"比赛等引导，很多大学生从耳濡目染到心有所动、上前围观，从走进体验再到自己尝试，慢慢接受并积极投身创变时代的人数在稳步增长。

（二）培育医学生创新创业文化，要在最初一公里厚植根基。做好基础研究，做强，增强人才虹吸能力，选拔培养利用好行业领军人物，打造合理的人才梯队，通过政策倾斜、收入调节、评价机制改革等，做到人才进来留得住、人才晋升有空间、科技创新有舞台。同时，在强调创新创业的创变时代，要用思想铸魂，做到政治素质过硬、具有深厚爱国情感、具备献身科技的强烈使命感，行稳致远、百折不挠。学术无禁区，教育有规矩，课堂有纪律。在新时代，强化党的领导不是一句空话，而是中华民族五千年上下求索的最好的结论，是中华人民共和国成立以来日新月异的发展成为坚实的现实依据。强化团队的政治思想建设，就是以马克思主义为指导，认真贯彻执行党和国家的最新理论成果，以社会主义核心价值观来统一思想认识，通过深入和持续的学习、实践，为团队健康正确发展筑牢思想防线。

（三）培育医学生创新创业文化，应积极出台相应配套政策。解决高校教师学生创业政策、资金等难题，着力推动科技同经济、创新成果同产业、创新项目同现实生产力、研发人员创新劳动同其利益收入"四个对接"，引才聚智、培才强智。另一方面，高校也结合各自实际，围绕创新人才培养，积极推动创业教育理念和文化在机制和路径上的落地见效。坚持把创业教育贯穿于人才培养的全过程，并将课堂教学、自主学习、实训实践、指导帮扶、文化引领等融为一体；构建具有鲜明特色的创新创业教育体系和实训实践平台，促进专业教育与创业教育的有机融合。营造适合医学院校大学生创新创业的浓厚校园文化氛围，构建适合医学院校大学生创新创业的区域良好有机业态，涵育适合医学院校大学生创新创业的国际国内良好生态。以做农业、做生态而不是工业流水线的心态去做教育，以创造的心态而不是满足于按部就班去工作、以润物细无声的方法而不是简单机械的宣传造势。

四、未来高校创新创业文化的作为空间

新医改背景下，社会公众对健康的概念已不局限于身体、生理，对医疗服务的需求也扩展到身心健康、提高生活质量的各方面。如何针对社会需求、围绕专业特色开展创新创业教育并最终凝练品牌效应、推动学校发展需要思考其突破方向。我们应在各层次各专业教育中科学实施创新创业教育，具备专业特色、地方特色与中国特色并符合社会实际需求的创新创业教育。要保持普适性和特色针对性相统一，要注重多层次教育，从理论到实践，从入门到深入，要循序渐进唤醒医学生创业热情与创新精神。只有迎合了学生们的切实需求，专业特色才能立得住脚，才可能形成品牌效应，最终实现创新创业成果的转化与社会的进步。

（一）未来高校应在三个方面有所作为

一是提升高校创业文化的凝聚力，形成新的文化认同。高校文化的凝聚力表现在两个方面：一方面是文化对个体的吸引、统摄与关怀，另一方面是个体对文化的认同与自觉皈依。提升高校创业文化的凝聚力需要在保持传统文化理性的基础上，着眼于当前经济、社会的发展趋势，孕育出"高校人"对创新创业价值的文化认同。二是增强创业文化的"区分度"，彰显高校创业文化的特色。高校创业文化特色是一所高校在追求财富、创造价值过程中思维方式和行为方式的集中反映。打造高校创业文化特色需要高校立足于区域创业文化，挖掘学校自身的资源优势与办学特点，形成多元立体的创业文化共识，提高自我的文化自觉。三是克服高校创业文化的功利化倾向，凸显其育人价值及社会效益。其中的关键在于鼓励冒险，容忍失败，倡导质疑权威、自己动手的精神，改变"创业即创造财富"的单一价值评判，将创业精神贯穿于人才培养的全过程，调动高等教育改革的积极性，并提升创业者的社会责任感，鼓励其在创新创业中服务社会。

（二）建立高效的协同育人机制

整合资源、发挥优势，以切实改善医学生创新创业教育合力不足的窘境。首先，应强化组织机构建设，明确分工，强化相关部门角色、定位、作用，确保合作有力、运行有效，而非"目标一致"却"各司其职""互不干扰"。要善搭桥梁，吸引各类医药卫生企业、医疗卫生机构、其他高等院校、校外科研研发机构、成果转化与孵化园区等共谋发展提升、共建研发平台，充分提升特色化专业性创新创业教育能力。其次，需要扩展校外创新创业导师资源、开发创新创业研究平台资源、集聚创新创业实践基地资源，为医学生申报创新课题或创业项目提供各种政策、场地、资源、技术、资金、平台支持。此外，还应最大限度地赢得地方政府支持，包括政策、资金、指导服务等，细化政策宣传，为医学生提供创业创新服务与技能培训，引导医学生立足本专业与区域特色，为地方区域经济及社会发展服务。

（三）建好"一站式"创新创业孵化平台

1. 成立创新创业教育成果转化相关部门，提供成果转化与技术转移服务。同步建设或改造孵化平台、政产学研创新载体，建设必要的创业园区或创客空间，为医学生创新创业活动提供必需场地，进行创新创业指导咨询、创新创业人才培训等。吸引相关机构或企业入驻。一站式平台每年遴选相关项目，评估认证后，提供政策资金支持，开展咨询服务，从政策宣讲、流程申报、注册公司开展创业，从计划书撰写、创业思考、项目展示、成果孵化，从注册业务、账目服务、产品营销、专利申报等，有针对性地开展教育咨询。通过成果展示、项目推广等，加强对创新创业示范项目和典型人物、相关成果的宣传。创业前，加强教育培训；创业中，细化思路想法；创业后，开展风险规避与业务开展等咨询，从人员到服务，结合创新创业竞赛、专业科学研究等开展一站式服务，促使创新创业教育有质量、有保障、有成果。

2. 建立激励机制以提供长效保障支持。要想将好的势头延续下去，便需要坚持"普受益、推特色、可持续"的指导思想，通过建立健全相关激励制度与保障机制。可采取的措施包括：深化学分制改革、设立创业学分、完善学分认定与转换制度、建立学生创新创业活动档案；加大经费投入，面向社会、机构等多渠道筹措并设立专项资金，用于推进创新创业教育教学、资助学生创新创业项目立项、开展创新教育交流会、报告会等活动，可设立创新创业奖学金、创新创业启动金、创新创业风险投资基金等，广渠道、多形式为创新创业学生提供资金鼓励与支持。对实现成果转化或拥有相关成果的医学生，应进行公开宣传表彰，并在评奖评优、升学推免中根据实绩进行优先或破格推荐。此外，也应对教师队伍的激励机制进行考量，要针对实际需求，设置科学的绩效指标，除了制度提出还更应注意激励的落实与公正公开。

第五章 创新创业教育的保障体系

近年来，我国高校创新创业教育工作不断加强，取得了积极进展，对提高高等教育质量，促进学生全面发展和推动社会发展发挥了重要作用。目前高校创新创业教育已有一定的实践基础，但是为了更加适应社会主义新时代对人才培养提出的高标准和高要求，使创新创业教育系统进一步完整科学，今后需要继续吸引社会各个领域的关注和支持，大力优化创新创业教育的保障体系，为社会发展输送更多的创新型人才。

第一节 创新创业教育的组织机构

一、找准创新创业教育的立足点和支撑点

（一）创新创业教育是服务国家发展战略的自觉行动

创新是引领发展的第一动力，创新创业教育是我国建设创新型国家一系列战略举措的重要组成部分。习近平总书记指出，创业是推动经济社会发展、改善民生的重要途径。青年学生富有想象力和创造力，是创新创业的有生力量。弘扬创业精神，有利于激励更多青年特别是青年学生开启创业理想、开展创业活动，为实现中华民族伟大复兴的中国梦贡献力量。

对于高校来说，推进创新创业教育相关工作责无旁贷，这是服从和服务于国家发展战略的自觉和必然行动。应当把创新创业教育作为高校的重大任务，作为创新办学形式、全面推进教育教学综合改革的重大命题，作为全面提高人

才培养质量和建设人民满意大学的重大机遇。当前，我国高校普遍开始重视创新创业教育的开展，先后开设各种创新创业教育课程。然而就现实情况来说，各学校对创新创业教育的重视程度不平衡，有的高校没有对创新创业教育给予充分的、高度的重视。开展创新创业教育，或者仅仅是为了适应新课改的要求，过分强调理论基础课程。或者简单地认为创新创业教育只是一门普通课程。有的学校在资金、政策、技术、资源等方面缺乏对创新创业教育的最大投入和支持，一定程度上造成了当前创新创业教育发展艰难的局面，这种状况亟待改变。

（二）创新创业教育是职能部门和二级学院重要职责

完善的组织机构和健全的工作机制，是创新创业教育得以顺利开展的基本保证。就高校内部而言，与创新创业教育相关的职能部门和二级学院是做好创新创业教育工作的重要支撑点，理应担负起大学生创新创业教育组织者的重要职责。

第一，学生工作处、团委、教务处等职能部门主要负责构建和完善创业指导课程体系，对具有创业意愿和创业潜质的大学生开展集中培训，在创业课程、创业政策、创业技能、创业实践等方面给予保障和支持；加强大学生创业基础保障建设，切实扶持大学生实现自主创业；依托国家、省、市等各级大学生创新创业训练计划平台，按照导师科研项目引领、学生自主参与的模式，强化创新训练项目、创业训练项目和创业实践项目等训练，增强大学生创新创业实践能力等。第二，各院系主要负责完善人才培养方案，将创新精神、创业意识和创新创业能力作为评价人才培养质量的重要指标，将对学生创新创业知识、能力、素质要求纳入专业教学质量标准，把创新创业教育融入人才培养全过程；挖掘和充实各类专业课程的创新创业教育资源，促进专业教育与创新创业教育有机融合；着力提升教师创新创业教学能力，鼓励专业教师面向全体学生开发开设就业创业指导等课程，积极建设有机衔接、科学合理的创新创业教育专门课程群。

（三）创新创业教育需要部门协同配合形成工作合力

创新创业教育对大学生的指导帮扶和自主学习能力的提升，能否落到实处、落到细处、落到小处，离不开各职能部门和二级学院的工作协调与配合，这样才能形成真实有效的工作合力。多年的实践已经证明，创新创业教育成果是各部门协同努力的结果，没有靠演独角戏完成的。在顶层设计的框架下，部门合力，教务部门、学生管理部门、实训部门、科研部门、二级学院等互相拧成一股绳，互相协调配合，才能使高校创新创业教育工作得到良性循环。

在实际工作中应该注意，一是要做到创新创业教育组织机构建设完备化。整合和利用好全校各部门资源，以形成整体优势来发展创业教育，形成全学校都关心帮助大学生创业工作的良好局面。二是要恰当处理各部门在创新创业教育工作中的配置地位和作用，不能到处都是"婆婆"。在组织机构建设方面，形成创新创业教育的工作核心机构，目前许多高校的创新创业教育由学生处或就业指导中心负责，因为这两个部门与学生的日常管理和毕业就业联系密切。待到将来条件成熟后，应设立一个专门的行政部门来负责创新创业教育工作，更有利于整合校内校外资源，推动学校创业组织及创业行动的发展。

二、提高创新创业教育组织机构服务能力

（一）提升创新创业教育组织机构服务意识

辩证唯物主义认为，物质决定意识，同时意识具有相对独立性，能够反作用于客观事物。正确反映客观事物及其发展规律的意识能够指导人们有效地开展实践活动，促进客观事物的发展。我们必须以科学的意识指导我们的创新创业教育工作，高校的创新创业组织机构具备全心全意为学生发展服务的正确意识，才能制定并执行好正确的方针和政策，才能促进事业顺利进行。当前，一些高校的创新创业教育组织机构，由于创新创业教育理念陈旧，将创新创业教育局限于组织部分学生参加类似于"挑战杯"大赛、"创业"大赛、大学生科技协会等活动的狭窄范围，认为创新创业教育可有可无；有的高校把创业教育和就业教育混同，教育观念不清，机构职责不明确。这些情况表明，提升创新创业教育组织机构服务意识，已经成为顺利开展双创教育的重要前提条件。

因此，有必要从几个方面强化高校创新创业教育组织机构服务意识。第一，深入大学生群体，开展创新创业教育的调查研究，了解翔实的第一手资料，及时掌握学生思想动态和在创新创业方面的真实心理需求。第二，系统总结提高服务意识方面的做法，并加强对工作人员服务意识的教育，从思想根源上整治"庸懒散"不良习气，激发创业的积极性和主动性，切实增强机构内生活力。第三，实行学生来访、学生意见处理责任制，拓宽反映创新创业教育过程中存在问题的表达渠道，优化服务方式，提升工作质量和服务效能，解决问题不推诿

扯皮。

（二）树立创新创业教育中的问题导向意识

问题导向就是以解决问题为方向，少做与问题关联不大、不做与问题无关的无用功。首先，坚持问题导向，不仅是一种工作方法，更反映出工作中的精神境界和政治品格，无所作为、不求进取者很难主动去发现问题，即使遇到问题也会视而不见、听之任之。其次，问题导向意识折射的是宗旨观念、责任意识，展示的是积极向上、奋勇向前的工作状态。最后，坚持问题导向才能"知不足而后进""防患于未然"，不断适应新形势，及时发现和解决问题。

因此，高校的创新创业教育组织机构应坚持以问题为导向，完善创新创业教育工作。努力做到重点突破，分类施策、精准实施，凝聚力量、协同推进，增强学生的创新精神、创业意识和创新创业能力，促进学生全面发展；将创新创业教育融入人才培养全过程，融入教师的教育教学中，实现全员育人、全程育人；将适应当前社会需求与培育国家需要的专门人才相结合，构建有利于学生可持续发展的创新创业教育长效机制。

（三）提高创新创业教育组织机构工作能力

目前，各高校的创新创业教育组织机构，为学生提供的创新创业服务内容，一般是以政策信息服务和提供经验交流平台为主，而对于学生更为需要的专业理论指导和创业实践机会，与学生实际需求之间尚存在较大差距，服务能力有待进一步提高。换言之，高校创新创业教育组织机构在学生创新创业能力培养这一核心问题上"欠账"甚多，高校创新创业项目不能快速落地，已落地的初创项目不能获得进一步发展，直接造成大学生创新创业热情减弱等后果。

为了改变这种状况，创新创业教育组织机构应进一步提高自身能力。第一，明确工作目标和方向。例如研究确定具体专业领域，定向培养特定的创新创业型人才，制定明确的创新创业教育目标，并围绕目标精心设计创新创业教育和实践活动的每一环节。第二，加强过程管理。严密设计，避免与专业教育"两张皮"现象；提高推动力和执行力，不能仅仅为落实上级文件而开展创新创业教育。第三，具备战略眼光。把创新创业教育放在国家和学校发展战略的高度，在人才培养的全过程融入创新创业教育，作为高等教育改革的立足点和突破口，切忌"脚踩西瓜皮，滑到哪里算哪里"的敷衍态度。第四，保证实际效果。追求创新创业教育和实践活动的可持续发展，为大众创业、万众创新和创新型国家建设事业提供人才支撑。

三、完善高校创新创业指导服务中心建设

（一）创新创业教育组织机构发展趋势

我国高校的创新创业教育发展可以分为四个阶段。[①] 第一个阶段以第二课堂为主，重在培养大学生的创新创业意识和思维，加强课外创新创业实践训练，开展创新创业比赛等。这个阶段大学生创新创业活动的主要内容是基于个人的"奇思妙想"，更多地体现科学性或技术性。第二个阶段不再以第二课堂为主，这个阶段的大学生创新创业活动不再青睐单纯的"奇思妙想"，更多强调目标导向，通过设定目标，并运用专门的知识和工程化能力，提出创新的产品设计方案并实施，不仅体现出科学性或技术性，也体现了工程性。第三个阶段显著的特征就是开始出现创办企业。这个阶段的创新创业教育活动更多以市场目标为导向，提出满足特定市场需求的创新产品设计方案并实施，输出的产品具有一定的竞争力。第四个阶段是在第三个阶段的基础上，尝试将创新创业作为一生的事业追求，该阶段最显著的特征就是休学或离职创办企业。这意味着创新创业者不仅对自己的技术有充分的信心，对产品的市场竞争力有充分的信心，也对创新创业的最终成功充满信心。

上述创新创业教育四阶段，越往后发展，创新创业教育越进入更高的层次。相对应地，对于高校创新创业教育的组织管理模式提出了挑战，不同学校的创新创业教育组织机构都面临选择性进化问题。教育实践已经表明，我国大学的创新创业教育组织机构，逐渐出现了从协调型创新创业教育组织机构向实体型创新创业教育组织机构转变的趋势。协调型机构的职能定位主要在号召、协调、帮助、激励；实体型机构的职能定位主要在计划、组织、管理、控制，当然两者的职能定位存在部分重合。

（二）探索建立创新创业指导服务中心

高校的创新创业指导服务中心，就是前述实体型创新创业教育组织机构的典型代表。通过设立这一机构，做到"机构、人员、场地、经费"四方面到位，对自主创业学生实行持续帮扶、全程指导、一站式服务。创新创业指导服务中

---

① 钟志华，周斌，蔡三发. 高校创新创业教育组织机构类型与内涵发展 [J]. 中国高等教育，2018（22）：15-17.

心可以根据工作职责，设置综合管理办公室、项目管理科、培训实训中心、创业园或孵化基地管理办公室等。

类似这样的中心，其主要工作职责可以归为六大类：一是协调地方政府、企业、高校、金融机构、创业园区及社会各界，争取各方面的创新创业政策和奖补资金。负责学校创新创业基金的筹划、运行和管理工作。二是负责各级各类创新创业竞赛的组织和管理工作，进行竞赛的训练、参赛等工作。同时还负责国家级、自治区级、校级大学生创新创业训练计划项目的申报、评定和监管工作以及学校创新创业在线学习平台规划、建设和管理。三是组织二级学院开展以创新创业为核心的各项工作，如设立学院创新创业工作室。指导二级学院创新创业培训、实训工作的开展等。四是负责学校教师创新创业课题的申报、评定和监管工作，创新创业师资队伍培训与管理工作，负责校内外创新创业导师、专家的遴选、聘任和管理工作，不断更新在线创新创业师资库。五是负责制订创新创业培训、实训工作计划。按照创新创业培训、实训有关要求，做好服务、管理和监督工作。指导和建设创新创业课程、创新创业实验和实践训练工作。六是负责大学生创业园、众创空间、孵化基地的规划、建设和管理工作，大学生创新创业项目入驻的答辩和审批工作，扶持优秀创业项目开展业务，申报国家级、自治区级、市级创新创业典型和示范企业称号。协助创新创业项目申请各类创新创业扶持基金，并对成功孵化的项目向地方创业园、科技园等推介，提供更大的发展空间。

（三）发挥创新创业指导服务中心作用

组织机构是为实现共同目标而协调人力、物力和智力等多种要素和资源，并按照一定的形式和结构进行重组，有效开展相关活动的单位。对于创新创业教育来说，建立有效的组织、管理、服务机构，是推进创新创业教育首先要解决的问题。

高校创新创业指导服务中心的出现，适应了这一工作实际需求，有的学校虽然没有冠以中心之名，也成立了专门组织从事创新创业服务工作。以清华大学为例，早在2018年就整合校内校外多方资源，保证学校多部门协同工作。由教务处牵头，研究生院、学生处、研工部、团委等部门协同，成立学校创新创业教育协调委员会，总体筹划学校创新创业教育顶层设计，同时成立了清华大学创新创业教学（专项）委员会、创新创业顾问委员会等。一般高校可以采取单一的创新创业指导服务中心模式。

　　作为保障创新创业教育质量的一个重要组织机构，创新创业指导服务中心不仅负责对创业的大学生进行跟踪与帮扶，为大学生创业提供全程支持与服务，同时也是大学与社会、企业之间有效沟通的平台。正因为它具有功能性强，服务范围广泛等特点，日益受到高校师生的普遍欢迎。值得注意的是，尽管一些高校为创业的大学生建立了创新创业指导服务中心，但是这一机构在运行过程中，仍然存在许多问题，影响了其作用的发挥。例如不少学生并不清楚有此机构，在一定程度上反映出宣传力度不够等管理运行现状。因此，如何有效发挥创新创业指导服务中心的作用，值得今后深入研究。

第二节　创新创业教育的实施载体

一、高校创新创业型班级建设

（一）创新创业型班级建设的时代意义

　　高校班级作为一种组织形式，是培养学生创新精神的基地，是培养学生实践能力的平台，在目前高校的班级建设中，需要将创新和创业两个元素作为新鲜血液注入其中。首先，大学里的班集体建设具有十分重要的意义，对学生成长影响巨大。班级是学校最基本的单位，承载了学校教学、管理的全部内容，学校主要活动是以班级为载体进行的。把学生培养成对社会和国家有贡献的高级人才，离不开班级的影响。良好的集体风气如春风拂面般育人于无形，班级组织的氛围对其成员的社会性发展有重要影响。一个积极向上、蓬勃健康的班集体对校园和谐，甚至对社会的稳定都有其不可估量的作用。一个运行健康的班级不仅与在校学生息息相关，而且毕业之后对个人的发展仍然在起作用，甚至影响着人一生的发展。其次，良好的班集体有利于对学生进行创新创业意识培养。创新意识的培养要植根于日常管理和活动的点点滴滴的渗透，不是一蹴而就的，学生班级活动在这个过程中有着不可替代的作用。班级活动内容直接关系到其对班级成员的吸引力，进而影响到班级成员参与班级活动的积极性与参与度，在创新创业型班级建设过程中，要重视通过活动增加学生对班级的认同度。

（二）创新创业型班级建设的有效途径

首先，创新创业型班级建设应创新思想政治教育工作，以利于培养学生的创新精神。思想政治教育的创新能给班级带来创新氛围，让学生乐于参与，开阔思路，活跃思想，激发思维，引导学生去创新。其次，通过开展社会实践活动，培养学生创新创业精神。组织学生游学考察，参观工业园区，探求当地经济发展模式等，这些社会活动对青年学生的影响，往往比学校教育更具体、更生动、更深刻、更有效，促使他们接触社会、了解社会，增加生活阅历，成为培养创新精神和实践能力，提升社会责任感的重要途径之一。最后，组织班级依托专业特长组建社团，联系校外成功人士举办创业、就业等方面的讲座，联合当地企业举办创业计划大赛。建立创业网站，学习在网上开店，进货发货等，这些活动为学生未来创业奠定了基础。

（三）创新创业型班级建设的关键因素

在创新创业型班级创建过程中，应注意几个方面的问题。第一，注意培养建立创新创业型班集体的灵魂人物。这个灵魂人物不一定是班干部，也可以是具有一定创业天分或能力的普通学生。这一灵魂人物能够带动形成创新创业核心小组，用先进的教育理念带出具有创新创业精神的班级，从而在班级活动中发挥出制定具体方案、激发学生的积极性和创造力的作用。第二，建立创新创业型班集体的关键之一，是不能忽视建立创新创业型班级文化。塑造有特色的班级文化，有助于培养学生的创业能力，促进学生的共同成长。班级的每个活动融合着班级文化，用文化精神浸润、感染每个学生个体，就能够以集体带动个体，耳濡目染中培养创新创业意识。第三，在班级建立与创新创业教育相适应的激励政策与制度。在条件许可的情况下，推行弹性学分制，允许学生调整学业进程、保留学籍休学创新创业，为学生自主学习创设条件。合理认定学生参与项目实验等活动，建立创新创业档案和成绩单，客观记录并量化评价学生开展创新创业活动情况。

二、高校学生社团的重要作用

（一）高校学生社团的特点种类及作用

高校学生社团一般是指在高校团委领导下，大学生基于共同的兴趣、爱好、志向等因素自发组成的，并相对独立地开展活动的学生群众性组织。它是校园文化的重要组成部分，具有覆盖面广、辐射能力强、发展迅速等特点，对丰富学生课余生活，提高学生综合素质，培养高素质创造性人才，都发挥着重要的作用。

我国高校学生社团大致可分为以下几类：学习科技类社团，以满足成员对某一特定的专业技术知识的需要，旨在提高成员的专业知识水平和实践操作能力；兴趣类社团，其特点是成员具有共同的兴趣爱好，且带有一定的娱乐性质，这类社团在大学生社团中占主体；实践志愿服务类社团，这类社团依据社会需求，以学生参加社会实践活动为主要方式，成为大学生走出校园走向社会的主要窗口之一；理论学术型社团，以社科经济类居多，旨在提高理论认知水平，增强人文修养，进行学术探讨。

学生根据自己所学专业和个人的兴趣爱好自愿组织和参加各种社团活动，能较好地发挥学生在加强素质教育过程中的主动性和自我教育的功能，有益于学生通过广泛的渠道来锻炼才干、增长知识、活跃思想、启迪思维，促进全面个人素质的提高。就大学生创新创业教育而言，要充分利用学生社团特点，在学生社团发展非常迅速的今天，将创新创业教育有机融入各类社团活动中，从而使高校充分发挥育人功能，为国家和社会培养出更多创新型人才。

现在国外高校拥有多样化的学生社团组织，如麻省理工学院有创业者俱乐部、创业社区等，为学生交流创业的最新资讯、分享创业经验提供了广阔的平台；国内清华大学在实践中积极探索，营造良好的创业氛围激发学生的创新意识和创新精神，号召鼓励全体同学积极参加各类科技创新活动，积极发挥学生社团的作用，利用学生科协，举办一系列创新讲座，激励和启发大学生创业。这些做法均值得我们借鉴和吸收。

（二）依托学生社团开展创新创业教育

如前所述，高校学生社团是高校校园文化的主要承载者，是大学体现其育人功能的一个重要标志。在"大众创业、万众创新"的语境下，依托高校学生社团开展创新创业教育具有重要的现实意义和广阔的发展空间。依托学生社团开展创新创业教育主要有以下途径。

第一，社团是课堂教学的延伸和补充，培养具有动手实践能力的应用型人才，必须发挥社团在创新创业教育中的积极作用，为学生提供良好的发挥自身优势的平台，鼓励他们在某一方面展示自己的特长和爱好，激发学生的创新创业意识。第二，发挥学生的主观能动性，可以由学生作为主导，不拘泥于传统教学模式，充分发挥学生的主人翁意识，调动学生进行课外模拟、实验实训、社会实践的积极性。第三，以社团为依托培养学生创新创业精神，树立创业意识，锻炼学生的创新创业能力，实现创新创业教育目标。第四，学生社团活动不但要"请进来"，更要"走出去"，与校外社会实践相结合，对于学生将来走向社会、走进创业起到积极的促进作用。第五，以学生社团为依托进行创新创业教育时，与专业教育相融合，使学生在专业学习上学有所长、学以致用，为将来走入社会进行创业积蓄知识和经验。

（三）对学生社团作用的深入分析探讨

在肯定学生社团的同时，如果我们进行全面考察，就会发现高校学生社团在创新创业教育中发挥的作用，存在一定程度的不平衡性，有必要进行深入探讨。实事求是地进行评估，当前高校学生社团仍然存在一些不足之处。第一，高校创新创业社团管理不够完善、社团成员缺乏纪律性。高校的创新创业社团都要经过学校严格审批，然而部分学校在审批过程中不够严谨，缺乏相应的政策来扶持，并且对于创新创业社团的师资力量投入不够、聘任老师缺乏严格的考核标准，使得社团管理人员执行能力下降。同时由于在社团的管理过程中，学生有较大的自主权，学校无强制性规定和监督，这使得部分社团成员懒散且毫无组织纪律性，不利于社团的健康发展，无法体现创新创业社团的专业特色。第二，学生社团缺乏有效活动，实践性不强。高校社团通过举办各式活动可以激发创新意识和自主创业的欲望，并且通过活动不断地吸收其他成员的建议和拓展自我的创新思路。因此社团活动是成员接受双创教育的重要载体。然而实际情况往往不尽如人意。高校中有些创新创业组织形同虚设，常年不举办相关活动，无法真正发挥双创社团对学生的促进作用。目前，高校创新创业社团缺乏专业特色和长远发展目标，使得学生缺少实践经验，这种现象比较普遍。

从学生角度来说也存在许多不足之处：一是理论与实践脱节。大学生思维活跃，有较好的创新理念和思路，但是不少学生思想过于理想化，缺少实际行动，很多好的想法未能得到进一步指导和实施。二是创新创业教育与社会发展脱节。在对大学生进行创新创业教育的过程中，有的研究、创造只局限于实验室、实训室，使得创新实际内容无法运用到生产实践中，有的创新理念不够，未跟上时代步伐，和社会发展相脱节。三是创新创业教育与专业教育存在不同程度的脱节。创新创业教育在实施过程中无法很好地融合专业教育，造成两者脱节的局面。

三、紧跟创业社团的发展趋势

（一）高校创业社团日渐兴起

如前所述，依托高校学生社团开展创新创业教育不能一概而论，所以在现实的教育实践中，高校创业社团逐渐脱颖而出。

高校创业社团或创业兴趣社团，是以高校创新创业教育的专业性和学术性背景为依托，由高校学生根据其学习理念、兴趣特点、发展规划等方面的诉求自发成立的社团组织，是学生以自发的方式满足自身在创新创业相关领域多元化需求的重要载体。高校创业社团在当前高校创新创业教育大背景下，具有两大突出的功能。一是自我教育功能，以创业理论性知识研究和实践性经验探索的结合，促使参与其中的学生对相关知识及技能进行自主学习，内化与深化所学知识，增长创业才干。二是中介载体功能，创业兴趣社团作为学生自发的一种组织形式，为学生提供了自我展示、交流学习、相互影响等互动交流的平台，为学生结识在创新创业方面志趣相投的朋友、联系创业研究及教育方面的教师起到了中介作用。相对于一般侧重于娱乐化的学生社团而言，这种社团更强调兴趣导向和目标导向。

（二）高校创业社团重要作用

创新创业社团的具体作用主要包括：第一，创新创业社团为实践环节提供了重要保障。在高校创新创业教育实施的过程中，除了课堂教师传授的理论知识，社团活动、竞赛培训、实训操作能让学生更好地把理论知识运用于实际。学生不仅应在课堂上学习理论知识，还应通过举办讲座、邀请优秀企业家传授自身创业经验、鼓励成员积极参加创新创业竞赛等集体活动，培养创新精神、提高创业能力。双创教育的本质是实践教育，只有通过实践，学生才能不断地锻炼自己的综合能力。参加社团项目是最便捷最有效的活动方式，社团成员既可以在教师的指导下进行自我创业项目，还可以向优秀校友和其他成员进行经验分享，通过社团项目实践培养创业能力。第二，创新创业社团活动有利于营造浓厚的创新创业教育氛围。高校社团是校园文化的重要载体，是培养学生综合能力和进行素质教育的重要方式。创新创业社团可利用其创新性强、实践性强、针对性强等特点，积极发挥宣传手段，努力营造浓厚的创业氛围，吸引广大学生加入创新创业实践中来。每个社团成员发挥以点带面的作用，用自身的示范作用引起其他广大学生对创新创业教育的认同，培养其他学生的创业理念，营造良好的创业氛围。第三，创新创业社团活动有利于提升大学生的综合素质。长期以来，我国高等教育脱离社会需求的问题没有得到彻底解决。高校灌输式、填鸭式的教学模式一直比较突出，表现在学生专业知识结构单一，创新意识不强，创业能力较弱，已不能满足社会发展对人才的需求。创新创业社团中的成员都是来自不同学院、不同专业、不同年级的学生，大家基于对双创的共同兴趣集合在一起为梦想而奋斗，通过参加形式多样的双创活动，不断形成自律自控的能力，能够提高自我的责任感和综合素质，有助于学生从被动接受知识转化为产出知识，把专业知识结构从单一化向多元多能阶段推进。第四，创新创业社团有利于创新创业教育与专业融合。大学生毕业后走上社会，无论是选择就业还是创业，其所学专业和本身知识技能都是选择之本，因而开展创新创业教育也必须充分认识到这一点。无根之木、无源之水难以为继，创新创业教育也应该依托学生专业发展，成为具体的、形象的、客观的选择，而非脱离专业的、抽象的"假大空"一般的存在。这就需要高校充分挖掘各学科专业的特点以及发展方向，引导学生了解行业发展和升级，通过提升自身知识与技能，结合专业前沿与热点，找到兴趣所在，明确未来发展方向。

（三）如何建设高校创业社团

随着创业成为当下社会热点话题，学生参与创新创业的积极性高涨，高校创业类社团纷纷成立，如何加强高校创业社团建设，成为亟待解决的问题。第一，进一步肯定和明确创业类社团特征，发展方向不能出现偏差。当前这类社团的关键任务就是全面增加学生的就业意识以及提升他们的就业竞争实力。不能把它当作是一般的学生社团对待。第二，确保创业类社团健康发展，必须对创业社团加大指导和基本经费保障。通过聘请学校就业部门的教师，以及邀请知名企业人事高管担任社团的指导教师进行指导，为社团发展制订规划、组织培训，开阔学生视野，提高创业社团活动的针对性、有效性和科学性。通过对社团提供经费支持，为创业类社团的创业启动、暑期实习招聘会运作等活动的顺利进行提供保障。第三，要加大对创业社团成员的培训力度，提升整个社团的专业实力，比如求职方面的技巧、创业方面的相关政策等，在学生中起到带头模范作用。通过组织创业类社团成员进行实地考察、社会实践等方式，让他们从直观和感性两个方面来了解职业和职场。第四，规范社团机制建设，推进社团创新发展。高校共青团要在大学生创业实践社团管理的环节进行规范，对所涉及的管理内容、目的以及方法进行详细明确的规定，如团体的成立、审核标准、活动的支撑、相关工作的考评、财务监督管理等，此外应规范吸收团体成员的标准，保障创业社团能够持续稳定地向前发展。

第三节　创新创业教育的社会支持

一、社会支持是创新创业教育的重要环节

（一）社会是创新创业教育的重要担当者

开展创新创业教育不是无源之水，任何一个创业项目都需要资本的注入，以期盘活整个项目的资金链，但作为学校而言，教育经费有限，大学生也存在先天社会资源不足的劣势，使他们的创业之路难以得到风险投资认可。因此，各个高校应主动去弥补这一劣势，促进学生创新创业发展。第一，在建设创业教育师资队伍时，注意吸纳企业高管、政府官员等参与，这些具有相关社会影响力的人员能够提升大学生创业项目的社会关注度，为创业项目争取风险投资提供基础。第二，政府、高校设立创业基金。各级政府和高校应根据国家教育改革和发展规划纲要等文件精神，结合实际情况，设立创业基金，基金来源可以通过财政拨款、社会捐赠、风险投资、无息贷款等形式组成，通过政府、高校中介和监管，确保资金流向和使用，提升创业资金的使用效率。第三，利用创业比赛，设置创业奖金。各高校可以利用创业比赛，一方面能够选出符合市场的创业项目，提升创业项目的质量，营造良好的创业氛围，另一方面设置相应的比赛奖金，通过奖金形式奖励优秀的创业项目，为创业项目提供初始运营资金。第四，高校积极寻求社会资源支持。例如，一所大学的校友是一笔非常丰富和宝贵的资源，他们很多事业有成，也愿意以某种方式回报母校。学校可以通过这些校友资源，联系到有意向与学校展开合作的社会企事业单位，将大

学生送到实际工作岗位上去，在实践中体会出真知。

（二）社会对高校创新创业教育的认同度

目前存在的另一问题，是社会对高校创新创业教育的认同度仍然比较低，需要引起高校创新创业教育工作者的关注，并想方设法去解决这个问题。第一，从人民群众的社会意识层面看，社会上普遍对大学生创业前景表示怀疑甚至持否定的态度。在这种状况下任何创新的观念和行动都不可避免地遭到"冷遇"，致使创业和创新观念弱化。当前有一部分人存在重义轻利的价值取向，这种价值观下普遍的观点是大学毕业就应该找一份稳定体面的工作，而不是开小店、摆地摊等搞创业。这种对创业认识的误解和低认同度，导致了创业教育的实践过程受到阻碍，制约了创业的开展，使创业教育的目的难以实现。第二，从社会环境看，创业文化也还没有完全形成，平等意识和竞争意识也较难树立，这种创业环境的缺失，致使创业意识淡薄、创业观念落后、创业意愿不强、创业精神缺乏，使得创业者对创业望而却步，在一定程度上阻碍了创业教育的开展。第三，国家对于创业的政策法规还不完善，政府执行力度不够，创业的宣传不到位，使得社会舆论导向和社会跟踪服务缺失。以上现象都给大学生创新创业的实践打下了阴影，提倡创业、鼓励尝试、宽容失败的社会舆论环境还未形成，崇尚创业、扶持创业的创业文化大环境亟待改善。

从企业层面来看，企业参与意愿学校创新创业教育动力不足，也是不争的事实。长期以来，很多高校仍然秉持政府举办大学的惯性思维，对正在发生的深刻社会变革，没有做出主动、积极的回应。高校的教学内容、课程设置不能及时反映市场需求，科技成果转化率低。由于企业与高校利益诉求存有差异，很少有企业愿意主动参与到创新创业教育中去，导致为大学生提供实践平台的缺失，创新创业教育与企业脱节，失去企业信息流、资金流、实践平台等优势资源的参与，引发了高校创新创业教育的盲目性，造成教育与实践脱节等一系列问题。

（三）形成全社会支持创新创业良好氛围

充分调动全社会的积极力量，整合社会优质资源，建立有利于充分发挥、落实创新创业教育政策的社会环境，已经成为当前大学生创新创业教育良性发展的题中之义。大力营造鼓励创新创业创造的社会氛围，必须向改革要动力，最大限度释放高校的创新创业动能，不断增强高校在社会主义建设中的影响力。

为此，高校应坚持问题导向，解放思想，主动向社会寻求资源，共同创造创新创业的良好环境。高校必须开阔思路，问计于社会，面向市场，紧随时代发展的脚步，努力争取全社会资源的协同支持，共同作为创业教育的主体。要达到这样的目标，高校必须将创业教育的水平和成效提升到一个新的层次，在开放办学的同时还必须坚持合作性的原则。例如，积极搭建校企合作综合平台，深化校企协同培养应用型人才培养模式，引领大学生成才，学校和社会努力实现双赢。

二、积极寻求社会力量对创新创业的支持

（一）实践教学离不开社会力量支持

高校开展创新创业教育是顺应整个社会发展的趋势，但是在实际教育教学过程中，由于普遍缺乏教学经验，加之客观条件限制，在创新创业教育中十分重视理论教学，却不同程度地忽视了实践的内容。这种情况导致了高校创新创业教育"心有余而力不足"，即使有意识地紧跟整个社会的发展，不断地融入新理念、新思维，以实现教学内容的更新和调整，理论教育与实践教育的有效结合，但是从整体上来看，现有的创新创业教育仍然无法满足时代发展的需求，整体的教学效果较差。为了克服这种情况，高校应进一步加强对社会资源的考察和利用。

（二）教育师资离不开社会力量支持

高校开展创新创业教育，应积极向社会寻求师资力量。首先，开展创新创业教育对于教师的要求相对较高，需要具有专业的理论知识以及丰富的工作经验的教师。但是高校中大多数开展创新创业教育的教师并没有创业的经验，缺乏企业工作的经历，使得开展创新创业教育重视理论知识授课实效性不足，与专业课程结合不够。其次，这是加强"双能型"和"双创型"师资队伍建设的要求。当前高校教师普遍"博士化"，这些教师从小学到博士一直处在学校环境中，缺乏生产一线的实践经验，不利于学生实践创新能力的培养。最后，开展创新创业讲座论坛离不开社会资源。例如，结合教育实践活动等平台，邀请专家学者、企业精英、创业先锋举办各类创新创业讲座论坛，引导大学生将"创业梦"融入"中国梦"的伟大实践，组织师生参与社会组织的创业沙龙、创业大讲堂、训练营等创业培训活动。

（三）技术资金离不开社会力量支持

高校开展创新创业教育，应积极寻求资金支持，建立政府、社会、高校相结合的创业教育资金支持体系，为学生创新创业提供充足的资金。第一，政府发挥主导作用，加大经费投入力度。各地方政府、部门应积极整合财政资源，逐步规划与确立创业教育投资机制，增加对创业教育的资金投入，同时逐步设立并完善大学生科技创业基金，保障专项资金使用的规范与安全，确保资金能够尽其所用。第二，社会发挥主参作用，为创业教育的开展提供资金。社会中的企业、公益团体与个人等可谓高校创业教育资金的重要来源之一。因此，在社会上营造良好的创业氛围，形成鼓励、支持创业的风气，倡导公益团体、企事业单位与个人设立大学生创业风险基金，以多种形式帮助大学生开展创业活动。第三，高校发挥自身优势，多渠道筹集专项资金。作为知识创新与技术创新的重要机构，高校应坚持开放性的原则，加强与社会各界的联系，积极寻求社会资金的扶持，使之成为保障高校创业教育质量的外在推动力。通过校企创业基金项目、产学研一体化等形式，高校积极与企业开展各项合作，加快科研成果的转化与应用，为开展创业教育筹集资金。与此同时，借助校友会的力量，鼓励校友为学校的创业教育提供资金支持。

三、调动和整合社会优质资源的有效作法

（一）深化强化校企合作

高校开展创新创业教育，需要学校与企业之间进行充分的交流以及沟通。尤其是企业具有丰富的实践资源，双方之间的合作能够实现资源共享，使得学生能够更加深入了解企业的发展状况、行业的竞争态势，以及对于自身所提出的要求。让学生将学到的理论知识与实践进行充分结合，这对于提升企业的全方位发展也十分有利。第一，以校企合作为平台开展多样的创新活动。使学生能够在活动中真切体会到创新创业的现实意义，逐渐形成良好的竞争氛围。校企双方可打造文化品牌，与市场经济、时代潮流等相适应，引导学生主动探究市场经济现状，了解职业发展趋向，进而实现强化学生创新创业意识的目的。第二，以学科竞赛为载体，开展诸如创新模拟面试、技能培训、讲座等活动，带动更多的学生了解创新、走近创新、参与创新、普及创新，促进其自主创新价值观的形成。第三，以校企合作为媒介强化师资力量。利用理论学习、课程

实践、课题研讨等途径来进行专业知识方面的自我提升，依托产学研来实现教师进企业课堂与企业骨干进高校课堂的定期互动，促进教师创新创业实践指导能力和整体师资水平的提高。第四，以校企合作为载体加强创新实践基地建设。依托现有科研项目资源，结合企业需求，建立教师教育创新实践实训基地，实现资源共享，提高利用效率。第五，推动教育改革，及时对接企业。高校应从多个角度出发，主动与现代企业展开协同合作，优化人才培养模式，丰富教育教学内容，提高学生的专业水平及综合能力。

（二）四方共建共管共享

高校开展创新创业教育，由政府、行业、企业和高校实现四方共建、四方共管、四方共享。第一，四方共建指高校学生创新创业培养基地由政府和高校共同发起，通过行业协会积极响应，企业出资赞助，在建设培养基地有形市场的基础上，政府、行业、企业和高校继续合作和共同建设"高校学生创新创业示范基地"，政行企校将在创新创业培训、共建创业导师专家库、培训教师师资库等方面进行合作和共建。第二，四方共管指高校学生创新创业培养由政府、行业、企业和高校实现共管。政行企校四方结合建设高校学生创新创业基地的工作机制和运行模式，联合组建高校学生创新创业基地管理委员会和管理办公室，政府、行业、企业和高校共同制订高校学生创新创业基地的规章制度，定期召开会议和组织活动，实现了管理协同和资源整合。第三，四方共享指高校学生创新创业培养由政府、行业、企业和高校实现共享。政行企校四方共享高校学生创新创业基地资源，在政府限定区域内，实行毕业若干年内的学生均可共享资源，每年定期组织大学生创业项目入驻评审，并将服务延伸到其他高校，培养众多的创新创业导师资源库也实行四方共享。

（三）倡导互助合作共赢

互动合作模式，简单来说，是指利用科研机构、企业以及政府等一起合作，进而促进创新创业教育稳定发展。现今高校是我国创新创业教育的重要主体，通过教师向学生讲授专业技能和专业知识，更有助于学生学习有关创新创业的知识，也可以让学生在学校的引导下，迅速进入到创新创业的环境，相对于社会人士来说，他们有大量的机会参与到科研项目活动中。作为政府，必须为高校创新创业教师提供有力的保障，针对高校出台有关政策和投入足够的资金。此外，企业可以为高校学生提供一些场地，让他们进行创新创业实习实践。

高校和企业还可以联合开展大学生创新项目。高校近年来大学生创新项目的类型日益丰富，学生可以在教师的指导下通过申报相应的项目来参与到课题研究中，这对于提升学生的实践能力非常有利。在学生提交方案之后，在教师以及专家的评定下，学生可以参加项目的申报。这一过程使得学生能够将理论知识与实践技能进行充分融合，并且结合项目成果来积极探索运营模式，让学生的理论知识转化为实践技能，使得学生的创新创业能力以及综合素质都得到培养。通过诸如此类的合作，高校的人才和项目与社会的供应链、研发等方面的优势进行互补，达到实现双赢的目的。实践证明，借助企业及社会力量，为大学生创新创业项目注入新鲜血液，提升了项目的成功率，推动科技创新和大学生创业与就业进入良性循环模式。

第四节　创新创业教育的体制机制

一、当前高校创新创业教育的不足和问题

（一）创新创业教育观念落后

思想观念是行动的先导，也是事业成败的关键。高校创新创业教育是以培养大学生创业意识、创新精神、创新创业能力为主的教育。创新创业教育是新时期高校教育的重要组成部分，是培养新时代大学生人才的重要举措，是深化高校教育改革的重要载体。高校应积极帮助大学生积累创新创业实践经验，逐步提高大学生的创新创业能力。目前我国高校创新创业教育虽然普遍开展，但部分高校教育者仍错误地将创新创业教育等同于创业教育，或存在相对保守的创新创业教育观念，功利性创新创业观念仍然大有市场，社会对创新创业的评价一般只以其所创造的商业价值为标准。很大一部分教育管理者认为创新创业教育就是创办企业所具备的创业能力和基本知识，将创新创业学科定位至企业管理者速成班以及技术创业培训班等层面，忽略了创新创业教育这一学科真正的教学目的。或者简单地将创新创业教育定位于精英教育，通过提高准入门槛将大部分学生排斥在外。

（二）创新创业教育配套不全

近年来，我国高校不断地尝试进行创新创业教育改革，但还是存在大部分

高校把重点放在创新创业活动的开展上，忽视了创新创业教育的过程，这就导致出现为了获得成效而不长远考虑，只是进行功利性探索，从而实现短期、快速的改进效果，同时也导致了高校在创新创业教育方面资金配套机制、社会及政策保障机制以及学校孵化机制建立的困难和压力，对我国高校创新创业教育的发展进程产生了较大的影响。今后，对于有一定经验的高校，可以侧重优质资源的整合，加强与社会、企业建立深度联系，同时注重利用社会资源、校级资源、校友资源，为高校进一步推进创新创业教育做铺垫。同时根据学校的专业特点建立自主品牌，形成初具特色的创新创业教育格局。

（三）创新创业实践模式趋同

实践是创新创业课堂教育的重要延伸，创新创业教育相对于其他教育模式而言，更注重对学生实践能力和行动能力的培养，让学生在实践中理解创新和认识创业，从而更好地适应快速发展的科学技术和市场需求。从目前的创新创业教育进展情况不难看出，高校的创新创业教育在具体的实践路径上完全没有突出自己的特色，而是高度同化。无论是在现有的实践教育措施上还是应用到相关的具体做法形式上，都是关注内容而轻于实践。没有特色和优势的创新创业教育，既不利于探索高校创新创业教育的有效模式，更不可能让每个高校形成独一无二的创新创业教育模式。

当前打造高校与社会沟通的平台是创新创业教育由理论走向实践的关键点，而实践平台则是激发学生创新创业激情、调动学生主观能动性的重要保障，现有的高校大学生创新创业实践基地存在建设过于扁平化的问题，这也导致创新创业实践基地建设趋于形式化，而外部政策的缺失与资金的短缺则阻碍创新创业实践基地建设的持续扩展。部分高校创新创业教育实践课程安排不规范，大学生进行创新创业实践的时间无法达到相应的标准。

（四）创新创业教育资源缺失

知识经济时代，高校处于开放创新社会生态系统之中，与社会组织和机构联系日益密切，大学社会服务职能也日益凸显出来。当前，协同创新已取代开放式创新和独立创新范式，成为创新理论的新范式，资源的整合与共享也以前所未有的方式高度融合。高校在教学、科研、人才和先进科学仪器等方面具有显著优势，而企业在资金、技术和成果转化等方面优势明显，政府与其他非营利性组织也各有优势。高校需要加强与其他创新主体的合作，进一步延伸拓展自身的功能，并兼有发挥其他创新主体的优势，这都需要高校通过协同机制的建构，来有效整合校内外资源进行再次重组和创新。但是目前创新创业教育资源缺失的状况并没有得到根本好转。学生这一主体往往因为教育资源的缺失而失去自主性，创业热情和创新意识被削弱，社会实践操作基本素养缺乏；教师组成单一，接受创新创业教育培训的教师数量在全体教师中的比例仍然过低，更缺乏"多面手"人才，不能满足高校创新创业教育教学需求；高校由于资源缺乏在创新创业教育方面举步维艰。

二、建立健全校内外结合的组织领导机构

（一）政府与高校之间的领导与协调．

建立校内外结合创新创业社会实践活动组织领导体系，实现组织体系的社会化。校内要由校党政领导、有关职能部门及各教学单位负责人组成的全校创新创业教育领导小组参与创业的实践活动，设立专门的机构，配备专职人员负责对全校创业教育工作和下级创业教育组织或团体进行宏观管理和监控。校外要与政府取得联系，建立相应的创业服务机构，指导和协调创业实践活动的开展。这样通过校内外的结合从组织保障上使高校创新创业教育活动成为有意义的社会事业。

（二）高校与高校之间的组织与协同

各地高校可以在创新创业教育体系建设的过程中，寻求实现强强联合，即组成创新创业高校联盟。这种联合能够更好协调和优化不同高校的创新创业教育资源，避免重复建设和资源浪费。联盟内的高校可以根据自身优势和特点，集中力量建设各自的特色创新创业课程和实践教学体系，各兄弟院校之间分享建设经验，共享相关资源，合作共赢。2015 年 6 月，中国高校创新创业教育联盟成立，得到了教育部的积极支持，首批联盟成员单位包括清华大学、北京大学、浙江大学、复旦大学、上海交通大学、南京大学、中国科学技术大学、哈尔滨工业大学、西安交通大学等 137 所高校，目前运转良好，提升了高校创新创业教育的社会影响力。

（三）完善校内创新创业教育领导体制

高校内部应进一步健全领导体制和机制，成立由校长任组长，分管就业创业工作和教学的校领导任副组长，有关部门院系负责人参加的创新创业教育工

作领导小组，领导小组下设办公室，办公室设在大学生创业指导中心；建立大学生创业指导服务中心牵头，教务处、学生工作部、研究生处、科研处、团委、财务处、资产管理处等部门齐抓共管的创新创业教育工作机制。把创新创业教育纳入学校改革发展重要议事日程，定期研究部署创新创业工作，审定工作制度，统筹教育资源，决定重大事项。

三、依托自身优势构建特色鲜明教育体制

（一）立足学科优势加强创新创业教育

高校应善于将学科优势转化为创新创业教育优势，在专业教育教学中渗透创新创业教育的理念和内容，构建"面向全体、结合专业、梯次递进"的创新创业教育体系。针对低年级学生，可以开展创新创业通识教育，开设学科前沿、创业基础等通识类必修和选修课程，注重创新创业基本素质培养；针对有创业兴趣的学生，可以开展创新创业启发式教育，注重创新创业实践实训，引导学生积极参与各类创新创业大赛，提高实践能力；针对有强烈创业意愿并希望付诸实施的学生，可以开设创客班，注重创业实战能力、企业管理能力、市场营销能力的培养，重点支持战略性新兴产业领域的创新创业。

（二）立足地域优势加强创新创业教育

依托地域优势，结合高校实际情况形成创新创业特色教育模式，从国家战略推进到地方做全方位支持。高校创新创业教育日益呈现模式多样化，在未来的发展态势中应认可"和而不同"的特点。和，即都要结合世情、国情和市情，都要立足于学校当地的地域特征，体现其地域特色；不同，即各高校应立足校情，根据自身实际情况，有所侧重、量力而行地发展，要根据创新创业教育发展阶段稳步推进，体现学校特色，并且逐渐深入推进，获得更深层次的发展。对于一些少数民族地区高校来说，要立足地情校情，充分发挥后发优势，深挖民族特色，主动推进改革，深度整合资源，积极营造氛围，内外联动，立体发展，走出具有自己独特内涵的创新创业教育特色道路。

（三）立足行业优势加强创新创业教育

具备较强行业属性的高校要坚持走内涵式发展道路，围绕助推当地产业转型、服务地方经济发展，加强创新创业教育；必须聚焦产业发展和就业需求，加快推动教学模式创新改革，为社会培养更多高技能实用型专业人才；进一步

加强校企合作共建实训平台等工作，进一步锻炼提升学生的操作技能和实践能力，搞活机制、创新举措，建立更加灵活开放的教学模式，推动高校教育科研事业和地方经济社会协同发展、共同进步。

（四）个案讨论：医学学生创新创业教育

医学生创业存在实际困难。首先，根据目前我国现行医疗工作管理办法，医学生尤其是西医类学生自主创业存在市场准入门槛高、投资规模大、运行风险高等实际困难，放弃所学的医学专业进行社会创业也不符合教育的目的初衷。其次，医学专业的学生具有严谨的思维，专业特点决定了在创业上必然会放不开手脚，创业思维受到一定的限制。针对这些问题，高校可以通过以下措施应对。

一是加大人才培养力度，提升人才质量。二是继续做好服务基层工作，鼓励学生基层就业，到国家最需要的地方就业。三是鼓励更多毕业生创业，以创业促就业。调整校内创业扶持政策，加大创业扶持力度，强化与地方政府创业孵化基地合作，通过课堂讲、实践带、氛围熏陶、贴心服务，扶持一批志于创业的学生，走上创业岗位，实现人生梦想。四是强化实践环节，加强综合素质培养，促进学生全面发展。适当增加专业相关实习的机会，使毕业生能够学以致用，专业培养得到更多市场价值的体现。五是关注学生需求，完善创新创业指导服务体系。注重以学生需求为出发点，从氛围营造、教师培训、职业指导等多方面入手，形成多元化的社会资源为保障、多类平台辅助的全程化、多维度的创新创业指导服务体系。

四、建立健全创新创业教育长期运行机制

（一）以学生为中心培养其创新意识

始终将培养学生自身创新创业意识与能力作为工作的重要出发点和归宿。让学生明白创新创业的意义，拥有创新意识，保持创新动力。授之以鱼不如授之以渔，让他们学会学习，保持最佳的精神状态，不断地自我调整。让学生开阔眼界，主动了解专业发展的最新趋势，主动寻找适合的平台，积极参加众多创新创业活动，提高创新能力。

（二）用足现有教育平台和技术手段

通过深入推进课堂教学、实验实训、社会实践三位一体，持续完善特色鲜

明的创新创业教育体系。通过增设一批受益面广的创业教育类公共选修课程、一批与专业教育结合紧密的创新创业实训课程，构建科学合理的创新创业课程体系。通过加强校内外实践基地建设，全方位提升创新创业训练计划的支撑平台。

（三）建立系统有效激励政策与制度

通过创新创业资金投入，建立健全创新创业活动考核体系。优化校园创新创业环境，为大学生创新创业训练计划提供保障。通过开展各类创新创业培训，举办以"挑战杯"为龙头的各类创新创业计划竞赛，不断培育创新创业精品活动。

（四）强化"双创型"教师队伍建设

通过整合校内教师资源、聘请校外企事业单位专家学者，扩充创新创业教育、创业指导的教师团队。聘任一批责任心强、科研水平较高、有博士学位的年轻教师，扩充专家库。增聘一批企业家、创业成功人士为兼职教师参与指导学生创业训练和实践，扩大校企共建的导师团队，确保大学生创新创业训练计划的实施。

总之，创新创业教育要切实做到以人为本，遵循教育规律和人才成长规律，尊重差异，强化特色，深化内涵，注重分类指导，提高创新创业教育的专业化水平；以社会需求为导向，着力培养社会责任感、创新创业意识、实践能力，积极参加各类社会服务，提高创新创业能力；以服务为载体，加强创业指导与服务工作，发挥创业带动就业的倍增效应，逐步构建理论与实践并举、课内与课外结合、教师与学生互动的创新创业教育模式。

第六章 医学院校创新创业教育案例研究

第一节 创新创业篇

案例1

从"医学生"到"医生"到"创业者"

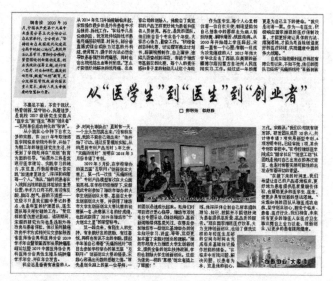

图1①

---

① 郝明扬，郭舒雅．从"医学生"到"医生"到"创业者"［N］．潍坊医学院报，2020-
11-26（03）．

案例 2

没有一朵花会错过春天

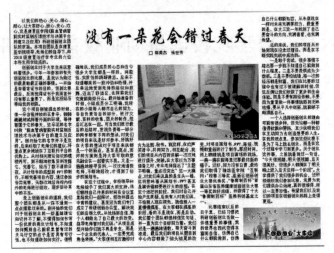

图 2①

案例 3

跨学科融合之创新创业

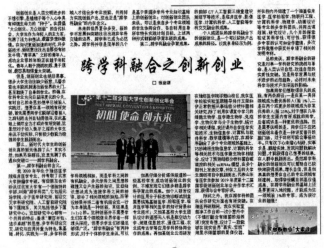

图 3②

① 郭英杰，张世芳．没有一朵花会错过春天［N］．潍坊医学院报，2020-12-03（03）．
② 张益源．跨学科融合之创新创业［N］．潍坊医学院报，2020-12-10（03）．

案例 4

"潍医花夹团队"成长记

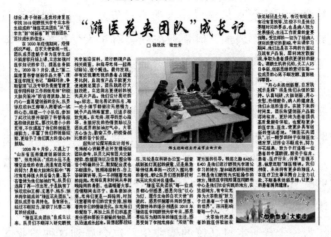

图 4①

案例 5

以"创"为本　从"新"出发

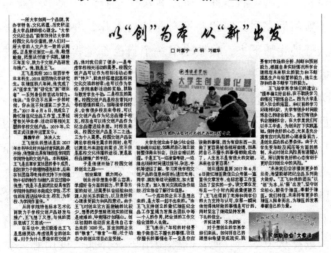

图 5②

① 徐欣欣，张世芳．"潍医花夹团队"成长记［N］．潍坊医学院报，2021-04-15（03）．
② 叶嘉宁，卢轲，刁建华．以"创"为本从"新"出发［N］．潍坊医学院报，2020-12-17（03）．

案例 6

用奋斗书写青春　靠创业赢取未来

当下的社会生活节奏真是快得让人喘不过气来，随着国家高校的扩招，大学生毕业人数也是在逐年增加，但是现在社会对于大学生的质的需求大于量的需求，越来越多的大学生要么从事着普普通通的工作，要么失业，要么继续考研深造提升自己的竞争力，就连在北上广深卖房子都需要本科以上的学历了。当然不是说卖房子不是本科生该做的，只是觉得浪费了国家花费大力培养出的人才。社会的发展需要人才，但是很多大学生都只是普通的大学生并且做着普通的事而已，他们学历普通、工作普通，所以大部分人都只是拿着几千元的工资，过着"996"的工作生活，每月还着"花呗"，挤着公交地铁，家里又给不到很大的经济支持，那么在这样的情况下，拿什么扎根于大城市？

我同样作为一个普通本科高校的毕业生，也会遇到这种毕业即失业的窘迫困境，庆幸的是我的专业可以让我毕业以后进入一家医院去工作，这是我的优势。我很想读研，提升自己的学历以及工作竞争力，但是我的家庭压力不允许我读研，我必须工作，我的父母穷尽一生送我上大学就是为了让我有能力减轻家里的经济负担、改善生活条件，所以我没法选择。在大学毕业初期，医学专业的我去医院实习后发现其实我并不喜欢这份工作，并且这点工资也不足以让我在大城市很好地生活下去，我做出了一个自己都觉得不可思议的选择，毅然决然地回到家乡小县城进入了一家教育机构当起了一名授课老师，跨行进了教育行业。因为每个人的起点都不一样，我对我的认识就是我的起点不在大城市，我们小县城的物价房价还不算高，并且教育培训这个行业收入也算是相当可观，有时候还可以或多或少得到家庭的帮助，我觉得应该可以尽早减轻家庭经济压力。当然这不是一个随随便便就可以做下的决定，自己虽坚定信念，但父母的不理解、周围人的质疑，尤其现在家里正是需要我挣钱减轻家庭负担的时候，俗话说"跨行穷三年"，那么我毕业跟失业又有啥区别？所有的所有都是未知。但是我对我的选择从来不会后悔，既然做出了选择那么就用心去做。惊喜的是这个行业的报酬确实让我得到了不错的回报，由于能力突出，我还成了这家机构的教研员，工资也比其他老师都要高，后续我工作好的话还可能成为这个分校的校长，眼看一切都在向好的方向发展。但是，2020 年年初"新冠肺炎疫情"的发生，让全国教育机构都暂停了营业，我工作的这家机构也不例外，它不能开业，断了资金链还面临高额的房租，导致机构所有老师的工资年底都没有发出来，但是大家都理解，这种事情的发生都是不可抗力因素导致的。同时公司也承诺明年可以开业了，大家的工资都会照常补上。没想到好不容易工作有了起色，却又按下了暂停键，但是我没有别的想法，只是想着疫情快点过去，然后继续努力工作。时间来到了4月，教育机构可以正常开业了，因为疫情的原因很多孩子要么在家上网课，要么一直就没读书，他们上网课的效率不高，所以家长此时最着急的就是孩子的成绩，所以我们刚开业的时候，生源是非常不错的，眼看公司就要回春了，我的心里也是非常高兴。5月的时候，我遇见了我的合伙人，他比我大两岁，今年刚从长沙回来考编制的，因为还没到考试时间，所以他也就投了我们这家机构的简历当了一个授课老师，一边工作一边备考，因为机构老师的业余时间多，所以他才有更多的时间复习备考。时间到了8月份，我突然知道，由于总公司在疫情期间大量的校区亏损，他们从各分校拿了资金去填补损失，我们这个学校也不例外，由于收的学费都被拿走已经付不起房租了，多次和房东协商未果，已经接近倒闭了。疫情期间，全国亏损倒闭的培训机构数不胜数，机构其他老师已经走得差不多了，但是我还是坚持留下来，因为我这时候已经没地方可去，我坚信机构可以恢复如初，但是后来学校换了负责人，我和这个负责人由于教育观念不合起了很多矛盾，我的合伙人编制没考上也还没走，继续在这里工作，准备下一场考试。其实在这个时候，我已经萌生了想出去自己创业的冲动，因为随着这一年的教学，我手里已经有了相当一部分生源了，但是我没经验和独到的能力，我除了会点知识以外没有其他的优势了，如果我不走，我还可以稳稳当当地拿底薪拿课时费，如果我走了就什么也没有了，我纠结、我担心，我需要支撑我的家庭。但是我实在无法接受现在这个机构只赚钱不注重教学质量的方式，这是和教书育人相违背的，并且现在这个机构房租也快负担不起了，关门也只是迟早的事。就在这时，我的合伙人建议我和他一起离开这里，我们俩自己出去单干，去创业，因为他进入社会比我早，经历比我多，估计他也估摸到我有这方面的想法，但是我还是有自己的担心和顾虑——万一出去了什么都没有了，或者他考上编制剩我一个人了，并且我知道创业也不是那么随口一说的问题。他为了稳定我的意志，放弃了一切考试，并且说他"一个26岁的都不怕，你一个24岁的怕什么，年轻就要敢闯敢拼，失败了大不了从头再来，你不试一下怎么就知道你不行"。也许是我被他洗脑了，或者说那时候我确实想离开这个机构了，我们俩就一起辞职创业去了。

开一家机构并不简单，首先要选址，为了节约成本方便交通，我们跑了整个县城最后找到一处房租不高的民房租了两层楼，还和房东谈了很久的房租，说我们刚创业不容易，最后房东给我们第一年减了2000元钱的房租，因为这里之前也是搞培训的，所以装修的费用就省去了。然后就是买课桌椅，一开始买了30套，我记得我们那天安装课桌椅到了晚上12点才弄完，虽然累，但是真的很开心，还互相开玩笑说，这个秋季30套能坐满我们就满足了。后续电脑打印机等都是我合伙人安排的，因为他为人处事方面都比我强，所以都是他统筹安排我负责配合。为了让我信任他，他做任何事情前都会找我商量，并且所有的费用都会让我保管，他只负责记账。然后我们做了市场调查，整个县城的初高中市场目前几乎没有口碑好的机构，所以我们刚开始就明确目标，只做初高中市场并且做好做优，当一切准备就绪的时候，接下来面临最大的问题就是招生了。充足的生源是一家培训机构的生命源泉，从上一家机构出来跟随我们的只有6个学生，我们尝试去发传单，结果非常不理想，我们想6个学生就6个学生吧，哪怕是一个学生我们也要把学生教好，对他认真负责，不能违背教育的理念。平常白天我们没课，就不断地刷题学习，从早上刷到晚上，不停地学习，因为我们两个都是跨行的，所以都进行了系统的重新自学。这6个学生非常支持我们，也格外争气，在随后学校各种大考小考中他们的成绩都比之前进步得快，所以他们周围的同学就打听他们在哪个机构进行课外辅导，仅仅一个月，我这里的学生就从刚开始的6个人增加到了十七八个，由于我们正确的教育方式和认真负责的工作态度，很快在他们学校就传开了，期中考试结束，我这里的学生成绩基本上都在班级里名列前茅，期中考试后，我这里的学生已经来了30多个，并且还有学生继续过来，我们又买了10套课桌椅，因为只有两个老师，最后就开了2个班级，没有再招学生了，但是我们告诉后续想来的学生可以寒假班过来上课，我们还互相调侃没想到当初说好坐满30张桌子的玩笑居然成真了。

我们为寒假班又购买了40套课桌椅，就在他们寒假的第一天，70套课桌椅就已经基本满座，但是刚刚上了两天课，因为河北的疫情复发，我们县城也叫停了线下教育机构培训，刚好在成功的攻坚期，突然被一纸文件又打回原形，刚收上来的课时费又要挨个退回去，我们俩非常难受，但是响应国家号召积极配合政府是我们义不容辞的责任，所以我们也关门歇业了。就在我挨个联系各个学生家长选择退费还是转春季班的时候，没想到选择转春季班的人数达到了80%以上，这说明学生以及家长是非常信任我们的，所以明年我们将以更好的服务、更高的教育能力去回馈这批学生。

这半年，也是我毕业后经历最丰富的半年，这半年里我受益良多、感慨万千，也明白了诸多事情，我相信只要你坚持去做一件事并且用心把它做好就一定会获得应得的回报。当然半年里能有这样的成绩，也离不开当初支持我们的那批学生，还有与我的合伙人一起奋斗以及我们的能力出众，遇不到他们我可能还会继续徘徊和迷茫。也许冥冥之中自有天意，让我有着和大多数人不一样的人生履历，这也将是我生命中最宝贵的一笔财富，同时我也坚信我们在未来的工作中会做得更好、更出色，活出更加精彩的人生。

案例7

从大学生活到工作创业：一个潍医学子的心路成长历程

2009年9月，我跨入了潍坊医学院的大门，成了某文科专业的一名学生。当初我是被调剂过来的，加上专业也是班主任帮选的，所以对这所大学和专业并没有太多了解。我们村有一个比较大的私营企业，鼓励大学生毕业回企业工作，我自己意向很强，这就对我后来选择的大学生活模式产生了一个潜移默化的影响。

进入大学以后，我发现它真的跟高中时有天壤之别，有了太多的自主时间，老师也不会再步步紧逼。尤其S省的学生，你会发现，经历过这么多年的高强度的教育压榨，大学以后S省学生很多会由原先高中最刻苦的学生变成大学最能玩的学生。整天逃课上网的，在宿舍睡觉看电影的，打工赚钱供自己消费的比比皆是。我作为一个不是很聪明、这么多年靠自己刻苦考到大学的学生，也没能避免这个怪圈。虽然没像一些同学一样完全"堕落"，但心思也没完全放在学习上，成绩就是讲求及格万岁，平时偶尔逃课，期末考试前临时突击几天，考完试书本的内容就原封不动地还给老师了。但是后来在工作创业中我发现，实际上很多大学学习的内容对后面我们的工作是有很多用处的，这个后面再详细举例。

大学期间，我主要是做了5件事。一是在学生会担任了一定的职务。因为自己在大学之前担任过很多年的班干部，组织管理能力还是有一定基础的，所以跟部室的同学关系处理得还不错，工作开展得也算顺利。比较大的不足就是没能处理协调好导员、我、部员三者之间的关系，并且为此几次三番顶撞导员，甚而选择辞职，这种性格和处理人际关系的能力缺陷，让自己在后续的社会工作中也得到了不少教训。二是与临床的一位同学创建了生命阳光互助协会，旨在与校内身体有残疾的同学实现一种互帮互助，这个确实在今天想来也还是很有意义的一件事。三是自己喜欢唱歌，经常到社会上参与各种歌唱活动，这个倒是使自己在面对大型场合时不至于怯场，而且有个小特长，也可以使自己在未来的工作中有一个展示自己的点。四是在校内考研辅导机构干过一年兼职，这个无论在金钱收入上还是在工作应变能力上确实给了自己不少提升。五是谈了一场恋爱并修成正果。我妻子比我小一届，我们于 2010 年相识到现在已经在一起 10 年，结婚已经 6 年多，女儿也快 6 周岁了。这个确实是我在大学最大的收获吧。大家可能觉得这个跟大学关系不大，其实不然。大家都知道，上大学之前学校都是明令禁止谈恋爱的，而且大学之前的恋爱很可能因为考上大学的地区不同，或者有没有考上大学而导致分道扬镳（我是不会告诉你们我高中的恋情就是因为大学异地恋而无疾而终的）。好好珍惜大学的恋情，那时候他喜欢你仅仅就是因为喜欢你而已，这也是两个人感情长久的基础。当然，大学的很多情侣能最后走到一起的也很少，很大一部分原因是大家当初选择在一起的时候考虑得太少。如果你在大学仅仅是考虑找一个陪伴者，那么你确实不用考虑太多；但是如果你是考虑找一个终身伴侣，那么谈恋爱之前你们两个家庭的物理距离、经济差距，双方的家庭情况都是你不得不考虑的因素，只有各方面都相差不大，后期你们最终走到一起的概率才会最大。而且选择一个心灵相通的伴侣，对于你后面的工作生活创业都是有很大影响的，这个后面咱们再说。

大四实习，我直接进入了我们村的私营企业，当大部分同学都还在实习的时候，我已经享受正式员工的工资待遇了，那时感觉真的很美好。干销售，可以走南闯北，领略各地的风土人情，工资待遇相对也高。那时感觉生活真的美好，虽然跑销售累点，但面对自己跑出的业绩，也是很有成就感的。我以为自己就会安心在公司一直工作下去，但是后面却出现了一系列问题。一是私营企业无法避免的一点——任人唯亲。我自己辛苦跑出的市场，领导一句话就让他亲戚代替了我的区域，接管了我的业务，把我重新安排到一个新的市场，从头再来。二是前面提到的，因为在学校学生会任职期间并没有学会如何处理与领导的关系，导致自己与直系领导矛盾重重，无形中给自己的工作造成了许多阻力。再加上自己的性格原因，一直觉得公司的条条框框限制自己的很多想法无法实现，最终我毅然决然地选择辞职，自己创业。

自己的创业进行得很仓促，因为当时自己已经结婚，而且刚刚有了女儿，经济压力还是比较大的，没有很多的时间让自己去犹豫，毕竟还有房贷要还，一个月没有收入就面临着吃老本。这时候，我才明白自己吃了没有好好学习的亏。大学有两门课程是统计学和营销学，因为当时就是走马观花地学了一遍，里面的知识和构架并没有对自己形成一种潜移默化的影响。所以在选择行业、品牌、店铺位置方面都是靠着自己的主观臆想盲目选择的，并没有好好地做一下市场调研，这也让自己被现实狠狠地扇了好几个耳光。

我于2015年7月在前公司离职。当时不知道干什么行业好，因为当时买了一辆山地车用于上下班通勤，自己也喜欢骑车，觉得往后随着人们的健康意识增强，自行车的需求肯定会越来越大，所以选择了干自行车行业。自己百度了下国内做得比较好的品牌，给厂家挨个打电话，找了一家县城没有代理的品牌就定了下来。至于店铺地址，因为手里没多少资金，加上刚刚购房，孩子刚刚出生，房子还要装修，需要用钱的地方还很多，就选择了一个相对偏僻的位置，房子也不大。觉得好好宣传一下，店铺流量应该还是可以的，为此浪费了很多金钱，还因为宣传活动被皮包公司骗过一笔资金。不到半年，店里没啥客人，就又去学校门口开了一家分店，毕竟学生市场还是很大的，但是分店在7个月以后也以赔本的结果草草收场。后来觉得是不是店铺装修不够好的原因，又几易装修，最终花了不少钱，效果也没多少。

2017年12月，车店搬离原来的位置，换到人流量大的沿街位置，带活动、拉人气，车店终于慢慢有了起色，也摆脱了赔钱的状态，进入慢慢盈利的情况。但是车店的收入也仅仅是够开支，并没有多少盈余，所以2019年11月我开始网销另一种产品，虽然2020年因为疫情原因有所影响，但是一整年看来，车店加上网店的收入还是相对比较可观的。

总结一下，这5年多来，经验教训太多。单纯就我个人所从业的自行车行业来说，需要反思的就很多。一是不要纯粹因爱好贸然选择一个行业。一旦爱好成了一种职业，就将变得不再纯粹。就比如我，现在我骑车带活动，首先考虑的是经济效益，看带活动能不能拉人气，能不能更多地卖车，更多地卖高端车，已经不是单纯的骑车了。二是创业选择行业一定要慎重。自行车行业并不是一个好行业，它具有很强的实体性，需要备货，买大量工具和配件，对店铺的规模也有要求。这就对初期的投入有很大要求，一旦发现不行很难抽身或者需要赔不少钱清货才能离开这个行业，店铺的规模小了你再怎么装修也不可能出来大店的效果。店铺也必须选址在人流量大的地方，房租成本也高。三是进一个行业一定要做市场调研。我 2015 年进入自行车行业，这 5 年多了看到很多同行倒闭出场也看到很多进场的，这几年自行车市场真的不好做。我清楚地记得当时准备开店联系厂家时业务经理问我有没有接触过这个行业，之前有没有从事过相关行业，我说没有，他笑了。现在回想，2008—2012 年是自行车的爆发期，闭着眼睛都赚钱，2012—2015 年开始走下坡路，2015 年开始进入大面积关店潮，我在 2015 年行业低估下滑期入局，回过头来从大势上来看，显然是不懂行情的。再就是后来开分店，虽然学校门口周五放假周日入学学生很多，但是平常基本没有通校的学生，都是住校，通校的学生也是住在学校门口的，当时没有好好做调查，分店短短 7 个月倒闭也是情理之中的。四是进入一个行业最好是资金充足的情况下，前面说过，当时我开店的时候资金就很紧张，开店还是靠借钱开的，这样店铺在后期的运转中就会很受资金限制，不得不求助信用卡网贷，这样一来你的很大一部分收入就会被利息吃掉，最后就是给银行和房东打工。五是困则思变。如果位置不行咱就换位置，如果营销策略不对咱就换策略，如果这个行业不行要不就双重经营，要不就赶快退出止损。六是创业一定要得到家人的支持。前几年的生意做得并不理想，导致家庭生活也很拮据，要是没有和我从大学一路走来相濡以沫的妻子的支持，我可能走不到拨开云雾见月明的今天。现在虽然刚刚有起色，但起码能够看到希望，经济情况确实也越来越好。

　　总之，无论创业与否，大学期间一定要好好学习理论知识，学好了它会融入你的身体和思维，对你后面的生活学习都会有莫大的帮助。大学的恋情请好好珍惜，能找到一个喜欢你且能陪你走一生的人不容易。创业一定要做好准备工作，不要盲目下海，这样只会走弯路或者进死胡同。大学多参加社团学生会活动，学会处理各方面的人际关系。有机会参加一下社会实践工作，对后面的学习工作也是有帮助的。创业说难也不难，要做好充分的准备，无论是资金、经验还是市场调研方面，下足功夫，肯定会事半功倍，即使遇到挫折，坚持一下，困则思变，一定会"乘风破浪会有时，直挂云帆济沧海"！

案例 8

我的创业小史

　　大家好！我是小朱，是咱们学校 2020 届毕业的医学生，毕业后跟人合作开办了一个美食店。在校期间，一路误打误撞，也曾有过一段还算成功的创业经验。在此简单分享给各位学弟学妹，还望能带给各位一点点借鉴意义。

在校期间，我担任了学院学生会的主席助理，从事的就是外联事务，因此与潍坊市里如伊利、蒙牛以及泰华等各大企业有过密切的联系。这一段经历对当时的我来说，多似象牙塔外，觅得几缕尘世烟火，虽欲见微知著，终是以井窥天，不得正道。但回头再看，不得不说，那段时间学来的经验对我之后的社会生活还是有着不小的指导意义。提前走出舒适安逸的校园，以在校生的身份去直面社会，其实是不错的磨炼机会，还望学弟学妹能把握这种机会，尝试着丰富一下自己的大学时光。

我在校期间曾参加过"互联网+"创业大赛，提出一个较有趣的思路后，很荣幸代表学校参加了省里的比赛。不过也正是因为参赛内容只是一个思路（创意），缺乏实际支撑，犹如无源之水，结果自然是不尽如人意。但收获是很多的，我看到了全省各大高校优秀学长学姐提出了一个个让人耳目一新的想法，着实让人茅塞顿开。现场所见、当时所感，在学校闭门造车，怕是万万不得。这次参赛对我最重要的意义，就是在我心里埋下了创业的种子。接触过新思想，眼界到了新高度，让我"蠢蠢欲动"、跃跃欲试。

说干就干！回来后不久，我用东拼西凑到的万余元在南街创办了一个包含私人影院、休息室、棋牌室的 DIY 厨房，旨在给同学们提供烹饪和聚会的场地。苦心经营一年，净利润为本金的三倍多，拿到了创业路上的第一桶金。人嘛，总是要尽自己能力再多做一些东西。空闲时间，我又去参加了朋友的摄影工作室，密友写真、情侣留念、校园活动，或多或少我都有拍摄。我最喜欢同时也最让我感到劳累的，是毕业照。看着学长学姐身穿学士服、头戴学士帽，一个个带着笑容看着镜头，我知道，这可能是他们中很多人最后一次相见。我也知道他们欢喜之余，免不了离别愁绪。我望着他们，也望着自己，望着现在正在打字的我，念叨着因缘际会兜兜转转，一晃，就都过去了。忽然前面一声，将我的思绪拉回现实，我忙起身去招呼客人，也想起了给学长学姐拍照让我有了很多金钱之外的收获。

纸上得来终觉浅，绝知此事要躬行。很幸运，母校一向注重理论与实践的结合，各种技能大赛每年都是举办得如火如荼。我想，我要是回到大学时光，有两件事是一定要做的：一个是多参加一些这种具有实践意义的比赛；另一个则是把握在学校的学习时间。大学因为相对于高中过于放松，拥有了大量的自由时间，多数人不免松懈，丢掉自己的学习习惯、学习成绩如弃敝屣。这是不应该的，也是令人遗憾的。我在此提出这一点，还望学弟学妹们能以此为戒，把握大好人生。

学校的创新创业教育无疑是成功的，我也是借创业教育之东风，积累了不少经验。我也知道不少学弟学妹没有尝试，多是在担心创业压力、创业风险、创业成本等问题。其实你们大可放心，在这方面学校是有很多政策上的支持的。我前文提到的摄影工作室，房租水电全免，正是学校对我们的鼓励和厚待。学弟学妹们可要把握住机会！不过创新创业教育也是在摸索着前进，不能尽善尽美，也是在所难免。其实我个人觉得，母校首先可以扩大宣传，先从思想上动员学生，打消顾虑，提出奖励，然后佐以成功案例，利用政策优势，"先富带动后富""先创带动后创"，我想应该会有更多的同学去响应。

因为本人自幼喜吃，交友又多为老饕，我每到一处，也是遍寻美食，一直以吃货自居。毕业后，与朋友小聚闲聊，听闻一个在上海开店的姐姐生意风生水起，我也是心里痒痒，一心将这门美食带到家乡。为此我把我的想法告诉了父亲。我父母本是酒厂员工，后家庭开支变大，父亲便自己打拼，我小时候也是跟着父亲与各厂家一起吃饭喝茶，可能就是在这种耳濡目染的环境之下，打开了做生意的"任督二脉"。父亲告诉我："做人做事要有理有节、有始有终，控制不好自己的欲望，什么也做不成。"他对我只有两点要求，一是不违法，二是自己承担得起后果。之后通过在父亲那里借来的钱，我开起了一家门店。现在我们父子俩每个月还会比一比利润率，我也终于在过年的那两个月，高出父亲一些。虽说不同行业利润率不宜相比，但我也还是因此而小小地骄傲一下。

展望今后，等青岛的店铺基本可以脱离自己经营，我打算细细运营深圳店铺，待一切稳定下来之后去首尔，盼着积累资金向化妆品行业进军，寻一个合适的代工厂，在国内做自己的品牌。

行文至此，我可以分享的经验已然讲完，有想着创新创业的学弟学妹们，你们一定要脚踏实地，考察市场。创业与打工不同，我觉得创业的核心是抓住需求，满足人的需求，往大的方面说，人们追求便捷，于是网购和快递行业飞速发展，从个人来说，人们追求高品质的生活和美食，于是就把日本和牛店开到了青岛。要提前发现并抓住人们的需求，开个玩笑，如果全世界突然全部脱发，那么植发或者假发行业一定会出现很大的市场空缺，能提早加入一定会是一次成功的创业。

那么，我就祝看到这里的未来的大老板们学业有成！早日发财！

案例延展

作为在校老师，我从我的朋友圈里看到有个同事发了他在小朱店里小聚的信息，当晚就通过同事对小朱同学进行了关注，其后慢慢交流，约他写写自己创业的经历。小朱同学自认为文笔不好，写好后请合伙人进行了润色。交稿后那天晚上，又特意发来信息说：对了老师，大学期间还有一件事情我印象比较深刻，创业的时候也是一直按照那个标准要求自己，事情是有一次一个学长从北京回青岛，当天晚上我们约好一起吃饭，然后我那天肚子痛，应该是中午吃冰激凌吃坏了，然后我就和他说我去不了了，后来见面他很严肃地训斥了我一顿，我觉得我肚子疼，计划有变动情有可原，他说如果我踏入社会，我的上司和客户不会管这些，失信了就是失信了。

之前在学校我的时间观念没那么强，同学约7点吃饭，迟到了10分钟感觉都无所谓，或者答应同学晚上一起自习，老师突然找自己有事，就把同学推了，感觉也情有可原，其实最好是避免这些。

案例启迪

小朱同学分享自己创业经历，我们细细读来，就会发现这几个创业小成的特质。

1. 参加创新创业大赛经历。比赛拿到奖当然皆大欢喜。拿不到奖，我们看到比赛经历让参赛者通过观摩、交流等，开阔了视野，增强创业动机。

2. 学生会外联工作阅历。尽管拉不到多少钱和东西，但跟不同厂商公司打交道，慢慢积累市场意识和客户意识。

3. 家庭从事打拼，耳濡目染，创业的基本功底相较不错。

4. 有一笔小钱。自己从事创业的资本积累。

5. 兴趣与市场的较好结合。开美食店，是兴趣（自幼喜吃）+把握时机（说者无心，听者有意：对市场机遇敏感）+市场细分（资金、城市、店址、文化……）相结合的产物，是系统、有目的、有准备的市场策略。

6. 看好就干。看准时机，采取快速行动，基本是创业者的标配。

7. 制定再创业发展策略，看眼前得失，谋未来发展。

案例 9

想法，梦想的开始

感谢邀请，很开心能有幸分享一些我的"创之旅"经历。其实，在大学入学之前我就有过一些想法了。在今天这个社会，就业问题似乎总是围绕在我们的身边，成为说不完的话题。为了拓展自身的知识面，扩大与社会的接触面，增加个人在社会竞争中的经验，锻炼和提高自己的能力，我来到了博爱齿科诊所，开始了我大一寒假的社会实践。只学不实践，那么所学的就等于零，理论应该与实践相结合。因为环境的不同，接触的人与事不同，从中所学的东西自然就不一样了。要学会从实践中学习，从学习中实践。由于在一家口腔诊所见习，能够接触较多的患者，还可以积累丰富的临床诊疗经验，所以我选择社区实习，参与偶尔帮忙拿个东西、换个口杯或其他这样的工作，后期还看医生给牙建模。经过这次实习我了解了一些医院里的工作，一方面为以后工作积累经验，一方面某些护患严峻的关系让我心里也萌生了创业的想法，这次的实践经历也让我获得了校级"优秀实践个人"的称号。大二因为疫情影响，我拥有了超长的假期，所以我又去了一家茶餐厅兼职。这是一家刚开业的茶餐厅，我偶尔会和老板聊起来关于餐厅的一些事，他和我讲了他开店的初衷和动机是为了把广东便宜又简单的美食带来我的家乡，所以他把广东的小食、早茶带了回来。在两个月的时间里我收获了很多，掌握了收银、记账的能力，也了解了许多创业知识，他们的预算、收支都划分得极其详细。

很偶然的机会，我通过餐厅里的顾客认识了一位喜欢剧本杀的朋友。剧本杀是北京默契破冰科技有限公司旗下一款社交推理游戏手机 App。用剧本虚拟出一个谋杀故事，玩家根据演绎和推理案件过程，找出凶手。玩家根据剧本选择不同角色，已知自己视角的故事，其他玩家的故事需要根据搜集案发现场的证据和彼此的沟通交流去探索。后来衍生出了剧本杀作者以及剧本杀线下店，这为我后期接触和喜欢剧本杀埋下了种子。大三的创新创业课和创业计划书让我进一步了解了大学生创业。我发现身边很多女性朋友都喜欢美甲，让自己的手变得好看，但是她们却缺乏对手部的保护，美甲照灯由于紫外线的原因，会让经常美甲的女生指部变黑，防晒显得尤为重要。所以我在网上百度了相关信息，在计划书上写了美甲店创业计划，并结合护理专业知识，加入了手部的防晒护理与按摩。大三寒假刚回家的时候约着朋友去玩剧本杀，等拼本的时候是一个漫长的过程，可能需要一两小时，无聊的时候突然想到，海底捞也需要排队，既然海底捞提供了美甲服务，那剧本杀为什么不可以和美甲店合并呢？剧本杀现在风靡全国，是年轻人酷爱的娱乐活动，和做美甲的人年龄层次大部分匹配，所以我冒出了一个大胆的想法，把美甲和剧本杀相结合，女性玩家在等待的过程中可以进行美甲，从而既可以扩大宣传吸引顾客，又可以共用店面，节省租金，双向获利。

想法产生后，就不时从我脑海里冒出来，好像在催促我抓紧行动。于是，我找到了那个在剧本杀探案馆当主持人的朋友，了解了相关剧本杀店铺的信息。虽然只是一个初步的想法，但我觉得可以一试。学校的创新创业课十分专业，老师讲述的例子和想法也很新颖，目前潍坊市内有正规的创新创业学校，师资队伍也很强大，我认为会是一个强有力的孵化器。大学生往往对未来充满希望，他们有着年轻的血液、蓬勃的朝气，以及"初生牛犊不怕虎"的精神，而这些都是一个创业者应该具备的素质。

我们在学校里学到了很多理论性的东西，有着较高层次的技术优势，"用智力换资本"是大学生创业的特色和必然之路。我们有创新精神，有对传统观念和传统行业挑战的信心和欲望，而这种创新精神也往往造就了大学生创业的动力源泉，成为成功创业的精神支柱。希望有机会可以把我的创业想法从脑子里的点变成二维的计划书再变成三维的实际。

案例 10

让创新发光，让生命开花

我也像无数怀揣创新创业梦想的人一样，为自己的创新创业梦而奋斗着，我时常告诉自己："年轻就要敢闯敢做，奋斗的青春才是最美的青春。"

迷茫与畏惧

2017 年我步入了大学校园，那时候懵懂、无知，充满了对探索未知世界的渴望，同时也期待着能把自己的大学生活过得充实且富有意义。还记得初次接触创新创业是班级群里推送的创新创业比赛活动，我脑海里首先浮现出来的就是："我的想法从来没有付诸实践，没有一点支撑力，肯定通过不了"，我连忙摇了摇头否定了自己。

抓住与致力

班级群里不断推送着创新创业大赛活动的信息，校级比赛、市级比赛、省级比赛……但我一次次与这些机会擦肩而过。一次偶然的机会我参加了学校的创新创业讲座，学习到了许多创业知识，也激发了我的创业热情，我决定再有机会一定尝试尝试。恰逢潍坊市高新区举办了"大学生创新创业大赛"，我便着手准备参赛材料，从项目构思到项目计划书撰写再到参赛 PPT 制作，我不断地查阅资料，从以往其他优秀的参赛作品中学习，回想起那段时间，真的忙碌、疲惫又充实。功夫不负有心人，我的项目《高校联"萌"》有幸被选入了决赛，我高兴极了，但也焦虑无比，因为这是我独自一人参赛，既没有团队，又没有参赛经验，但我还是硬着头皮上了，虽然没有获奖，但我也从中学习到了很多。

转型与收获

上一次大赛的"不完美"并没有击退我的创新创业热情，我在平时更加留意相关信息，也在平常的课堂上抓住与老师思维碰撞的机会，以备下次机会来临时我有更充足的准备。2019 年我报名参加了"山东省大学生创新创业计划"大赛，我更加认真地准备这次大赛，不断搜集查阅文献，在导师和学姐学长的帮助下，我学会了更多的技能，撰写项目计划书也更加专业。好消息终于传来了，我通过了学校的初审，立项为校级课题，并与其他立项项目一起被推荐到省里继续参赛，我激动无比。后来再次传来了好消息，我的项目被选中为国家级创新创业训练项目。在导师的帮助下，我顺利结题了，真心感谢导师给予我的支持。在这个过程中我收获了课堂上所无法收获的，调研、数据录入、文章和报告的撰写，其中的辛苦只有经历了才能体会到，但是我的内心还是甜的，因为这段经历也让我成长了很多。

永远在路上

就在 2020 年，我把我的一项参赛项目付诸实践：在家人的帮助下，我进行了实体创业，想法转化成了现实。同时给自己树立了新的目标，以使自己永远在路上。

案例启迪

人生是美好的，我们每个人的人生都像是一本书，而这本书的内容精彩或枯燥、结局是好是坏，都要靠自己去完成。毫无疑问，小胡同学这本书的"青春"篇章是精彩而丰富的。

"刚入大学时，我也是经常迷茫，空闲的时间时常不知道自己该干些什么，总是不知不觉地沉迷于游戏、手机，但是呀，即使这样，偶尔心里也总是会冒出一些不'安分'的想法，我的心中一直认为，趁年轻，就要敢闯敢做，奋斗的青春才是最美的青春。也正是偶尔冒出的这种想法，我后来才会想要去尝试潍坊市高新区举办的'大学生创新创业大赛'，其实也正是这场比赛，彻彻底底激发了我的创业热情，我也终于肯定了自己，我是可以的！"小胡同学是这样同我们分享她的创新创业故事的，同时小胡同学也在采访中多次鼓励现在正在就读的学弟学妹们，有自己的想法就要勇敢尝试，不要怕失败，趁年轻，抓紧试错，勇于探索，坚持奋斗，毕竟奋斗是青春的本色呀！

有了第一次"大学生创新创业大赛"的经验积累，后来再看到"山东省大学生创新创业计划"的时候，小胡同学毫不犹豫地报名参加，虽然两个大赛的活动形式等有不同，但经验却总是相通的，最后经过小胡同学的认真备赛以及导师、团队成员的帮助等，小胡同学负责的《公众药品安全和药品不良反应认知度现状调查与分析》的课题顺利结题，被推荐到省里继续参赛，并被评选为国家级创新创业项目。大学四年，小胡同学一直不愿停下前行的脚步，始终怀着一颗赤子之心前行，也正是如此，小胡同学在毕业之际到达了自己所期望的地方。

在毕业之际，小胡同学在亲人的帮助下，将参赛项目付诸实践，迈入了实体创业的领域。其中的压力可想而知，但是小胡同学却只是微笑着说："不得不说，实体创业跟我想的真的很不一样，我也总是每天会面临着各种各样新的挑战，难搞是肯定的，但接受一个又一个高难度的挑战、解决各种不同的困难，又何尝不是一种乐趣？现在想想，那段时光真的简单而幸福，也是在那段时间，我实现了从学生到创业者的身份转变。"

在与小胡同学的采访交流中，我深深地被她身上奋斗的拼劲所吸引，被她不由自主流露出来的乐观所影响。时光不会辜负任何有心人，小胡同学在大学四年创新创业的经历，就是最有力的证明，正是她身上认真探索、努力奋斗的精神，一步步推动她走到现在。

路要一步一步走出来，饭要一口一口吃下去，而我们这本"人生之书"也要一个字、一个字地写出来。不必太着急，也不要不着急，静下心来，做自己想做的事情，做自己认为对的事情，做自己该做的事情，一步一步向前走，把每一步都走得踏实且掷地有声，如此，成功自然也会不知不觉中到来。成功眷顾那些天赋异禀的人，但成功也眷顾那些即使跌倒也依然前行的人，你行走的每一步，都将在生命中留下痕迹，千万别停下前进的脚步！正如本次采访的小胡同学一般，始终前行，积极奋斗。同时，在成长的路上，失败并不可怕，结果也可以不那么重要，正如我们常说的那句话"天空没有留下我的痕迹，但我已经飞过"，有时候我们不要过于看重结果，追逐结果的过程往往更可贵。在这个过程中，我们学习新的东西，积累经验，解决难题，处事不惊……这些都远比结果重要。正如小胡同学所说，趁我们还年轻，去拼搏、去奋斗吧！把它当成一次旅行，在旅行中惊涛骇浪是常事，但只要你勇敢向前，不忘初心、努力付出，即使最后没有得到你想要的，经历、成长也值得珍藏。无论何时，请别停下奋斗的脚步！

案例 11

天马行于星空，实干铸就辉煌

我从小是一个很爱胡思乱想的孩子，一直有着奇思妙想，而幸运的是我将这个优秀的毛病保留到了现在，所以我经常提出一些异于常人的见解，这使我被我的老师看重，而我在大一开始助研，在帮助学长的过程中掌握了很多的知识，也明白了很多课上不懂的知识，大一大二的助研经历为我后来参加创新创业大赛打了很好的基础。

说起我的项目源于一次偶然，我很喜欢下厨，但是一次烧菜的过程中油温没掌控好，油烟呛得我很难受，之后的几天感觉肺部不是很舒适，于是我便提出了课题《烹调油烟冷凝物对小鼠肺组织的氧化损伤效应研究》，并得到了老师的指导。

一开始的实验不是很顺利，由于没有明显的生理特征变化，导致无法精确控制油烟的量，小鼠的表现不明显，数据处理也很乱，但是我的字典里没有放弃这一说，于是我选取了多组小鼠，分别在不同浓度的油烟中饲养相同时间，终于在多次试验后确定了较为精确的浓度区间，我的导师和师兄也给我提供了宝贵的建议，我才得以将这个实验进行下去。可后续还是遇到了麻烦，由于小鼠数量有限，油烟冷凝物对小鼠肺部的损伤并不是很明显，结果不够显著。当时想办法解决这个问题的时候走了不少弯路，最后还是导师点醒了我，对肺部组织细胞进行了切片观察，终于看到了形态改变明显的细胞，这个实验才算成功。

后来，我响应学校的要求参加了大学生创新创业大赛，项目很自然选择了这个，不出意外，很容易就过了初赛，但是对于复赛和之后的决赛说实话很忐忐，但不能说是一点没有信心，在等待复赛的同时我对实验的各项步骤进行了优化，更新了实验数据，凭借着精心准备的实验，我进入了决赛，并最终得奖。拿到奖杯和证书的那一刻我的心情真的是相当激动，自己的辛苦和付出总算是得到了回报，也为我以后开展创新设计性试验提供了信心和经验。更可贵的是，其他的参赛人员好心地指正了我的不足，还给我提供了新的思路与方法，这是所谓你有一个思想，我有一个思想，我们两个的思想碰在一起，就会产生千千万万个不同的思想。一个人的思想再超前也有考虑不周的情况，而大家聚在一起，就能最大限度避免不必要的错误，这也训练了我的团队协作意识，为我以后的发展打下了优良的基础。

通过这次的创新创业大赛，我也结识了许多来自其他大学的优秀学生，拓宽了自己的视野。毕业后我进入医院的心肺科室实习，由于有着参加过创新创业大赛的实验经历，我的工作完成效率比其他同事要高，完成速度也更快，最终实习结束，我留在了心肺诊室。在考研时，我的毕业论文便是香烟对肺癌的影响，参考便是油烟冷凝物对小鼠肺部组织的损害，论文很成功，我也顺利拿到了学位。

大学生创新创业大赛真的是锻炼了我的能力，我学会了举一反三、另辟蹊径，能把我丰富的想象变为现实，同时我认识结交的朋友也和我一样拥有着创造力，我们相互启发，不会故步自封，一直保持渴望和好奇，让我们的思想永远保持年轻，也使我们的事业永远保持旺盛的生命力，我始终感谢那场比赛。

最近我也有出国深造的打算，锻炼自己的团队合作意识与创新能力，国外的研究机构和高端学府也非常看重留学前是否参加过创新创业类的比赛，所以还是建议大家伙不要退缩，一定要勇敢地报名参赛，不要让自己头脑中的好点子白白浪费。更重要的是要付诸实践，将想法做出来，过程不可能是一帆风顺的，难免会遇到挫折，但不要轻易放弃，多想几次、多做几遍，问问老师与师哥师姐，办法总比困难多，现在辛苦一阵子，收获的却可能是一辈子的财富、阅历，获得人脉，以后到了社会上都要靠他们。参加一场比赛，结交一群朋友，收获成功与满足，反思挫折与失误，我们会变得更好。

案例 12

创业始于身边

从小就听说过这样一件事，世界不是缺少美而是你缺少一双发现美的眼睛。

而我的创业可以总结为世界上不是没有商机，而是你缺少一双发现它的眼睛。我从小就异想天开，但是受到儿时父母的熏陶，最终还是成了一名严谨刻板的医学生。我当然不想这样平淡度过我的人生，于是我在身边同学的熏陶下有了自主创业的念头，但苦于学习压力的逼迫，在校学习时，只能将计划暂缓，如果要说我创业的开始，得说到我开始实习，每日游走于学校与医院之间的日子。

我的创业想法来自我日常工作中的病历本。自实习开始，我就每天面对无数患者的病历本。每个病人都有自己的病历本，上面有医生的处方，各项检查数据等，但是对于病人来说，这些东西他们基本上看不懂也搞不懂，这就会导致某些病人总会产生这样的想法——医生故意开些没用的药物压榨我的钱财。而且病人也经常会出现丢失病历本的事情，这时候，如果有一款电子 App 能记录病人的病例、讲解各项指标、各种药物的用处，能够智能连接医院的医疗设施读取数据，让病人用着放心舒心省心该多么好，并且对于医生来说，也方便了我们的工作。于是商机从我脑中迸发。这种 App 在国内目前还尚未发行，当时我就特别激动，正值学校开展大学生创业大赛，我就利用工作之余联系懂行的同学开始了创业，目前也是取得了一点小成就。通过这次创业我也有一些心得想要送给大家。

（1）创业是一种工作经验的积累，是自己工作生活中的经验总结，一个创意只有经过不断的实践才可以变成一个产品，满足人们的某种需求和解决生活和工作中的某项问题，就会有一定的市场。创业是一个系统工程，不仅需要创意，还需要创业者具有较高的多维素质，主要体现在知识储备、行业经验、资源整合、社会人际网络建设、管理能力等方面。但这些没有 3~5 年的社会工作经验的积累是不可能的。

（2）作为一个小实习医生，没有人脉、没有资金，不具备创业的一切条件，但既然做了，就想办法认真去做。比如说，我对软件一窍不通，就找了很多关系，向专门做软件的朋友寻求帮助，没想到朋友们都很热心，乐意帮助，还有医院的领导提供了很多建议和帮助，通过这次创业，我和很多朋友、同学重新联系起来了。

（3）任何事情都要去投入，资金和精力的投入，由浅入深，慢慢去修改完善。在制作 App 的过程中，随着自己深入学习了解，会有越来越多的想法冒出来，重新添加一些新的功能，非常有意思。年轻虽是优势，但做市场推广时很难取得别人的信任。遭遇发展"瓶颈"，要找出症结所在，换个思路，人不变我变，就能迎来创业的一片艳阳天。

（4）大学生们受社会整体认识的影响，一提到创业想到的就是高科技产业相关的，这固然很好，但创业不一定全是开大公司做大买卖，哪怕是传统行业中一项具有革新意义的技术创新、开个小店，这也是创业。关键就在于毕业生们有没有从小做起、从实际做起的勇气，对行业进行深度审视，对社会和大众消费有一个深刻了解，不盲目，能从自身能力出发。

（5）创业与做医生的最大不同在于责任更大、更辛苦，事无巨细都得操心。对于想出来创业的医生，我建议：从医要有奉献精神，迅速发财的想法不可取；要评估自己的资源，在创业过程中会遇到很多意料之外的事情，其中最重要的是坚持初心，并且想办法获得健康可控的资金支持；医生创业要坚持走正道，才能走得远。当然，创业有风险，入行需谨慎，一个创业者必备的素质是能清楚判断形势做出决策，究竟你是否要直接创业，还得由你自己说了算。

要我说，身为大学生尤其是一名医学生，最重要的还是搞好自己的学业，毕竟目前的创业形势也很严峻，国家的扶持力度虽然很大，但仍有很多的困难需要克服，不妨再多等待一些时日，积蓄自己的储备，等待合适的时机，等到政策进一步成熟，创业更加具有可行性，再一鸣惊人，发展自己的创业理想。

说到大学生创业目前需要加强和改进的地方，根据我这几年的创业实际，我认为主要在于这三个方面。

（1）政府要营造良好的创业环境。尽管目前我国对于大学生创业的支持政策较多，但配套措施、规章制度的落实还不到位，这就要求各级政府除了改善创业环境，制定一系列的政策、法规外，还要加强政策的宣传和落实，积极统筹社会资源，结合大学生创业的实际困难，切实提供一些雪中送炭的政策和支持。一方面，加强金融服务，为大学生创业提供更多融资渠道和平台。前文提到，大学生自主创业面临的最大困难往往是资金的缺乏，而且大学生也很少具备一定的担保和抵押资源，这就需要政府统筹，探索大学生创业团队与地区政府、金融机构、投资机构、社会资本等互利共赢的融资模式，为大学生创业提供更多资金支持。

（2）高校要加强创业教育和指导。大学生创业教育，是以培养具有开创性个性和素质为目标、培育大学生的创新创业意识和能力为主的教育。高校开展创业教育，不是狭义地指导学生如何创办一家企业，如何创造商业利润，而是培养大学生在未来个人事业发展过程中所具备的创新创业素质。因此，高校要发挥创业教育在促进学生全面成长过程中的作用，加强创业教育投入，切实解决工作中的实际困难。建设多元化的师资队伍，包括创业实践经验丰富的专业人士、校友，互联网、人工智能、大数据、文创设计等创业热点方向的专家、教授，有创业相关方向研究和实践的校内讲师和辅导员。

（3）大学生要提高自身素质和能力。创业是一个极具挑战性的社会活动，它对创业者的综合素质要求非常高，是对创业者视野、智慧、能力、气魄、胆识的全方位考验。要开阔视野。创新的灵感往往来源于多彩的世界，因此培养创新的思维就需要多观察、多了解、多体验新事物。

案例启迪

分享者将自己大部分青春奉献给了医学事业，但随着年龄和经历的增长，他发现自己更想要以其他方式实现自己的人生价值，从本次案例中我们可以看到以下几点。

1. 对于自己想做的事情要敢于尝试，敢于打破平庸，才能让自己更好地实现人生价值，过上自己理想的生活。本例中的主人公就是犹豫过久，30岁以后的发展恐慌才让他最终下定决心追逐自己的本心进行创业。

2. 年轻虽是优势，但做市场推广时很难取得别人的信任。遭遇发展"瓶颈"，要找出症结所在，换个思路，人不变我变，就能迎来创业的一片艳阳天。

3. 任何事情都要去投入，资金和精力的投入，由浅入深，慢慢去修改完善。创业不是一蹴而就的事情，肯定会经历各种艰辛和困难，不要害怕，一步一步地走下去，最后肯定可以达到你想要的样子。

我们都是创新创业的追梦者、践行者，我们每一个人都有自己的梦想。或许目前自己有梦召唤却因为缺少努力或者暂不具备现实条件而不能梦想成真。但有梦、有自己的坚持、有强烈的使命感，为梦想不断充实自己、积蓄力量，你就是最棒的人。我们已经进入了创新驱动发展的新时代，要相信，在创新创业前行的路上，我们并不孤单。

案例 13

"易"路"园"梦

在我们的生活中，经常会有很多一时冲动买下但最终却弃之角落被打入"冷宫"的东西，这些东西往往浪费钱还占了空间，每每看到这些东西时还会想起自己的冲动消费而心烦意乱。这个时候，二手交易平台就显得尤为重要。在我看来，这种事情发生在大学生身上更是只多不少。除此之外，学生互买低价二手课本、学习资料、生活用品等闲置物品，以及寻求兼职岗位、互帮互助都与交易密不可分。

现在市面上一些热门的二手交易平台如转转、咸鱼等，以及兼职平台如58同城等，虽然放眼全国做得很好，但是却完全不能满足大学生的交易需求。其中最主要的原因是这些交易平台客户群体定位广泛，自然不会只服务于大学生，所以学生们所求的本专业的某本书、某本资料自然在这样的平台上是稀缺的。大学生群体所需的交易更像是跳蚤市场的存在，它需要的是触手可及而不是远在天边。这当然很好理解，你总不会为了买一本便宜5元钱的书而出10元钱的运费，你也不可能为了一个兼职而跨越几十千米去另外一个城市。所以，从服务大学生群体的角度来讲，这些二手交易平台是不合格的。

我一直在想，如果有这样一个专门服务于大学生群体的应用程序该会有多方便。当你想买二手课本时，不用因为不好意思找学长学姐和在咸鱼上大海捞针而不知所措；当你想卖掉刚入手的口红时，不会因为买家的偏僻地址而为十几元钱的邮费犹豫；当你想勤工俭学的时候能在有条理的大学生兼职岗位中挑选适合自己的。其实每个学校或多或少都会有一个类似"互助群"的东西，它的作用几乎是我们需要的。但它最致命的一点是它是一个群。"群"大家当然都了解，QQ群或者微信群，想必大家也都有因为群消息轰炸而心烦意乱到屏蔽的时候。是的，"群"是一个没有规范化、条理化的交流平台，这就导致了它的不便利性。没有人会为了找一本旧书而翻遍几百条消息记录吧。所以我就想如果能建立一个定位群体是大学生的规范化平台，这将是一个双赢的契机。

本学期，我曾带领组员参加了一场科技创新大赛，我们的项目就是将我上面的想法落到现实，于是就有了易园网络信息平台的存在。取名"易园"，有校园交易之意，同时"易"也是"便利"的意思。易园面对全国大学城附近商家、居民以及校内大学生，是连接大学城人力与物力资源的桥梁。易园是大学城的交易平台，它为大学生及大学城附近的商家与居民提供找房子、找工作、二手物品买卖等多种生活信息，帮助大学生解决生活和工作所遇到的难题。这是我们将想法转化为初步创新产品模型的过程。

但是，我们深知，要由创新这一步走向创业的下一步，前路将是艰难险阻。我们初步的难题是在提供易园网站还是易园App上犹豫。应用程序自然更为方便、吸引力强，可是高产出也就必须高投入，作为学生的我们即使在掌握技术的基础上，能经营好一个网站已属不易，应用程序的难度可能会使结果适得其反。即使解决了技术难题，后期的宣传工作、盈利收入的分配都是问题。一个接一个的难题成了我们创业路上的绊脚石，每一个都会让我们头破血流。

本学期，学校组织我们上了创业课程。起初我是不在意的，总想着创业都是靠自己摸索，在头破血流中站起来迎难而上才成功的，不屑于书本上的理论。直到我听了创业课程，我才为自己最初愚蠢无知的想法懊悔不已。侯珍老师讲过一节创业课叫"判断你的企业能否生存"。听了她的课程以后，我开始认真审视我的易园网站，开始细思它的生存之道。它最初只是我抱怨生活的困惑和大平台不足之处以后产生的一些零星想法，但是后来看着它开始有了雏形，慢慢地有了自己的形状自己的轨道，我开始像看孩子一样审视它，我想让它"出生"。

目前，我正在寻找更多可靠的小伙伴加入我们的团队，为我们的易园网站上线做准备。创业是艰难的，创新创业更是难上加难，但是在这样一个大众创业万众创新的时代，作为有理想有本领有担当的青年的我们，怎么能不投身创新创业贡献自己的一分力量？即使前路是蜀道，纵使我们身单力薄，也要尽自己的绵薄之力，为国家、为社会、为人民、也为自己，在创新创业的路上越来越远。

案例启迪

在建设易园网络信息平台的过程中，还存在哪些不足？

当罗同学被问及这一问题时，她表示："建设易园网络信息平台是将我脑海中的粗略的想法转化为实践的过程。在这个过程中，我要根据市场环境以及测试反馈不断改进它升级它，使它满足市场需求，在这一方面我的了解不够。其次，建设易园网络信息平台靠的是我们整个团队而不是我一个人的单打独斗，所以我要考虑团队合作分工，组织管理团队，起到统筹兼顾的作用，但是目前我的领导组织能力还有待提升。"显然，在创新创业的过程中，团队精神必不可少。

网站与手机应用APP，两种不同的经营方式，产生的效应也大相径庭。面对易园网站和易园APP如何选择？

罗同学并没有马上给出答案，而是经过了较长时间的谨慎思考之后才开口作答道："我最终的选择是易园网站。因为应用程序虽然更为方便、吸引力强，但是高产出也就意味着高投入，作为学生的我们即使在掌握技术的基础上，能经营好一个网站已属不易，应用程序的难度可能会使结果适得其反。"

在学校开展的创业课程中有哪些新收获？

创新创业课程的开展，无疑给罗同学的创新创业注入了更多的知识支持。罗同学表示："在学习创业基础课程的过程中，我学到了创业知识，创业需要的条件、相关政策和法律，这样可以避免我们在创业的过程中因为无知而走弯路。还有创业的技巧和本领，以及创业者应具备的基本素质和创业者精神。总之，创业课程教会了我们创业既要考虑社会环境、市场环境，又要结合自身情况，同时采取各种措施降低风险。"由此我们不难得知，要想成功地开展创新创业，只有一腔热血远远不够，掌握一定的知识和认真对待课堂的态度，才是我们真正扬帆远航的助推器。

在创新转变为创业的过程中会遇到哪些困难？

罗同学对此也颇有感慨。她如此设想："首先是技术方面。创建一个网站并推向市场并不是一个容易的过程。对此我们的策略是求助于专业人士或者计算机专业的同学。其次是管理方面。都说生孩子容易养孩子难，这里也是一样的，创建一个网站以后更重要的是经营问题，怎么运行下去并且运营得风生水起，这才是最根本的问题。对此我们要学习管理方面的知识，以及做好市场调研，做好宣传推广等后期工作，将理论与实践相结合，解决问题。此外还有团队分工与合作、后期盈利分配等问题，对此我们采取领导民主的方式，'明君'是会听取民众的意见的，而我们也是在商讨以后由领导者统筹安排的。"未雨绸缪，敢于直面困难，这值得我们每一个当代大学生铭记在心，并落实于行动当中。

案例 14

在创新中成长

我来自潍坊医学院，目前是口腔医学院一名大二的学生，今天给大家分享的是我在大一的时候申请大学生创新训练项目时的一次经历。

2020 年，新型冠状病毒肆虐全球。说来惭愧，作为一名口腔医学生，当时我却饱受一些口腔疾病的困扰，去往家乡当地的口腔诊所就诊时发现，由于新冠肺炎疫情的影响，大多数口腔诊所都已暂停营业。我只好简单上网搜索了一下相关的知识，虽然寻医问药的网站很多，但是专注于口腔医疗知识的却寥寥无几，大多都是某些诊所的私人网站，上面时不时还弹出大量广告影响阅读，让我这次"网络寻医"变得十分艰难，许多信息也是十分混乱，想要找个专业人员咨询也无法甄别。

这时，我突然萌生了一个想法，像我这种经常"网上冲浪"、学习了一些口腔医学专业知识的医学生尚且如此，那么那些缺乏专业知识、对网络相关操作不熟练、缺乏一定信息甄别能力的普通人该怎么办呢？如果有一个专门针对口腔医学知识的网站就好了！既然现在没有，这对于我来说是不是一个机会呢。

刚好此时学校正在举行大学生创新训练项目，我打算放手一试。我最初的想法是建立一个这样的网站，但是受制于一些计算机领域的相关知识，我们学校又是医学类院校，很难找到精通计算机相关知识的合作伙伴跟我一起完成，最终我决定把我的研究课题改为口腔网络诊疗平台的设计，旨在指导之后的平台架构者科学地设计这样一个针对口腔网络诊疗的平台，使它的功能更加完善、平台运转更加高效。

说干就干，在确定了主题后我联系到了我们学院的老师，请他帮忙指导。考虑到我的研究课题，我将研究方案设计为首先对口腔医疗从业人员和患者分别调查他们的需求，然后再综合调查结果进行讨论，分析设计出一个网站设计方案。在人员招募时，我邀请了几位我的同学来一起加入，然后考虑到一些统计分析的工作，我还邀请了我的一位预防医学的朋友，这个"草台班子"就搭起来了，开始正式写我们的申报书。

对于我们这些新人小白来说，写申报书也是几经波折。本来大家也没有经验，第一次上手的又是这种"互联网+医疗"的项目，不论是查找文献还是后续整理，都费了许多功夫。第一次交上去被老师直接打了回来说要大修，当然，老师说得很委婉，"你们自己找人看一看能不能明白写的是什么"，确实让大家感觉到有点挫败，五个人熬了几个晚班从标题到内容全部又大修了一遍，再给老师发了过去。事情在我们的努力下终究还是向好的地方发展的，老师工作确实非常辛苦，他给我们看完后已经是当天晚上12点多了，给我们提了许多关于写申报书的建议，有些地方还需要修改、凝练，让我们看到了一丝曙光。在经过三番五次地修改后，最终把我们当时觉得最好的一版给交了上去，真的让大家都很有成就感。

在这次写申报书的过程中，我也动用了自己非常多的人脉资源。从刚开始人员的招募，到后来各种联系前几年参加大创项目的学长学姐向他们请教，在统计方面自己的知识储备还不是很到位，于是几经辗转联系到了某个财经院校的统计大佬做顾问，非常感谢他给我们提的一些宝贵建议。还有计算机方面的知识除了自己赶紧现学一点外，也是请教了一些计算机专业的朋友，因为是请教，不敢耽误他们太多时间，有些知识还是一知半解，没办法，很多也是赶紧自学然后硬着头皮上。

当然，非常遗憾的是，最后我们的项目并没有通过审批，而现在想来，这个项目确实有很多不成熟的地方。首先，当时考虑提供成果的形式是以论文的形式，现在再次反思，总觉得这个成果展示太苍白无力了，想要将这个项目呈现到最好，可能更应该遵循我原本的想法，将这样一个网站制作出来，经过一段时间的试运营之类的，接受大众和实际问题的考核。而且有些想法没有考虑到技术层面的需求，我们觉得这个功能是需要的，应该加入我们的网站设计中，但是在技术层面上能否实现呢？我越发觉得，做这种跨学科领域的项目，单靠我们一个专业领域的学生的能力是不够的，需要更多其他领域的优秀人才的参与。这恰恰也是我们作为一个医学院校的学生在进行这种项目的时候最大的局限性，缺少其他非医学领域的人才的参与。现在还只是进行这样一个小项目，如果真的是需要进行创业的话，这将是许多创业者绕不开的问题，需要依靠自己的人脉或者是直接去其他院校招募人才，我觉得这可能将是对一些年轻的创业者的一个非常大的桎梏。

直至现在，我仍然觉得，我这个项目是具有非常大的潜力和商业价值的，但是以我现在的知识储备、团队能力、时间、精力等却无法支撑我完成这样一个设想。这有我自己的原因：第一，我自身去创业的欲望不是很强烈，我对自己未来的规划目前来说还是想成为一名口腔医生，所以对自己的要求还只是学习专业知识，针对创业所要学习的东西，譬如管理之类的知识、技能我个人都没有相关储备，无论是从专业知识还是其他方面，我都无法真正作为一名领导者去带领我的团队进行创业。第二，我目前也没有一个优秀的团队。第三，金钱、时间方面对一个项目来说也是一个极大的限制。但是我想，等到条件成熟，比如，我自身专业知识储备齐全，在一路求学的历程中遇到了志同道合的伙伴，拥有了一些人脉资源，在积累了许多人生经验和一定的积蓄后，我会尝试真正地走上我的创业道路。

案例对策

在小张同学给我们分享的这个故事中，我们发现，她很善于从身边遇到的问题中发现创新创业的点，针对个人的想法，她也能够科学地分析并对此开展进一步的工作。看过她的故事后，我们还有一些问题想要了解，以下是我们的访谈记录。

Q：如果你作为一个负责人要开展创新创业活动的话，将金钱、团队、能力、机遇做一个排序，你会怎么排序呢？

A：我觉得应该是团队、机遇、能力、金钱。拥有一个靠谱的团队真的比什么都重要！像我这次一个不算太成功的尝试，我非常感谢我的团队成员们对我的支持和大家做出的努力，我们可能在知识上有很多不懂的地方，但是如果去创业的话哪里会没有考验呢？一个有着强大凝聚力的团队会让你有勇气去解决这些各种各样的问题。然后团队的人员规划方面我觉得也非常重要，最好有很多来自不同的领域的伙伴，才能够碰撞出思维的火花。其次我觉得是机遇，像大创①等很多创新创业比赛，对于很多想要创业的青年大学生来说，就是一个非常好的机遇，抓住了这些机遇能得到许多政策、金钱上的支持，会让创业轻松很多。然后再是能力和金钱，其实态度端正、认真的话，一些没有掌握的能力是可以在创业过程中学习到的。如果项目做得好，我相信是能够吸引到足够的投资的。

Q：我看你在文章中写到，等到条件成熟，你会真正走上创业道路，能详细说说你认为怎么样才算成熟呢？

A：说到这个我想跟你提一个人，大概是因为最近复习经常听他的课吧，你问到这个问题后，我第一个想到的就是他——临床西综考研辅导的刘老师，是一个考研辅导机构中生化讲得非常好的老师。很多同学都知道他，他是协和医学院的博士，曾在协和医院任职，然后兼职讲课，现在他辞去了医院的工作，创办了一个医学相关的辅导机构，在考研界认可度非常高。我觉得他的道路就给了我一个非常好的例子。目前我的想法也是如此，先积累专业知识，路途中可以去做我以后想要创业的这块内容的兼职，在有了一定经验后再去尝试全职创业，感觉比作为一个愣头青直接扎进去成功率要大得多。

案例启迪

在这个案例中，小张同学的项目虽然未能成功获得审批，但是她用实际行动告诉了我们要想做好一个项目，首先需要在生活中有一双善于发现好的 idea 的眼睛，并且在你有了想法后，要乘着身边能够抓住的"东风"大胆尝试，并且根据你的想法拟定一个科学规划，在尝试的路途中你可能会遇到一些打击和

---

① "大创"，是高校师生对"大学生创新创业训练计划项目"的习惯性简称——编者注。

挫折，但是不要轻言放弃，和你的团队一起攻坚克难，尽自己最大的努力去克服它，在这个过程中，你收获的不仅有知识，还有强大的团队凝聚力。我们还要学会不断反思，人始终是在成长的，我们只有在向前走的同时，不停地"回头看"，不断纠正自己的方向，才能使得自己走的路子不会偏离初始的方向，并且走得更远。

同时从她的故事中我们也看到，作为一名在校的医学生，在创业时也有多番不易。首先是医学院校的局限，身边人大多都是医学领域的人才，在做项目时缺少其他学科领域人才的指导；其次作为在校学生经验不足，可能会遇到知识储备不够等相关问题，需要更多的时间积蓄力量，待到合适的时间再次发力，迎来创新创业的"春天"。

第二节 教育教学篇

案例 15

创新创业，大有作为——专业课教师访谈纪实

问题一：怎么看待大学生创新创业？

作为一名大学专业课教师，我本人非常支持大学生创新创业。大学生正处在人生最应该拼搏奋斗的时期，大学生创新创业一方面可以提升每个同学的创新能力，另一方面还可以让大学生更早地接触社会，提升融入社会的各方面的能力素养。

从大的方面讲，现在的大学生就业形势很严峻，在我看来，大学生创新创业对当前的就业问题是一种很好的解决办法，而且对于每位大学生的个人成长也有极大的积极意义。大学生作为社会里年轻的血液充满激情，具有"初生牛犊不怕虎"的精神，而这些恰好都是一个创业者应该具备的基本素质。再者，大学生在学校里积累了很多理论性的知识，有着较高层次的技术优势，而这正是开办高科技企业的重要前提条件。大学生创业倾向于高科技、高技术含量的领域，"用智力换资本"是大学生创业的特色和必然之路。一些风险投资家往往就因为看中了大学生所掌握的先进技术，而愿意对其创业计划进行资助。现代大学生更具有创新精神，有对传统观念和传统行业挑战的信心和欲望，而这种

创新精神也往往造就了大学生创业的动力源泉，成为成功创业的精神基础。

大学生创业对于个人成长的最大益处在于能够提高自己的能力，增长社会实战经验。

问题二：医学院校的学生开展创新创业活动有何优势和劣势？

医学院校的科研工作重心主要集中于与医学相关的医学科研，因而我觉得医学院校对医学相关的医学科研专项的研究具有得天独厚的优势。

但是，在我看来，医学生课业压力繁重，并且就业更偏向于进入医院，学生对于创新创业缺乏认知和热情，因而参与医学创业的人数少。

问题三：创新创业类活动中存在哪些问题？

学生科研和学习时间零散，人员组织起来不太方便，时间上难以统一。

问题四：创新创业教学有哪些常见问题？

在科研创新课程方面，可能忽视了一些基础课程问题。在师资力量方面，虽然目前已经集中了各方面的人力以及技术力量，但还是希望学校能够给予更大的支持。

问题五：对学校已有的创新创业师资队伍、创新创业的课程安排有何建议？

学校对于创新创业课程的安排在实践方面提供的条件太少，学校对于我们学员的实践方面提供的资金场地等支持还太少，希望能邀请一些相关大型企业通过开设讲座等形式来与同学们分享他们的成功经验，帮助有志于创业的同学树立信心、了解方法、提高认识。

问题六：专业前沿知识如何进入课堂？

作为班级导师，我主要通过科研问题讲解，鼓励同学们亲身参与科研。

问题七：今后改进的意见建议有哪些？

对于大学生创新创业，我们应该采取多种举措，从多个方面去鼓励和支持大学生创新创业。

1. 学校层面

针对咱们学校创新创业课时间难以与学生们的时间统一的问题，学校教务处可以统一一下学生们的课表与老师的时间，使我们的创业课可以有针对性有效率地开展，提高授课质量，切实提升每位同学的创新创业能力。

大学生创业是培养创新人才的重要途径，而创新人才的培养关键在于营造创新型校园文化。大学积极营造创新型文化，通过创新文化潜移默化地影响学生，逐步内化为学生的素质，开阔学生的视野，增强学生的求知欲望，从而激发学生的创新思维，提高学生的创新能力。

建立一批作风严谨、敢于创新的教师队伍。只有敢于创新的教师，才能培养出创造力强的学生。作风严谨、富于创新的教师队伍正是以其广博的知识、坚韧的毅力、富于创新的科学精神潜移默化地影响学生，为培养高素质创新性人才提供可靠保证。

2. 个人方面

每位参与的同学都应该提升个人才能，努力提升自己的个人素质以及各方面的能力，为我们参与创新创业活动打下坚实的基础。

大学生参与创新创业有利于缓解大学生就业压力，大学生创新创业有利于解决大学生就业难的问题。创业能力是一个人在创业实践活动中的自我生存、自我发展的能力。一批创业能力很强的大学毕业生不但不会增加社会的就业压力，相反还能通过自主创业活动来增加就业岗位，以缓解社会的就业压力。另一方面，大学生参与创新创业有利于大学生自我价值的实现。大学毕业生通过自主创业，可以把自己的兴趣与职业紧密结合，做自己最感兴趣、最愿意做和自己认为最值得做的事情。在五彩缤纷的社会舞台中大显身手，最大限度地发挥自己的才能。

大学生参与创新创业有利于培养大学生的创新精神。创新是一个民族的灵魂，是一个国家兴旺发达的不竭动力。青年大学生作为中国最具活力的群体，如果失去了创造的冲动和欲望，那么中华民族最终将失去发展的不竭动力。大学生的创业活动，有利于培养勇于开拓创新的精神，把就业压力转化为创业动力，培养出越来越多的各行各业的创业者。

作为有理想、有担当、有作为的新时代青年，一定要努力提升自己各方面的素质才能，提升自己的实践能力，广泛阅读、广泛涉猎各方面的知识。逐梦路上，挑战和机遇并存，新时代的青年不奢望时代的眷顾，不苛求命运的垂青，而是用"为天地立心、为生民立命"的使命感，勇担新时代的千钧重任，在新时代书写青年的英雄豪气，在激情奋斗中绽放青春光芒，在科技科研创新这一片新天地开创属于我们青年人的一片天地！

案例16

打破常规，勇于实践——学院创新创业进行时

创新教育理念对我国的教育改革与发展起到了重要的推动作用。随着社会

的不断进步，大学生创新创业的能力越来越重要。面对日趋严峻的就业形势，我们学院在大学生中积极开展创业教育，树立大学生正确的职业理想和择业观念，开发创造性思维，提高综合素质和创业能力，所采取的措施主要有：

一、优化课程体系

英语专业作为应用型专业，根据专业人才培养方案要求，其课程体系突出了医学院校的办学特色，融合课程改革理念，把能力培养、人文教育和技能训练贯穿于人才培养的全过程，营建基础与专业、理论与实践的良性关系，突出通才教育与专才教育相结合，着力培养具有社会责任感、实践能力和创新精神的高素质外语人才，服务于区域经济建设和社会发展。

二、依托第二课堂活动开展创新创业教育

随着我国经济迅速发展，仅课堂教学已不能满足英语专业学生需求，以第二课堂活动为依托的课外教学越来越得到重视。学院高度重视第二课堂活动，构建了多元的第二课堂活动体系，将第二课堂活动作为英语课堂教学的有效延伸与拓展。延伸第一课堂的教学，以培养学生深厚的专业基础和较强的专业技能。

学院定期举办如英语角、各种英语大赛、英语晚会、师生交流会、趣味英语比赛等活动，丰富了学生的课余生活。通过各种比赛，遴选出优秀的选手进行培训，参加全国性的英语演讲比赛、英语辩论大赛，并取得了优异成绩。

学院加强与本校国际教育学院的合作，为中外学生互相交流学习搭建了很好的平台。同时还邀请校外专家为师生进行学术讲座，极大地开阔了学生的视野，激发了兴趣。我院为学生配备了专门的指导教师，学生可以参与教师的科研工作，本年度学生参与了三项科研课题。通过早期接触科研，学生的创新思维意识和语言运用能力得到进一步提高。英语第二课堂活动的开展与实践，满足了学生对语言实践机会的需求，使专业学习与素质教育、创新能力培养相结合，进一步提高学生的综合应用能力。

学院团总支继续实施三位一体模式，实现资源共享。"扬帆"爱心服务团在社区开展"教育关爱进社区，理论宣讲暖人心"社会实践活动。服务过程中，学生志愿者们在带队老师指导下，依托英语专业特色，有重点、有针对性地开展关爱留守儿童、服务社区建设等志愿服务活动。通过活动，学生积累了教学及社会经验，增强了自己的社会责任感、历史担当及社会实践能力。

三、实行本科生导师制，提高学生实践素养

为了在人才培养过程中更好地发挥学生学习的主动性，尊重学生自主意识，遵循因材施教的教育规律，提高教学效率，培养具有扎实基础、具有创新能力和思辨能力的高素质专业人才，学院在英语专业本科生中实行导师制，帮助学生选择适合自己的实践方向。

针对大三大四高年级的学生，导师的指导主要侧重帮助学生巩固专业知识和能力，培养学生的综合素质，对学生专业技能、科研能力、社会实践及求职就业分别进行指导，积极鼓励学生申报大学生创新项目，参与导师课题，从而培养学生科研意识，提高其科研能力。导师可以就专业学习、文化习得、毕业深造及毕业后发展等问题对学生进行指导，充分满足学生的需要。导师会针对选课、课外阅读书籍目录、专业深造等与学生进行深入沟通，进一步完善专业知识体系并提高综合素质。对于考研的学生，导师根据学生的兴趣和特长，分别对文学、语言学、跨文化交际、翻译、教学方向的同学进行系统指导。在专业深入的过程中，开始对毕业论文资料的收集准备，让互动式、自主性和研究性的学习贯穿专业学习的始终，培养学生分析问题和解决问题的能力。另外还要针对学生毕业后的发展意向，如考研、进公司、教学以及创业等进行更专业的指导和建议，以期学生获得最充分的信息和专业的指导。

四、鼓励学生组建特色创业团队，培养团队合作精神

教师积极鼓励英语专业学生结合自身专业优势选择项目，组建自己的特色创业团队，通过不断磨合，找到共同的志趣，提升创新创业的成功率。另外，指导老师积极协助学生跨专业、跨院系组建队伍，为学生创新创业提供更多便利。师生能够在跨学科交流中碰撞出火花，努力提高自己的创新创业能力。

学院将继续积极引导大学生开展创新创业实践，努力让更多学生加入团队，在不断地学习和实践中总结经验，提高创新创业的意识和能力，实现自身价值。

案例延伸

给我们梳理以上经验做法的，是学院丁老师，是我的"亲老师"。当一看见"你认为哪些老师富有创新创业精神？"这个题目时，我的脑子里就出现了丁老师的脸庞，我认为她既是一个具有责任意识的老师，也是一个具有创新精神的老师。

例如，在2020—2021年上学期，她负责教授我们精读这门课程，在进度过半之时，丁老师突然提出了一个可行性非常高的方案——那就是让同学们来当小老师！每个同学都有机会展现自己的教学能力。前期准备工作：老师先是把我们一个班24个同学分成了5个小组，然后又把即将要讲解的第七单元课文划

分成了5个部分，一组对应一个部分，准备其中的生词、语法、课文理解等部分的知识点。课上进行之中，既幸运又不幸的是我是这个创新课堂的第一个到讲台上讲课的"小老师"，幸运的是也许我可以利用曾经的经验为大家开一个好头，不幸的是之前没有过在同学们面前讲课的经历以致我还怀有忐忑、紧张的心情，但幸好效果还不错，整个课堂异常活跃，同学们都乐在其中。丁老师的这一创新举动让大家都来了精气神，摒弃了死板的老师讲、学生听的传统课堂模式，让每一个同学都能参与其中，极大地调动了同学们的积极性，老师提到在其中还发现了很多同学具有创新性的教育教学方法，无论对于谁都有很好的借鉴意义。

案例启迪

教育需要创新，教师是教育工作创新的重要力量，要在教育实践中不断培养创新能力，为社会培养一批创新型人才。面对21世纪的教育，我们必须有创新思维。创新能力具体包括：丰富的知识和较强的学习能力；强烈的创新意识和多维的创新思维；科学的批判精神和探索精神；高瞻远瞩的战略思维能力；强烈的实践意识和较强的实践能力。

天下之事，谋之于众。在实践中要充分发挥教师的聪明才智，不断培养创新能力，并且把这种创新能力切实付诸实践教学，才能更好、更快地完成教学任务，这也是创新的真正内涵所在。

案例 17

勇敢尝试创新，激昂青春创业

师者见解

一、支持大学生创新创业

关于大学生创新创业，我是非常支持的，我个人认为大学生不仅可以在创新创业的过程中得到锻炼自己思维的机会，而且从这个过程中也能有很多其他的收获，比如说对于创业的起始阶段到发展阶段，从科学研究的开始到发展的整个过程做到整体把握，通过大创项目，他们的创新创业的思维会得到很好的训练。

创新创业形式多样，作为一名大学教师，我最关注的是大学生参与教师科研。我个人认为医学生在一年级到五年级期间，如果能参与到老师的课题当中，可以了解到目前科研的一些动态，同时学习到一些对他们有益处的科学方法，最重要的就是这个过程当中对于他们科研思维的锻炼和培养。科研思维对于任何一个想要从事与科学相关的行业的人员来说，都是至关重要的，正确的思考模式和解决问题的思维甚至可以对你未来的家庭教育、处理生活当中的任何一件事都能起到一定的帮助。

关于课题，虽然我们学校并不是全国重点医学院校，但是一些学生也具有在本科期间发表 SCI 文章的能力和潜力。他们如果能发表文章，最起码在将来考研的面试过程中会相对于没有参与科研的同学具备一定的优势。与此同时，面试的时候，老师会问你一些关于实验方法的问题，如果你都能够有一定了解和认识，甚至具备解决问题的思路，面试的时候老师肯定会优先考虑录取。假如一些科研的方法你没有学习过，将来进入硕士研究生培训阶段，就需要花大量的时间和精力去学习这些内容，很可能耽误学习进度。但如果你在本科期间就学会了这些内容，这样不仅在考研的时候具备一定优势，考上之后老师也可以信赖、依靠你的能力，甚至会给你机会让你帮助他完成一些课题，从而获得更大的进步空间和操作机会。

本科期间，学生的时间是非常充足的。如果能够把时间合理规划，尽可能地去参与老师的课题，也许就有机会参与发表一些文章，同时如果自己有一些好的想法和思路，包括申请专利的想法，投入实施后都会对未来发展有很大的益处。

现在的大学生就业问题也很严峻，大学生创新创业对当前的就业问题也是一种很好的解决办法，而且对于每位大学生个人成长也有很大的帮助。大学生将理论知识和技术优势相结合，就可以获得开展目前最有前途的事业即高科技企业的前提条件，"用智力换资本"是大学生创业的特色和必然之路。一些风险投资家往往就因为看中了大学生所掌握的先进技术和严谨的科学思维，而愿意对其创业计划进行资助。

二、创新创业遇到的问题及对策建议

（1）创新创业活动中存在如下问题：学生科研和学习时间不能有机结合，人员组织存在困难，学校这方面的制度还不够完善，不能使学生全身心投入科研当中去。

（2）创新创业教学中存在如下问题：最主要的问题就是，一些学生参与教师课题之后无法坚持下来，对于花时间做文献汇报、参与实验以及动物饲养等繁杂琐碎的工作缺乏热情和动力。首要的事情就是解决学生在学习与科研之间的关系，指导他们有效地分配好时间，做到学习科研两不误，让他们激起科研热情，愿意把业余时间投入这项有意义的工作中去，最终有效产出科研成果，同时也不会承担太大的心理压力。

从学生方面，我建议学校的老师们可以针对关于提高学生参与科研活动的积极性来具体出台一些有利的政策，比如说比较大额度的综测加分或者一些荣誉称号等奖励措施。针对创业的话，就是怎样使创业具有一定的现实意义，真正贴合市场的需要，而不是走马观花、形式主义。教师方面，因为老师的日常工作也很繁忙，因此帮助学生科研与老师将来的发展方向和职业前景具有一定的联系，例如，使其对于教师职称晋升有一定好处或者其他奖励措施，即可提高教师的教育教学积极性。同时可以将科研教学规范化，设立专门的教研室，可能会是一个不错的方法。

（3）创新创业师资队伍、课程安排方面的问题：学校对于创新创业课程的安排和实践方面提供的条件还不够充足，通过请一些知名医药或其他企业的管理人员或科研人员来开设讲座，分享他们的成功创业和经营经验以及科研的感想，对于学生创新创业思维的开拓也是很有益处的。老师专业不够对口，学生上课积极性不高，都是阻碍这门课程健康发展的重要因素。

（4）教师创新思维引领学生发展问题：当今社会的发展是比较迅速的，个人认为就教师而言，掌握目前国内外科研技术的一些变化的趋势和自己研究领域的一些发展方向、发展动态是十分重要的。如何把本专业的发展状态跟基础知识的授课内容结合起来？如何采取措施让学生提高科学思维能力？这是我们教师群体应当思考的问题。

（5）学校现有的创新创业课程与学生专业课程设置中的问题：学生积极性差，老师专业不对口，未来可以考虑增设相关学科的特定教师队伍并专业化培训，提高创新创业的重视力度，可能会是一个有效的措施。

案例思考

雨果曾经说过："我们来赞美大师吧，但不要模仿他们。还是让我们别出心裁吧，如果成功了，当然很好；如果失败了，又有什么关系呢？"[①] 创新，是大学生未来的导航灯。大学生要想在人生中有一番作为，就必须及时地给自己注

---

① 雨果.《短曲与民谣集》序［M］//中国社会科学院文学研究所. 古典文艺理论译丛卷二. 柳鸣九，译. 北京：知识产权出版社，2010：119-120.

射新鲜的血液与生机勃勃的活力，因为与时俱进的生命就在于不断创新。

创新是民族的灵魂，是国家兴旺发达的不竭动力。现在充满竞争并飞速发展的 21 世纪更是一个发挥创造性与创造性思维的时代。我国著名教育家陶行知先生曾说："处处是创造之地""天天是创造之时""人人是创造之人"。① 美国当代著名心理学家卡尔·罗杰斯也曾在论述创造性问题时认为"人人都有创造性，至少有创造性潜能"②。由此可见，在知识经济的时代，创新才是灵魂和支柱，离开了知识创新和技术创新就不会有知识经济。对一个国家来说，培养大批创造型人才是社会发展的关键。

有了创新能力，才可以谈创业。创业是促进社会协调发展的有益实践，是时代发展的一种必然要求，对社会进步起着巨大的推动作用。以促进就业来说，创业是就业的基础和前提，创业已成为促进就业最积极、最有效的手段之一。创业是人们开创事业的实践活动，是一种个性化的创造型社会行为，是把人生理想转化为社会现实、实现自身全面发展的有效途径，其最大特征是创新和创造价值。与此同时，创业也是新理论、新技术、新知识、新制度的形成及转化为现实生产力的孵化器。创业是一个复杂、艰难和极富挑战性的过程，其中蕴含着开拓进取、奋发向上的积极人生态度，对创业者的锻炼和素质提升大有裨益。创业不一定要创造全新的生意，也不是学历"高"、知识"多"、智商"高"者的专利。重要的是，创业者对市场必须有充分的了解，必须专心投入。创业的核心是如何把市场需求和你要做的产品或服务结合起来。

自主创业应当多从服务行业出发考虑。随着人民生活水平的提高，人们对服务性行业的要求也不断提高，而这也正是自主创业者的特长所在，即符合创业者资本小、力量弱的特点。另外，社会进步及科学技术的发展，也为创业者提供了更多、更新的创业模式，如电子商务等。

现在国家大力鼓励大学生自主创业，其中的含义是很丰富的，政府也相继出台了相关的政策来扶持、支持大学生的创业。大学生创业群体主要由在校大学生和毕业生组成，由于大学扩招引起大学生就业等一系列问题，一部分大学生通过创业形式实现就业，这部分大学生具有高知识高学历的特点，但是由于大学生缺乏相对应的社会经验，所以需要全社会的关注和帮助。大学生创业逐

---

① 胡军. 创造力研究之我见 [J]. 课程·教材·教法, 2004, 24 (4): 75-79.

② 周天梅，杨小玲. 论罗杰斯的创造观与创新教育 [J]. 外国教育研究, 2003, 30 (11): 9-12.

渐被社会所承认和接受，同时也肩负着提高大学生毕业就业率和社会稳定等的历史使命。在高校扩招之后越来越多大学生走出校门的同时，大学生创业就成为大学生就业之外的一个社会新问题。大学生创业面临着良好的政策环境。目前，从地方到各个高校都热情鼓励、支持大学生毕业自主创业。各级政府为大学毕业生创业制定一系列的优惠政策，各高校为大学生创业也积极创造各方面的条件，对有条件的大学生来说，自主创业已经具备了难得的机遇。

创业的路子相当广泛。许多大学生创新意识强，有自己的专利或开发项目，创办高科技企业是创业的一条理想之路。除此之外，还有许多创业之路可供选择。比如，一些毕业生运用自己的专长、特长，个人或合伙开办软件公司、电子商务公司、服装设计公司、技术研发公司、文化艺术宣传公司以及餐馆、书店等。

一、自主创业的养成路径

（1）加强阅读。靠纸质媒体，如《经济日报》《21 世纪经济报道》《IT 经理世界》等。

（2）靠网络媒体，如政府门户网站、行业协会网站、媒体网站、企业网站等，以增加对创业及市场的全面认识。

（3）广泛交流。寻找你生活周围有创业经验的亲戚、朋友、同学、网友、老师，甚至还可以通过 E-mail 或参加一些活动约访企业家或商业人士进行咨询，以得到最直接的创业技巧与经验。

（4）实习锻炼。一是在学校学习期间要注意提早参加社会实践。如借助周末、寒暑假等时间兼职打工、求职体验，到相关企业实习，学习企业管理经验、开拓市场经验、风险防范经验、财务管理经验等。二是参加模拟训练。包括校内外举办的各类大学生创业大赛、创业计划书大赛、设计大赛、情景教学训练等。三是实践演练。如试申请办公司、试申请专利、试办著作权登记、试办商标申请、开设电子商务网站、策划组织活动等。四是到单位或企业实习，在实体单位锻炼一段时间，积累市场经验和实战经验。

（5）寻求支持。与当地创业中心、创新服务中心、大学生科技园、留学生创业园、科技信息中心等机构建立联系，研究当地政府机构的扶持政策，寻求创业扶持，特别是资金、税收减免等方面的支持。

二、加强校园文化建设，营造创新创业氛围

（1）充分发挥大学生科技社团的作用，营造创新创业文化氛围。通过大学生科技社团，开展丰富多彩的课外科技实践活动，开阔学生视野，激发学生的积极性，培养学生创新创业素质，形成创新创业的良好文化氛围。在培养过程中，要做到普遍性与重点性相结合，发现、培养一批骨干分子，发挥示范作用。

（2）开展各种创新创业教育专题活动，拓展创新创业教育载体。在校园文化中开展各种创新创业教育专题活动，以社会实践为纽带，将创新创业教育的目标、任务、内容、要求有机地融入校园文化中来，开展创新创业实践活动。如参观创业成功的企业，请创业成功者介绍创业的奋斗历程，鼓励在校大学生创业，大力营造创业光荣的氛围，带动更多的学生勇于创业。

（3）以校园科技文化活动为载体，以科技竞赛为依托，培育学生科技创新能力。依托校园各种科技竞赛，充分发挥"挑战杯"创业计划大赛、课外学术科技作品竞赛、大学生就业创业论坛、科技论坛等大学生创新创业课外活动，推动学生积极参与到创新创业的课外活动中来，培养学生的科技创新能力。

（4）搭建实习实训平台，培养创新创业实践能力，提高学生创新创业实践能力，为学生搭建实践训练平台。这里有三种途径：第一种是校企合作，联合创立实践训练基地；第二种是在高校建立"创业基金会""创业协会"等组织机构，为学生提供创业实战演习场所；第三种是通过勤工助学岗位，帮助学生体验创业。以上三种途径都是在为学生参与创新创业搭建起一个发展的平台，通过走产学研相结合的道路，高校与企业联姻，企业走进高校，共同探讨人才培养的新模式，从而不断提升学生创新与创业能力。

（5）培养企业家精神，打造领军人物。如何提高学生的创新创业实践能力，除了进行校企合作、建立实习基地外，还必须树立起由创业导向模式向培养具有企业家精神的管理人才模式转变的新理念。只有将第一课堂和第二课堂有机结合起来，从深层次不断唤醒、启发和挖掘大学生的创新创业潜能，通过职业生涯规划教育、团队训练、岗位见习、创业实践等实践活动，逐步培养出创业领军人物，才能在大学生中塑造创新创业理念，从而提升大学生创新创业的整体水平，从整体上提高学生的创业意识、创业品格和创业能力。

案例 18

"潍医撒贝宁"和他的思政课

"对于许多中国人来讲，苏联一直是一个能够唤醒我们许多记忆的国家，然而这位老大哥于1991年发生巨变，随之解体。许多人为之扼腕叹息，关于苏联解体的原因有许多，但整个社会价值观的异化和分化是一个极其重要的原因。"在2020年首届全省学校思想政治理论课教学比赛中，刘明老师从苏联解体的原因入手，阐述了核心价值观的确立和坚守对于国家、民族的重要意义，进而讲述了我们为什么要弘扬和培育社会主义核心价值观，最终斩获本届比赛本科"基础组"特等奖。

"潍医撒贝宁"的魅力课堂

被称为"潍医撒贝宁"的刘明，承担"思想道德修养与法律基础""形势与政策"等课程的授课任务，讲课风趣幽默，逻辑清晰条理，分析问题深入透彻，又有着与主持人撒贝宁相似的外表，由此在学子心中"留名"，被同学们亲昵地称为"潍医撒贝宁"。

"刘老师总是用深入浅出的教学方式让我们在不经意间领悟了课程的内容，用幽默的话语把抽象的理论变得易懂更易接受。"医学检验学院2019级王妍洁同学对刘老师的课深有体会。

在讲授法律基础部分内容时，刘明便携"张三李四"等一众主人公出场，鲜活的案例提出了一连串关于法律的问题。案例中描述的情景极为相似，但细微的差别却有截然相反的结果，这一番"连环轰炸"把同学们的脑袋都绕晕了。在大家满是疑惑、急于求解时，他说："你们好好听，等我讲完这节课，你们就都明白了。"随着课堂内容的展开，他一边讲述，一边再次召唤"张三李四"，通过情景再现向同学们解释刚开始时的那一连串问题。在他的课堂上，总是少不了各种各样的案例，或是鲜为人知、扣人心弦；或是平淡寻常、贴近生活。学生们说，听他的课，能够找到一个观察分析社会问题的新窗口。

刘明从不把自己的活动区域局限于三尺讲台，他喜欢提问同学，问题开放，关注学生的想法，鼓励大家各抒己见。他或是在教室中四处走动，或是倚靠在某位同学的桌边。想要听同学们的观点时，话筒随手一递，便有同学中签。这种击鼓传花式的交流互动着实给同学增加了不小的压力。不过在多数情况下他都能帮助参与互动的学生化险为夷、避免尴尬，久而久之参与课堂互动在学生眼里就由取得平时成绩的手段变成了师生交流思想的途径。

"为什么""想什么""说什么"

对于刘明来说，这三个"什么"就是他的教育教学理念。

"多问几个为什么"，就是以问题为线索。刘明认为，引导学生发现、分析、思考问题的前提是思政课教师自身要有问题意识。所谓问题意识就是不要把教材内容都当成现成的结论，多问几个为什么，在问题的提出、分析和解决中，弘扬主旋律、传播正能量。

在讲改革开放的时候，刘明不是将目光全部集中到改革开放以来取得的重大成就上，而是连续抛给学生几个问题：为什么要实行改革开放？我们是怎么实行改革开放的？改革开放的成效怎么样？将来打算怎么深化和推进改革开放？通过问题链勾连起来的逻辑理路把改革开放讲清楚，让学生对改革开放有客观全面的了解。刘明说："有时候一些学生普遍关注、不触碰底线的现实问题被人为划为禁区，这样回避甚至遮蔽问题的做法很大程度上消解了思政课的实效性和针对性。多问几个为什么可以让教师看问题看得更深刻，多讲几个为什么可以让学生听得更透彻。"

"了解学生想什么"，就是以学生为中心。在学生成长过程中，会受到社会上一些不良风气、网络中一些错误言论的不良影响，特别是一些错误思潮和敌对势力制造的舆论，对一些学生有一定的影响。刘明认为，思政课要把建设性和批判性结合起来，在搞好正面教育的同时，发挥好自己的批判功能，帮助学生抵御错误思潮的影响，矫正学生中出现的偏差，帮助他们真正树立起正确的世界观、人生观和价值观。

"'拔节孕穗期'是一个概括性、象征性的说法，它从总体上提示出青少年时期成长的典型特征，也是'三观'正在形成而尚未定型的时期。这个时期迈出的任何一步，都有可能直接影响到学生的精神面貌。所以，这个阶段最需要精心引导和栽培。"除了在思政课上引导和帮助学生树立正确的理想信念和思维方式，刘明经常通过微信朋友圈、QQ状态等关注学生的思想动态，对出现的思想状况进行分类归整，适合思政课教师介入的就及时介入，持续跟进。有学生向他反映微信群发现同学有过激言论，他意识到事情的严重性之后马上介入，通过耐心细致的思想沟通取得了学生的信任，及时阻止了悲剧发生，挽救了学生。

"听听学生说什么"，就是以评价为导向。刘明认为，要尽量客观全面了解学生对课程及教师的评价，多关注非官方渠道学生自发的评价，然后对教育教学加以改进。学校组织的学生评教结果固然能反映一定问题，但是标准的评价量表未必能周全反映课堂教学的全貌。

他在平时非常关注往届已经修完课程学分的、无利害关系的学生私底下说什么，通过各种自媒体平台表达什么，以更加真实地感受学生对课程的评价。

"对待真实的声音要敢于接受，不能听喜不听忧、报喜不报忧，尤其要关注学生的指责和不满，对学生提出的问题要深刻反省，有则改之无则加勉。"

"多问几个为什么，了解学生想什么，听听学生说什么"，刘明坚持用这三大"法宝"赋能思政教育，让正能量入脑入心见实效。

做有情怀的思政课老师

有记者曾问刘明：您是以一种什么样的心态对待教学的？刘明回答了两个字：感恩。

他感恩潍医对自己的接纳和培养。2011 年他研究生毕业时，硕士进入本科高校从事思政课教学工作是有相当大难度的。在领导和同事的关心与帮助下，他找到了学校这个接纳他的平台，对学校给予的机会极其珍惜。第一次走进潍医课堂时，为了把课讲好，他在上课的前一天总要对着镜子把要讲的内容完整讲几遍，以确保脱稿讲课心里有底。"潍医学生有用掌声评价老师教学效果的传统，这是学生以自己的方式对教师和课堂的评价。这些热烈的掌声极大地提升了我的信心，我也收获了沉甸甸的压力。以后的课能不能有这种效果，这是个需要下功夫去思考的问题。"

他对学生的爱也是宽严相宜。来校工作第二年，刘明已经在贴吧论坛中跻身潍医"四大名捕"之列，因为在监考中，他严抓考风考纪，甚至上网搜集过作弊教程，熟悉作弊的套路，宣读考生注意事项时往往一并告知，"矿泉水瓶商标里面贴了小抄""椅子板上写了东西""笔管里面塞了东西"，这些提醒让有作弊想法的同学闻之生畏、彻底绝望，但同时也在大家心中埋下了诚信的种子。

刘明把对学校的感恩、对学生的关爱，融入日常的一点一滴，融入兢兢业业的不懈努力中。他帮助有困难的学生，解决学生关心的问题。他勤于耕耘、潜心教学，先后多次在各级各类教学比赛中获奖，被评为"学校学生喜爱的教师""潍坊市教育系统优秀共产党员""2019 年潍坊市思政课教师年度人物"。

最近抖音平台上有一段时长 17 秒的刘明讲课的视频，留下了 580 条评论。"给我上过课呢，可喜欢听他上课了。""哈哈哈，他的课我都不敢不听。""潍医四大名捕之一，我唯一满勤的课就是他的课。""我的天哪，毕业 N 年，竟然刷到了这位老师，我记得还是思政课。"这些开心的感叹、鲜活有趣的评语，应该就是刘明和他的学生们师生情怀的真实写照吧。

案例 19

一门课程的多维透视与创新发展

国家级一流本科课程简介

医学心理学在医学中占据重要的地位，成为当代医学科学三大理论支柱之一。作为医学和心理学的交叉学科，医学心理学承担着培养医学生人文素养、传播人文精神、促进"生物-心理-社会"整体医学思维模式的建立和完善等任务，为医学生职业素养和专业价值观的形成奠定基础。我校于 1983 年开设医学心理学课程。2012 年，医学心理学被评为山东省成人教育特色课程。2019 年被评为指省级线上线下混合式一流本科课程，并且于 2020 年被评为首批国家级线上线下混合式一流本科课程。目前线上课程已有 26 所高校共 1.23 万名学生实

题及心理健康维护；4、心理应激的概念及基本理论；5、神经心理技术在脑功能康复中的应用。在教学组织实施上，通过学期备课、单元备课、时段备课、学情分析、内容串讲等方式组织集体备课，实现教师对教学内容与教学方法的全面掌握。并定期组织部分学生代表参加课程教学效果交流研讨会，及时听取学生意见及建议，积极调整提课内容与方式，保障教学效果。

本课程教学特色是以教学能力突出的双师型博士教学团队为基础，精准对接人才培养目标，课堂授课中紧密结合理论知识与生活实际，应用先进的教学方法，一起感悟大学生的使命担当和家国情怀。

《细胞生物学》

□ 课程负责人　高志芹

我校《细胞生物学》是面向高等院校临床医学及相关专业开设的基础必修课和专业主干课。授课对象是我校一年级医学专业、生物技术和生物制药专业本科生。

课程教学目标是让学生能够全面、立体地掌握真核细胞的结构和功能；以整体观认识和理解生命活动；熟悉细胞生物学研究方法。了解细胞生物学学科前沿进展：从细胞构建细胞的整体性，从单细胞到多细胞的社会性和相互依存，引领学生在学习知识、提升能力的同时，一起感悟大学生的使命担当和家国情怀。

本课程特色是以教学能力突出的双师型博士教学团队为基础，精准对接人才培养目标。

样的《细胞生物学》创意课堂作品（歌曲、小品、诗歌等形式），在创作与表演过程中加深对细胞微观世界奥秘的理解；在第二课堂依托开放识创性实验，提升学生主动探究学习的意识和能力，实现人才培养的个性发展。

《细胞生物学》教学团队坚持理论与实践，探索多年，将《细胞生物学》课程建设成了国家级下一流课程、山东省一流课程、山东省首批双带教学示范课、山东省精品课程、山东省研究生英才课程和潍坊医学院留学生品牌课程。建设课程网站，完成在线课程建设，创建了立体化教学资源库。打造了一支师德师风正、教学能力强的师资队伍，团队立项省级教学改革项目多项，研究成果获山东省省级教学成果奖两项。

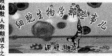

图 6①

做有情怀的细胞世界生命教育讲解人

□ 生命科学与技术学院　于文静

以细胞的社会性为基础，充分挖掘微观世界的课程思政素材，引导学生命个性发展。《细胞生物学》的科学与社会价值的"隐形"的育人内容将成为大学生思想引领过程中不可或缺的重要资源。那些建立在学科和实践探索活动中探讨的教育思想更为细致、精细、承载性和系统性，把哲学和践行社会主义核心价值融入其中。

解读细胞社会性的合作共赢。

图 7②

---

① 高志芹. 细胞生物学 [N]. 潍坊医学院报, 2020-12-31（03）.

② 于文静. 做有情怀的细胞世界生命教育讲解人 [N]. 潍坊医学院报, 2020-12-17（04）.

领略细胞之美

□ 生命科学与技术学院 徐鑫

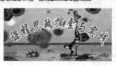

生命的延续——被天使吻过的人

□ 临床医学院 2019 级 王乐

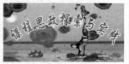

图 8①

图 9②

以上（图 6 至图 9）是我们从《潍坊医学院报》上收集的不同时间发表的四篇文章，分别从学院、教研室、教师、学生四个角度就同一课程，从课程内容、课程设计、教学方法、学习各方面进行介绍，谈思路、论方法、讲感悟、

---

① 徐鑫. 领略细胞之美 [N]. 潍坊医学院报，2020-12-24 (04).
② 王乐. 生命的延续——被天使吻过的人 [N]. 潍坊医学院报，2021-01-07 (04).

说感受。很容易发现，经学院有意识的规划打造、教师横向及代际传承，通过灵活多样、富有创造性的课堂授课，向我们展示了课程双创与课程思政、课程双创与专业课如何有机融合，产生了怎样的强有力的教学效果、理论研究和教学实践的丰硕成果。

学院（课程负责人）层面，就课程开设专业年班级、教学目标、教学理念、教学原则、教学方法、课程成就等进行综合推介，重在勾画脉络。

教研室层面，以"做有情怀的细胞世界生命教育讲解人"为题，认为"细胞生物学"开展课程思政的优势在于微观的细胞社会和真实的人类社会之间有很多共通的联系，且细胞社会性也一直是"细胞生物学"专业课程的主要篇章之一；以细胞的社会性为基础，充分挖掘微观世界的课程思政要点，讲好生命的教学，是"细胞生物学"作为课程思政载体的天然便利条件。以细胞社会中无私帮助其他蛋白的"分子伴侣"蛋白家族这些细胞社会"最可爱的人"，很自然地扩展到在现实社会最可爱的人：中国人民解放军、抗疫期间英勇献身的医护人员，结合专业蕴藏的时政教育元素，分享援助湖北医护人员的感人故事，在交流互动中加深了对使命担当的理解和感受。通过挖掘在学科史和实践体验性活动中可感性、亲切性和生动性的教育资源，将思政教育融入"细胞生物学"教书育人全过程，很好地处理学科政治性与科学性的关系，实现知识传授、价值引领和能力培养的有机统一。

教师教学层面，最大的特点是不避问题、自揭其短，从七个方面展示"细胞生物学""自带招恨体质"的原因，并顺势开出"抓重点，观大略，建逻辑，做类比，有定力，善记忆"的破局之方：纲举目张、观其大略、逻辑构建、类比引申、巧思善记、把握核心、保持定力。课程授课中体现鲜明而不生硬的思政教育特质，将生命教学目标与学生生命体验和理解有机融合。而且更重要的是，在专业教育中主动开展创新创业教育，体现有二：一是通过"蛋白质"贯穿结构到功能的所有方面的特性，从学生掌握程度出发，将课程体系打破，实现章节重组，让课程富有穿透力，体现学生中心理念，实现知识传播创新。二是讲授"细胞生物学"发展"更改教科书的发现"的前沿问题，并对新发现放在"细胞生物学"大厦根基上，其核心理念、结构功能的关系，始终不会改变，讲清楚新与旧、变与守的辩证关系，让"细胞生物学""变得更加充满魅力"。

学生接受层面，我们透过学生的视角，来感受"细胞生物学"的课堂"魅力"——教师在课堂上用拟人等方法讲述细胞的前生今世，给学生留下深刻印象；学生观看视频、课堂讨论、课下思考等，对"生命的延续"具有了深刻体验以及由此生发的专业认知增强和生命感悟："起初，'生命的延续'这一概念于我而言也只是抽象的书本知识，但在那堂课上，我对其又有了更深的认识。"深入探析会发现，"细胞生物学"是生科院面向本学院和其他学院学生开设的，让这位临床医学专业本科生来分享课堂收获，更能体现课程交叉的良好成效及课堂魅力。

　　透过学院、教研室、教师、学生四个层面对课程或宏观、或中观、或微观的叙述，"细胞生物学"较为全面地展现了专业课与思政、专业课创新创业教育融合场景：第一，激发学生探究的欲望，培养学生的科学思辨能力，由"经验驱动"转向"数据驱动"。第二，采用"探究式"教学方法，将科学问题层层展开，培养学生科研思维，实现"启思与培智"。

　　由此，我们不难理解，"细胞生物学"课程建成了国家线下一流课程、山东省一流课程、山东省首批双语教学示范课、山东省精品课程、山东省研究生优质课程和潍坊医学院留学生品牌课程，立项省级教学改革项目多项，研究成果获山东省省级教学成果奖两项。有理由相信，这样的课程有饱满的思想情感、强大的创新基因、贴切的课程思政，通过一堂堂课的传授、通过一代代教师的传承，深挖、厚植、扩充，今后定会取得更加丰硕的理论成果、更加震撼的教学效果，引领师生走进课程创新。

案例 20

默默耕耘　静待花开

　　生科院秉承全员、全程、全方位育人理念，充分发挥专业教师在教书育人中的主导作用，从 2015 年开始，实施本科生导师制。通过"三全四导"本科生导师制的实施，加强对学生的引导和指导，建立新型师生关系，突出个性化教育，提升学生创新精神和创新能力，培养优秀生命科学专业人才。根据《中华人民共和国高等教育法》，高等学校的中心任务是培养具有创新精神和实践能力的高级专门人才。创新能力的培养是本科生导师制的重要任务之一。结合本科生导师制的实施，在学生创新能力培养的过程中默默耕耘，在学生的成长道路上静待花开。

在学生创新能力培养的过程中默默耕耘

　　作为学院专业教师，6 年来，积极参与学院的本科生导师制，共指导本科生

40人。要求所指导的本科生积极申报各级科技创新项目、参加各级专业技能大赛或创新创业大赛，在科技创新项目的申报与完成过程中，在专业竞赛的准备与获奖过程中，提高学生创新能力。

基于科技创新项目和专业竞赛培养学生创新能力。本科生导师制还要求导师支持学生参加专业相关的社会调查、生产实践、志愿服务和公益活动，支持学生课余开展设计性实验项目，支持学生开展科技创新活动。基于科技创新项目和专业竞赛培养学生创新能力，需要大学生申报和完成创新项目或实验设计，科技创新项目和专业竞赛的负责人是大学生，然而完全由大学生设计并实施创新项目是不可行的。大学生第一次接触科研创新实验或设计性实验，往往手足无措，他们可能有很多想法，但具体做的时候却无从下手，这正是创新能力培养过程中首先要解决的问题。学生在选题过程中，应遵循学生的认知规律，充分考虑学生在科技创新项目设计过程中的困难和疑惑，结合教师自己的科研给学生选题提供参考和平台，在自己擅长的领域，给予学生更加系统的科研方法和实验设计上的指导，使得创新实验项目更加有效地开展，引导学生去解决遇到的各类问题，在解决问题的过程中会充分发散自己的思维能力，让学生既能有效培养自己的学科创造力和创新力，又能从中获得信心。

基于创新团队建设培养学生创新能力。随着科学技术的飞速发展，科学研究出现了从高度分化走向交叉融合的大趋势。基于学科交叉创新团队的建设，在学生创新能力的培养过程中，进行学科交叉科学研究、学术交流和合作等活动，有利于改善学生的知识结构、思维方式、能力结构，激发研究生的创新灵感，培养学生的创新能力。把山东省高等学校青年创新团队的建设与学生创新能力培养有机结合，不仅为学生学习提供了最前沿的学科知识平台，而且提供了互相交流、互相学习的平台，有助于培养学生的创新精神和创造能力，引导学生学会获取、交流和分享信息，发展学生乐于合作的团队精神。此外，创新团队中的研究生，可以协助教师指导大学生进行创新项目设计和实验技术培训。大学生也可以成为创新团队发展的生力军，大学生是年轻群体，思想活跃、精力充沛、创新意识强，创新团队发展可以借助大学生的科研工作和科研产出，实现创新团队建设与创新能力培养的"双赢"。

在学生的成长道路上静待花开

"默默耕耘，静待花开"。我们撒下的种子，在某一时刻就会生根发芽，然后开花结果，我们静静地品味花开时刻的欣喜。学院所指导的40名本科生，其中已毕业 34 人，已毕业学生中考研升学率为 64.7%，每一位学生均参与申报各级科技创新项目、参加各级专业技能大赛或创新创业大赛，获批国家级创新创业训练项目 3 项，校级科技创新项目 6 项，以第一作者或参与作者发表 SCI 收录论文 4 篇，参与申请国家发明专利 2 项，获得全国大学生生命科学竞赛一等奖 1 项、三等奖 1 项，省级专业技能大赛和创新创业大赛特等奖、一等奖等多项奖项。

人才培养要有静待花开的耐心，相信每一位学生都会成才，相信学生会带来惊喜。成功从来都不是唾手可得的，默默耕耘是开花的前提。

案例启迪

"亲其师，信其道"，这是生科院王老师秉持的基本教育理念。在爱心凝聚的友好氛围中，王老师顺势而为，抓好科技创新项目和专业竞赛、注重创新团队建设，培养学生创新能力和创业意识，带领学生团队取得考研、创新项目、发表论文等多项成绩。他关心学生健康成长，了解学生思想动态，熟悉学生的个性特征，引导学生明确学习目的和成才目标，培养学生崇真、尚美、向上的思想道德情怀，做学生的良师益友，做学生的人生导师。指导学生端正专业思想，合理制订学习计划，明确发展方向，树立职业就业目标，培养学生自我发展能力，做学生的学业导师。学生从教师那里感受到真诚的关怀，从内心受到鼓舞、激励，受到信赖，感到欣慰。师生结为成长共同体，相互促进，增强学习能力，找到学习的科学方法，在项目上历练，在合作中成长。

案例 21

大学生创新创业课的感悟

上个学期，我们进行了大学生创新创业课程的学习。在课堂上，老师为我们展示了有关大学生创新创业的模型和各种卡片，让我们思考如何用手中的这些创业的模型去建立自己的创业计划。我书写了自己的创业计划书，当我试着从每一个点去分析如何创业时发现，这并不是一件简单的事情。

当我拿起自己的创业计划书，很快便制定了创业的方向、饮食方向，因为喜欢韩国的文化与饮食，我打算开一家韩国特色料理饮食店，当确定好创业方向后，一道难题紧接着摆在我的眼前：如何用我有限的资源或者贷款去合理安排货物批发、人力资源布置、商铺租金、销售的产品定价以及期望的获利，等等。我首先列出了一个大概的框架，包括店铺租金、人员配置、饮食批发、店铺配合等几个方面，接着从每一个大的方面出发，例如，在店铺租金中，首先要选择店铺，那就不得不考虑到在中心地带、人流量大的地方，获利可能会高的同时，店铺的租金等一系列花销问题也会更多，因此我首先将位置选择在市中心周围的高校附近，以迎合大学生的口味，同时有大量人员的流动也是一个绝佳的选择。同商铺的租金与商铺的位置两者融合比较，选择一个最合适的位置后，就要考虑人员的配置、适宜的工资水平、主要推荐的饮食品种以及每一种食材相对应的成本和利润……当我一一列出这些条框时，我发现我需要尝试很多次的选择才能刚好达到一个平衡，这对我来说很难，是一个非常大的挑战，我不禁非常敬佩那些一直走在创业路上的前辈们。我想做出一个挑战，我努力思考如何去运营一个好的初创商铺，如何去迎合众多大学生的需求的同时得到更大程度的盈利，我与舍友共同讨论着这个问题，我们一起想方法、想点子，例如，在制作食物时，需要选用什么样的食材？一份的量是多少？为了环保，如何去包装它？如何能更大程度地减少原材料的浪费？是否要定时推送一些特价的活动？这都是需要我们仔细考虑与商量的每一个点。这时舍友又提出了一个建议：现在大学生使用网络如此熟练、如此便捷，同时还能减少排队或等待的时间，可不可以添加网上订餐的活动。这一提案一经提出，立刻遭到了另一位舍友的反对，她认为：作为一个初创商铺，不能从一开始就把一切都布局好，应该根据开业之后的销售额来逐步布置；但有的舍友又说：我们应该一开始就做好网上订餐的计划并且实施，这样从一开始就会大大减少压力，还能提高销售额。紧接着我们就这个话题展开了激烈的讨论，最后就是否要一开业就开始实施网上订餐的方案做出了最终的结论，刚开业时先以实体店营业，一个月之后通过学生的反馈以及营业额去决定是否开启网上订餐的活动，并定时推出一些活动。

我们花了很长时间完成一个创业计划书，但是这很长时间里我们思考了很多，好几次的头脑风暴让我们懂得了每一次的创新创业都要付出无比多的努力去认真做好每一件小事，赚钱不易，想要认真地赚钱更不易，通过这一次的模拟自己创业与书写创业计划书的活动，我学到了很多，不仅仅是在创业方面如何想方法、如何做计划、如何计算花销等，更是在成长方面给了我很深的感悟：当想要做好每一件事时，总是有规律可循的，不能硬做，要先在头脑中列出一个清晰的框架，去思考框架中的每一条目应该如何去做。这个过程很累，要思考的东西很多，但是最后出来的结果是值得期待的，也是最完整、最完善的，

"框架"是极其重要的。反过来看我们在学校中那些活动的实施，少不了的都是活动的策划，而根据活动策划去进行地点布置、人员配置、材料购买与报备，每一个完整活动的实施，都离不开计划的"框架"。

很感谢创业大学的老师们能为我们在校的大学生开启一个这样的课堂，它锻炼了我们思考的能力、协调的能力，在大学中多一种技能，就更有一种把握，才能以更加成熟的姿态步入社会，将自己的能力应用于社会，实现自己的价值。

案例 22
创新创业之新感

听过一次创新创业实践讲座后，我觉得自己仿佛与前辈进行了一次对话，收获颇多。作为当代大学生，我们在学校里学到了很多理论性的东西，我们有创新精神，有对传统观念和传统行业挑战的信心和欲望，我们有着年轻的血液、蓬勃的朝气以及初生牛犊不怕虎的精神，对未来充满希望，这些都是创业者应该具备的素质，这也往往造就了大学生创业的动力源泉，成为成功创业的精神支柱。

当然，创业之前，我们首先必须具备从业的能力和素质，所以前辈从他们公司招聘技术人员要求开始讲起，系统介绍了一个从事电子信息技术研发的人员所应具备的能力与素质。他的介绍使我认识到了自己的不足和今后努力的方向，真实的工作情形并不像我们所想象的那么简单，更不要说大学生创业了。

大学生创业的最大好处在于能提高自己的能力、增长经验以及学以致用；最大的诱惑之处是通过成功创业可以实现自己的理想，证明自己的价值。但是创业的道路是艰难的，《穷爸爸富爸爸》的故事告诉我们，创业的成功与否，不一定与知识的积累量成正比。没有很高的学历，在创业竞争中也一样能立于不败之地，关键是创业的方向方式和方法，有的时候还要看准时机。看准时机的潜力，就好比比尔·盖茨，他之所以能财源滚滚，就是因为他看到了计算机在人类的生活中会起到越来越大的作用，这个市场有无限的潜力，也就是需求会无限增大。

我们都看过《谁动了我的奶酪》，这个非常简单的寓言故事告诉我们，我们拥有的奶酪是在不断变化的，也就是我们在社会上所握有的筹码是不断变化的，不更新就会被用完，不注意保存就会变质，所以这提醒着我们随时要更新自己所掌握的知识与技能，在今后的生活中，要不断地学习，充实自己，增加自己的社会竞争力，这样才有利于我们更好地立足于社会，更好地实现我们的创业理想。

但是在创业道路上，作为大学生，往往急于求成，缺乏市场意识及商业管理经验，对市场营销等缺乏足够的认识，常常盲目乐观。大学生对创业的理解仅仅停留在一个美妙想法与概念上，并没有充足的心理准备。对于创业中的挫折和失败，许多创业者感到十分痛苦、茫然，甚至沮丧消沉。大家以前创业看到的都是成功的例子，心态自然都是理想主义的，其实成功的背后，还有更多的失败，看到成功也看到失败，这才是真正的市场，只有这样才能使年轻的创业者们变得更加理智。

此外，通过大学生提交的一部分创业计划书得知，许多人还试图用自以为很新奇的创意来吸引投资。这样的事，以前在国外确实有过，但在今天这几乎是不可能的。现在的投资人看重的是你的创业计划，真正的技术含量有多高，在多大程度上是不可复制的，以及市场盈利的潜力有多大。而对于这些，你必须有一整套细致周密的可行性论证与实施计划，绝不是仅凭三言两语的一个主意，就能让人家掏钱的。再者就是大学生的市场观念较为淡薄，不少大学生很乐于向投资人大谈自己的技术如何领先与独特，却很少涉及这些技术或产品究竟会有多大的市场空间。

就算谈到市场的话题，他们也多半只会计划花钱做做广告，而对于诸如目标市场定位与营销手段组合，这些重要方面则全然没有概念。其实真正能引起投资人兴趣的并不一定是那些非常先进的东西，相反，那些技术含量一般、却能切中市场需求的产品或服务，常常会得到投资人的青睐。同时，创业者应该有非常明确的市场营销计划，能强力地证明盈利的可能性。

大学追逐自己的理想、兴趣，是人生的关键阶段。我觉得在大学里培养个人的兴趣爱好，对于个人而言就是一种创新过程。在培养个人的兴趣爱好的时候，无疑就是创新了。个人独特的实现方式创新，往往就是在个人的兴趣爱好基础上实现的。我国伟大的教育家孔子说，"知之者不如好之者，好之者不如乐之者"，可见他特别强调兴趣的重要作用，兴趣是最好的老师，兴趣是感情的体现，是学生学习的内在因素。事实上，只有感兴趣，才能自觉主动地观察、去思考、去探究，才能极致地发挥学生的主观能动性，这就容易在学习中产生新的联想或进行知识的移植，做出新的比较，综合出新的成果。

在今天创新能力已成了国家的核心竞争力，也是企业生存和发展的关键，是企业实现跨越式发展的第一步，同时也能让在校期间的我们得到锻炼，为以后自己在就业求创新的路途上铺上垫脚石。

案例启迪

"以人为镜，可以知得失。"听过创新创业实践讲座后李欣怡同学感受颇深，也从与成功人士的对比中认识到了自己的不足之处："我意识到了自己的不足，其中包括，大学生对未来方向的模糊，以及构思与实践不对应等，太过于注重标新立异的想法，而忽略可行性是创业创新过程中的一大弊端。"面对不足，小李同学并没有坐以待毙，而是针对普遍在大学生身上存在的问题，提出了相应的解决措施："多进行市场调研，机会只留给有准备的人，了解现今供需的要求，踏踏实实做好创新创业的每一步。"在创新创业中，有不足不可怕，对于不足，找到适合自己的解决方略才是最为关键的一点。机会只留给有准备的人，只有做好了充足的准备，在机会来临时才会抓住它。听过创新创业实践讲座后，小李同学对自己有了新的认知。

当代大学生普遍存在急于求成、缺乏市场意识等问题，这些问题往往阻碍着创新创业的进一步发展。对于这些问题，小李同学通过参考各类案例、观察生活规律，根据自己的认知与见解，也提出了相应的解决措施："建议开设有关就业方面的课程以及讲座，以供学生进行参考和学习，多提供实践机会。"问题往往对应着措施，行之有效的措施，也自然会将棘手的问题逐个击破。

正如小李同学在案例中谈到"兴趣是最好的老师"，从周围同学中，我们也了解到小李同学平时爱好广泛，经常能想出许多赢得同学们赞同的"金点子"。对于如何将这些兴趣爱好与创新创业结合起来这一问题，小李同学略微思索过后给出了答案："我喜好在闲暇时间观看短视频，了解新时代新媒体的宏大作用。在当今社会，新媒体是一个非常大的市场，甚至是说捡垃圾的人也可以进行新媒体的就业，这无疑给大学生提供了一个非常大的就业市场，同时，作为英语专业的学生，我们可以提供行之有效的学习英语的短视频进行营利和创业活动。"兴趣爱好、所修专业与创新创业三者相结合，若能将这一"金点子"真正投入应用，迸发出的火花自然不容小觑。

大学生最终无非两个去处——升学或创业。而今，大学生创业早已不是一个新奇词汇，相反，它直接或间接地体现在日常生活中的方方面面，每个人的生活都或多或少地因此便利。那么对于初出茅庐的大学生来说，创业究竟会对个人的进一步发展有哪些推动作用？会使个人的能力有哪些提高呢？对此小李同学表示："大学生创业能够提高方方面面的能力，尤其是处理人际关系以及解决问题的能力。同时，大学生创业也开拓了我们的思维，为我们的未来奠定了一定的基础。"

第三节　学术素养篇

案例 23

国创基金立项记

"恭喜！你申报的项目已获国创立项！"刚下课，打开手机微信收到了来自老师的祝贺消息。那一刻，我"哇"的一声喊了出来，顿时，心里的激动与畅快一跃而出。这激动是因为我明白科研路上，枯燥与挫败如影随形，保持前行的动力和热情并不容易。所幸最终的结果没有辜负全队废寝忘食的努力，"学院首个国创"，让过往的艰辛都化为绚丽的序章。

生长在雪域高原的雪莲，日复一日冲破层层阻碍开出的花，才分外珍贵。回顾课题申报，有疑虑、有坚持，有思而不得的疲惫，更有收获满满的欣喜。

身在寒冬，心向温暖

故事回到 2020 年春节的那个夜晚，新型冠状病毒突如其来，牵动了全国人民的心。当时，新冠肺炎疫情防控正进入关键阶段，全国人民众志成城、万众一心，在极短时间内建成并投入使用"火神山""雷神山"、各大方舱医院，素有"基建狂魔"之称的应急建设再次展现了"中国力量"和"中国速度"。这些举措令我惊叹不已的同时，也感受到了作为一个中国人的民族自豪感！面对新型冠状病毒的来袭，90 后年轻党员更是不畏风险，主动请缨，深入一线，充分彰显了 90 后党员的责任与担当。作为一名 90 后的学生党员，看到同龄人已经在为改变世界摩拳擦掌，我也多了一份勇敢发声的勇气和拥抱世界的胸怀。当时我在心里想，我能做些什么呢？

作为一名外语学子，平日里课堂学习的中美文化使我明白在促进中外文化交流的道路上，青年人有责任也有义务做一个忠实的文化使者。通过研读国内外关于新冠肺炎疫情的系列专题报道，我发现美国一些无良政客不思如何抗击本国肆虐的疫情，更不顾全球合作抗疫大义，对举世公认的中国成功抗疫进行攻击抹黑。谎言是卑鄙无耻者的通行证，真相是捍卫真理者的座右铭。针对中美主流媒体关于新冠肺炎疫情事件不同的表达，我决定展开分析中美主流媒体新闻报道的差异及原因的相关研究。因为我明白是非终有曲直，公道自在人心。

潜心钻研，砥砺前行

回想当初的组队经历，小王同学和我笑着调侃道："咱们可是仅仅用了三分钟就完成了组队啊。"我们的组队，始于双向选择，发自对祖国的天然朴素之爱，源于对科研的执着。因为我之前在学院工作中担任学生会副主席，工作中的成熟稳重，使我担任队长之位众望所归；小刘同学擅于搜集文献资料，为团队提供理论支撑；小孙同学始终保持清晰的思路，冲锋在研究前线。每个人都各有专长，用信任拧成一股绳、聚成一团火，在科研世界里发光发热。

组完队后，我们接着就感觉还需一位科研经验丰富的指导老师。在学院老师的推荐下，我们成功邀请到当时正在美国高校访学的朱老师来做指导。朱老师研究领域为中美关系，在美访学期间，亲身经历了美国媒体对新冠肺炎疫情的报道，实地走访了《华尔街日报》并采访了相关人员，获得了大量的第一手新闻资料，对课题的顺利开展提供了极大的帮助。

人文社科研究需要厚积薄发，在导师指导下确定了研究方向之后，我便一头扎进了研究工作中。但科研道路一开始并不好走，加上疫情原因，团队成员和指导老师只能通过云端会议开展讨论，遇到具体问题时难以相互请教，所以多数时候要"自力更生"，碰壁和犯错简直是家常便饭。但我说自己"头很铁"，永远坚信"没有过不去的坎儿"。

好在朱老师及时跟我们分享他在美国访学期间的第一手新闻资料，我们也开展了调查研究，深入了解中美主流媒体在报道类型、报道篇幅、报道内容、报道视角等方面的差异。此次调研主要分为三个部分：第一部分，搜集相关资料，熟悉中方和美方新闻各自立意的角度，了解新冠肺炎疫情下研究中美主流媒体新闻报道差异的意义和影响；第二部分，结合新闻报道理论制作调查问卷并发放，了解我校英语学习者对中方和美方媒体关于新冠肺炎疫情发展的新闻报道的了解程度和对两者之间报道差异的看法；第三部分，分析中方和美方主流媒体对新冠肺炎疫情新闻报道的差异及深层次原因，根据文献资料和教师建议写出条理性、时效性的分析报告，并请教师和外教审查校对，给出相应的建议。与组员进行最后的讨论，结合文献、调查材料，参考老师、外教的意见，撰写项目申报书。

调研期间，团队成员利用新闻图片作为记录疫情历史瞬间的载体，制作中美对新冠肺炎疫情报道的全程记录影像；朱老师和我们克服了时差的困难，长达两小时的云端研讨是常态，老师和我们分享了在美国的所见所思所想。种种新手段运用拓展了调研的时空范围，使调研活动变成面向团队成员的云端开放活动，变成了一堂行走在美国、行走在历史与现实中的调研课。我们也在调研中形成了丰富的成果，记录和讲述好新时代的中国抗疫故事，将调研中的所见、所思、所想落在笔头。

课题研究必然是一个漫长又艰难的过程，我们也必然会遇到各种困难，但我们有信心克服它们。分享一个令我难忘的例子："记得第一次写 2000 字左右的立项申报书时，我本以为简单写写就可以了事，结果交上去就被朱老师发回来要求重写。"对于这段经历，我其实一开始非常困惑，字数少应该难度更小才对。但朱老师告诉我，字数越少的材料才越不好写。经过第二稿、第三稿直至第五稿的反复修改，我才发现，第一稿的内容删去废话，最后能用的其实不到500 字。

这也给我留下了深刻印象，我明白了即便是围绕主题写申报书，也要阅遍与该主题相关的所有文献资料，包括研究背景、媒体报道、国内外文献等。如果只是为了完成而完成，如果没有朱老师的严格要求，如果缺少后期不断打磨完善的四次修改，那么这个项目很可能只是一篇"水文"。任何一篇好的文章、一个好的项目，背后都是日复一日地精益求精，都离不开问心无愧的真功夫。这让我觉得自己的学术研究是有能量的，是可以通过科学扎实的学术研究讲中国故事的，这一切都是那么真实而具体。

我们的课题尝试以新冠肺炎疫情的新闻报道为切入点，以《人民日报》与《华尔街日报》对新冠肺炎疫情的报道为例开展研究，保证了研究源头的真实性。在课题研讨中，朱老师悉心指导，在肯定本课题实践意义和价值的同时，也对研究思路、研究方法、报告书写等方面提出了宝贵的建议。由于美国与国内有时差，朱老师更是拿出休息时间在每一个环节及时给予我们提醒和指引。申报阶段，朱老师耐心指出了申报书中还存在的"目的替代做法""研究目的与研究成效不一致"等问题，崇拜和感动之余，我们再次梳理研究过程、反复修改稿件，在不断地打磨和锤炼中，近 200 次的研讨修改最终使得申报书更为严谨。这项研究在经历了各种磨炼之后，其灵魂早已成长为一个完整充实而又饱经沧桑的"老者"。感恩这次的课题研究，让我们在学习的过程中实现了提升自身理论水平的可能，也增添了"我可以做到"的干劲和力量。

热忱的钻研和细腻的感知

"且挨过三冬四夏，暂受些此痛苦，雪尽后再看梅花。"我亦甘愿做那一缕幽香暗梅，倾情奉献。当我们将作品成功提交至系统时，夜以继日的修改完善也随之结束。五个月的奔赴，忽如一梦，雨落成洼，叶飘如花。国家级大学生创新创业训练计划立项是至高的荣耀，亦是岁月的见证。

一项课题的开展和完成需要组内成员齐心协力、共同进退，从选题、立项到活动开展、方法调整，再到和指导老师的交流、修改等，的确不是件简单容易的事。若是你问我，做课题难不难？现在的我会说："做课题确实挺难的，但是我愿意去做，而且相信自己可以做好。"这种心态的转变是努力行动带来的最大收获。

大学生活的精彩，在于永不满足于单面的探索，仿佛没有什么能限制我们愈加广阔的道路，也没有什么能遮蔽我们愈加高远的视野。脚踏实地，是在朝热爱的方向飞翔而不至于迷失的秘诀。对科研精神始终保有一份热忱和细腻，就像飞鸟在北去南来的过程中，会细致地感受风的流动。不忘初心、不忘来处，我也一直践行将专业知识与课题研究相结合的原则，身为外语人，最重要的是身体力行，主动运用学习到的理论知识和思维框架，才能在思想和精神上再次出征。

我们的研究还在进行时，在此，感谢指导老师和团队伙伴为这项工作熬过的通宵和付诸的无数努力，也感谢学院老师的鼓励与大力支持。该课题已经顺利立项，未来或许仍会有一些不清楚、不确定的知识盲点，但是在仰望高山的激励下，在与"巨人"同行的路途中，凭着脚踏实地的底气和不断学习的强烈愿望，前行的步伐一定会更加坚定。愿我们永葆一颗至真、至善、至纯之心，用真心对待所追求的一切。

案例 24
勇做大学生科技创新的探索者

"成功的花，人们只惊慕她现时的明艳，然而当初她的芽儿，洒遍了牺牲的血雨。"这是冰心的一句话，在参加了此次大学生创新创业项目，有了这次课题申报的经历后，我对这句话的理解更加深刻透彻。

2020 年我们在家里上起了网课。偶然的一天班级群里发了一条通知，是关于大学生创新创业的，我一想这正是个好机会，学姐们也正好联系上我，让我一起参加这个项目。

作为一名外国语学院的学生，平时及时地了解中美文化使我明白在促进中外文化交流的道路上，青年人有责任也有义务做一个忠实的文化使者。通过研读国内外关于新冠肺炎疫情的系列专题报道，国际舆论普遍表示对中国政府战胜疫情具有信心。然而，部分西方媒体的报道带有明显的嘲讽或敌意，在国际社会引起了极大争议。事实上，西方媒体涉华报道的负面倾向由来已久。改革开放以来，中国经济社会的快速发展使其成为既有国际秩序的重要变革力量。随着中国国际地位和影响力的提升，西方媒体对中国的报道逐年增多，尽管其中不乏一些客观、公正、积极的报道，但由于受到长期积累的政治意识形态偏见、文化成见等方面的影响，一些西方媒体的涉华报道依然呈现出较强的负面特征。在新闻文本的呈现上，西方媒体涉华报道更倾向于选取诸如人权、民主、法治、腐败、市场壁垒、经济威胁、民族事务等争议性议题或与其进行挂钩，通过比较片面的报道角度和事实选择，对中国以及中国政府的相关国家治理行为进行质疑与批判。基于这些背景，我们小组便确定下来了课题。张悦学姐负责担任组长，其他人有各自的分工，每个人都各有专长，用信任拧成一股绳、聚成一团火，在科研世界里发光发热。幸运的是，我们还邀请到了在美国高校访学的朱老师作为我们的指导老师。

钻研的路上注定是崎岖的。2000字左右的立项申请书看似简单，实则做起来却难上加难。我们进行了小组分工后便开始展开工作。在经历了无数次的修改之后，我们的项目书终于完工了。

功夫不负有心人，我们这个课题组终于圆满地完成了这次调查任务，之后好消息便接踵而来，我们的项目从市创、省创再到国创，在那一瞬间，感觉我们做过的所有努力都没有白费，同时我们积累了一些课题研究的经验。总之，我们感谢学校和老师对这种活动的重视，它给我们提供了亲身实践的机会，为脚踏实地走好以后的人生道路奠定了基础。

科学研究既是崇高的、伟大的工作，又是平凡的、艰辛的劳动。而我们能做的就是脚踏实地地做好研究。研究需要投入大量时间、精力、热情，要保持高度专注，才能有所收获。有时所谓的"灵光一现"，其实是在长时间的思考、探索、试错后的豁然开朗。我们也终将继续坚持下去，身为外语人，要做到理论与实践相结合，真正做到身体力行、勇往直前、奋力前进。

案例启迪

参加此次大学生创新创业项目，本文作者邹同学感触良多，她认为自己的参赛经验还不足，在参加项目的过程中，面对各方面的工作，她觉得，自己有些地方的分析还不到位。"做课题研究最重要的就是严谨，还要有思路的拓展与开放，当然，学好自己的专业课是最基础的。"邹同学这样说。

项目从市创、省创再到国创，这条路并不平坦，在这途中难免会经历许多坎坷，当被问到在这次项目的过程中最难以解决的问题时，邹同学笑着回答："我觉得资料的收集与整理是最困难的，中方媒体对疫情发展的报道资料搜集起来相对容易一些，而要搜集美方主流媒体的报道资料就有些困难了，另外还要查找、翻译一些文献，资料及文献在整合分析的时候也有一定的困难。"面对这些不太熟知的困难与坎坷，邹同学选择积极寻求老师的帮助："老师的专业水平及经验肯定是要比我们多的，我觉得不懂就要问，这样才会知道该怎样走好下一步、每一步。之后我们组内再进行小组讨论对资料文献的整合进行整改。"虽然困难有很多，但邹同学并没有想过要放弃，她坚定地表示："不论要经历怎样的困难，既然参加了这个比赛就要坚持下去。"她笑着说："参加了此次项目，我才真正领悟到了做研究需要的锲而不舍的精神。"是的，邹同学的几句话让我们明白，唯有不懈的努力、不舍的精神才能开出成功的花朵，结出理想的果实。

谈到这次国创项目对自己有怎样的启迪时，邹同学表示："参加此次项目，不仅仅是锻炼了自己的学习能力，训练了创新创业的能力，还懂得了小组合作的重要性。组内每个人都有自己需要负责的地方，小组协作也进行得十分顺利，组内的每个人都非常积极，这也锻炼了我们，让我们深刻地体会到，团结协作是集体活动成功的前提条件和重要保证。同时，组内其他同学都有着各自的优点及擅长的地方，这也让我从她们身上学习到了很多。另外，在准备这次项目的过程中我们查找了大量的外语资料，更是提高了我的英语水平，提高了我的专业素养。这些收获对以后的学习和生活都有很大的帮助。"

对于参加此次大学生创新创业项目的感受，邹同学也提出要注重实践能力，努力做到理论与实践相统一、课本与生活相结合。生活中的点点滴滴都会成为我们提出新想法、开拓新思路的灵感来源，有时并不是我们没有想到，而是我们没有细心地察觉。她还说道："学好自己的专业课才是做课题研究的基石，把自己学到的东西与生活实践相结合，才能走得更远、看得更高。"同时，邹同学根据自己的经验总结，提出了自己的建议："在学习过程中要多与他人交流沟通，交换各自的想法，有时只靠自己去想、去做是行不通的，各自的灵感汇集到一起才能成为喷薄的源泉。"

案例 25

养成科研思维，提高创新意识

"人的大脑应该是所加工厂，而不是储存库。学习的知识进入大脑，为的是将其运转起来而非储存起来、只是为了考试而已。"这是我们的导师在我们进入实验室的第一天就告诉我们的，从那天起，我们心中就种下了一颗种子：培养科研思维，提高创新意识。

科学思维，也叫科学逻辑，即形成并运用于科学认识活动、对感性认识材料进行加工处理的方式与途径的理论体系。它是真理在认识的统一过程中，对各种科学的思维方法做有机整合，它是人类实践活动的产物。在科学认识活动中，科学思维必须遵守三个基本原则：在逻辑上要求严密的逻辑性，达到归纳和演绎的统一；在方法上要求辩证地分析和综合两种思维方法；在体系上实现逻辑与历史的一致，达到理论与实践的具体的历史的统一。

创新意识就是根据客观需要而产生的强烈的不安于现状，执意创造、创新的要求的动力。

培养创新意识，训练创造思维，传授创造方法。提高创新能力是当代本科生创新学习的重要内容，而其中创新意识的培养又是重点。正如马斯洛所说："创造性首先强调的是人格，而不是其成就，自我实现的创造性强调的是性格上的品质，如大胆、勇敢、自由、自主性、明晰、整合、自我认可，即一切能够造成这种普遍化的自我实现的东西，或者说是强调创造性的态度、创造性的人。"可见培养创新意识、提高创新者心理素质多么重要。创新意识是创造的前提和关键。没有创新意识的人难以产生创造思维、掌握创造方法和获得创造成果。

身为一名医学生，"救死扶伤，治病救人"是医学科学赋予的神圣使命，不断提高临床诊断和治疗水平是医学生应有的不懈追求。学生应具备"实事求是，循序渐进，敢于创新，无私奉献"的精神，这是医学生积极参与临床科研工作的关键，也是与时俱进和不断开拓进取的要素。

首先，作为医学生，我们需要不断提高自己的科研思维。基础理论学习与临床技能培养是科研的基石。本科临床医学生需要经过两年半的基础医学理论学习，这个过程基本涵盖了人体生理病理的基本过程。然后进入临床专业技能的学习，将基础学习与临床实践结合并融会贯通。相较理工科学生的培养多出整整一年的教育经历，也体现出医学教育内容本身的繁复与不易。随着我国人民群众教育需求的不断提高，医学教育也需要高水平、多平台来培养提高医学生的专业素质。

另外，近年来医学院校的扩招与不断升级的医患纠纷，导致很多医学生得不到充分锻炼与实践。根据实际需要，卫计委推出了住院医师轮转培训制度，目的就是加强医学生的理论学习与临床技能的培养，这样才能保障我国的医药人才培养，以及满足人民群众日益增长的健康需求。随着医学教育不断深入，研究生教育也更加普遍。大型医院与三级甲等医院已成为国内外学术交流的平台，这也需要更高层次的人才来进行推动。这都需要以扎实的基础医学教育与临床实践为前提。

积极推进医学科研思维培养与科研教育。对于医学生来讲，无论成为哪类从业人员，其扎实牢固的科研素质对于其日常工作非常重要。当前我国医学教育仍然普遍存在只重视临床教学而忽视了科研素质的培养的问题。这不利于医学生毕业后的发展，也不能满足未来生物医学研究发展的需要。医学知识平均 5 年更新 1 次，临床诊疗思路也在不断与时俱进。

临床医生跟不上学术的进步、没有医学科研思维，就不能提升自身的专业水平和提供更高质量的医疗服务。但是，医学教育体制已无法满足目前临床医生的科研需要甚至是科研缺失，是目前医疗教育的现状，是大多数医疗工作者面临的困惑，也是医学教育面临的重要课题。因此，提高医学生的科研素质是医学教育的一项重要任务，对当代医学生科研素质的培养迫在眉睫。一名优秀的临床医生必定具备优秀的科研思维。科研思维与学术敏感无论从形式或是内容来说基本是一致的。目前，国内多数医疗机构对医生的评价体系也离不开科研，但科研对于工作繁忙的临床医生来讲是一份艰巨的任务。

教学和科学研究是高等学校的两个基本职能，科研与教学工作能否协调发展实现良性互动，直接关系到学校教育教学的质量和水准，以及学校发展的前途。医学科研教育忽视的原因是多方面的。首先，长期的应试教育导致科研教育的大纲及考试很少涉及。其次，认为医学是"文科"，只需背书就可以做好临床工作，而医学教育也未能将科研统计列入主修课程。本科医学生在教育中触及不到科研，但走上工作岗位又发现很重要，可是缺乏系统学习和培训，最后干脆放弃科研的比比皆是。

另外，高校在医学教育建设中，缺乏科研管理与科研教学意识，也是科研教育中的薄弱环节。那么，本科教育该不该进行科研教育？答案是肯定的。越来越多的临床实践表明，作为医学教育不可或缺的一部分，今后临床工作对科研的依赖程度不亚于基础知识的运用。

同时，我们也要不断提高创新教育。创新教育是通过有目的、有系统的创新教学与训练，使学生树立创新意识，培养创新品质，开发创新思维，初步掌握创新技能技法，从而提高学生创新素质的新型教育。

21世纪是知识创新的世纪，当前科技发展突飞猛进，成为推动社会发展最活跃的因素。在竞争日益激烈的知识经济时代，创新已成为民族进步的灵魂、国家兴旺发展的不竭动力。进取、开拓和创新是整个国家和民族发展对社会的要求，也是社会发展对高校毕业生的要求，唯有具有这样的素质，个人才能适应时代，国家才能加快发展，因此培养大学生创新意识和创新能力是目前高等院校的一项重要教学任务。医学是一门实践性极强的应用型科学，医学人才面对的是基本的社会和人群，医学院校必须把培养学生的创新能力放在重要的位置，为医学事业的可持续发展做出重大贡献。

身为新时代的医学生，我们应不辱使命，培养自己的科研思维，提高自己的创新意识，为我国医疗事业的发展、人民生活水平的提高贡献出自己的力量！

延伸阅读

科研创新是指在立项、论证、研究方法、研究手段、数据处理、现象分析、设备组合、项目理解及抽象等一系列科研活动中所表现出与前人不同的思维方式和行为方式。科研思维和创新意识在学习和生活中都是必不可少的东西，那么郝同学是如何把科研思维和创新意识融入学习当中的呢？她这样说："培养科学思维的过程就是演绎与归纳的过程。在助研的过程中，实验就是演绎的过程，而归纳就是将知识融合于实践，辩证分析的过程。只有将理论学习与实验分析融合在一起，才能更好地培养自己的科学思维；创新意识就是不满足于现状，想要做出改变的过程。有一些实验方法的改变需要依托知识的积累，才能达到量变与质变的效果。在学习知识的过程中也要不断地拉紧自己头脑中的弦，加强创新意识，做到活学活用。"

案例延展

郝同学是学校众多助研人员中的一员，和其他人一样，她希望自己能够不断发展自己，提高自身能力，培养科学思维，加强创新意识，她现在正在进行论文的撰写，题目为《以新医科为导向的医学检验技术教学体系建设探索》，新医科是指新形势下的医学发展模式，即加强智能医学，大数据分析下的医文医理医工医X（X：与其他任何、多个学科）融合，分为两部分来阐述：校内教学体系改革和校外提供良好社会竞争服务平台。郝同学概括论文的主要内容是：在新医科背景下，以培养综合素质医学人才为目标，通过学校体系改革、师资力量的加强、社会服务竞争平台的扩大等措施，培养学生的多学科交叉融合能力，促进我国医学事业的发展。我问郝同学写这篇论文的意义是什么，她说在新时代背景下，明确了作为一名医学检验学生的使命与担当，就是提高知识的储备与技能的掌握，提高自己的综合素质；了解了我国医学检验专业的背景、发展前景、就业要求；深刻理解了当下提高医学生综合素养的必要性与紧迫性。

科研活动本身是以现有的现象、认知和习惯为基础的活动，凭借知识和经验预测科研可能达到的科学目的。在不同层次对人们熟悉的思维方式高度抽象或转换，是科研创新的主要特征，也就是发散思维。比如，每个人都会很自觉地遵循 $1+1=2$ 这个运算规则，并能在生活、工作中熟练应用。哥德巴赫在另一思维层面——求证思维层面创新性地提出，就形成了世界级的数学命题：哥德巴赫猜想。作为当代大学生，科研创新尤为重要，大学不应成为禁锢我们思想的象牙塔，实践和深入研究才能丰富我们的头脑，提高我们的思想水平，才能学有所得、学有所用。创新是一个民族进步的灵魂，是国家兴旺发达的不竭动力，21世纪是知识经济时代，国际竞争主要体现为创新型人才的竞争，大学是培养创新型人才的基地和摇篮，我们肩负着重要的历史使命，必须全方位培养创新能力。

案例启迪

学生对创新创业教育与教学科研的关系，结合自身经历的思考和探究，触及当代大学的三个使命：教学、科研以及成果转化和社会影响力。青年学生站在自己学习的真切感受和探索实践基础上，反映出当代青年学生对大学教育指导思想、发展路径等问题的敏感性、深刻性。这也从一个侧面反映国家、学校对来自学生敢于突破、勇于求变、走向创新的教育回应与关切。

案例 26

国创六人行

我今天分享我们助研团队走向国创之旅的历程。大一时，学生会的学长学姐们宣传着老师要招募实验室助手，也就是助研，我毫不犹豫地就报了名。我想，在大学四年中，总要做一些有意义的事情，不能无所事事。报名后，老师选了我们六个人并进行了面试，暂时选择我作为我们这个团队的队长。

大一时，我们还缺乏理论知识，所以老师先让学长学姐们带着我们改写论文。大二寒假时，我选择了留校助研，在实验室，我们在老师的带领下制胶、跑胶，最后我们自己也能独立完成。实验室的操作并不轻松，几乎每天都是要站一整天，晚上回去的时候双腿已经麻木了，但我们还是乐在其中，因为我们能够学到平时在课本上学不到的知识，也快乐于每一次实验的小成功。大二下学期，由于疫情原因未能返校，一年一度的国创、省创、校创开始了网上报名，我们团队在老师的指导下，查文献、写提纲、写标书、修改标书。写标书不亚于写论文，每一次的修改都有着很高的难度。老师给我们提了极高的要求，我们修改了五六次才算完成。项目通过校创要进行省级报名时，我们又进行了标书的修改，把最新的实验情况加了进去，然后又修改了四五次，最终，我们的项目成功通过省创。这期间，我们也参加了"挑战杯"的比赛并在校级的比赛中成功晋级，但败于省级比赛。进入大三，我们进出实验室的次数多了起来，几乎每天都要进出实验室。某天，我们得到了项目通过了国创的消息，在那一瞬间，我们感觉所有的努力都是值得的，欣喜的同时，我们也意识到这个项目一定要做好，压力大增。

有一次做实验时出现了污染菌落，我们按照从课本上学来的检查未知菌落的方法来检测污染菌是什么，通过一系列的实验，我们最终确定污染菌很有可能是表皮葡萄球菌。作为一名检验的学生，还有什么比自己动手把一种未知的菌检测出来更让人高兴的吗？

我们的团队互相协作，一起面对困难，一起分享喜悦。以下是我的队员在这三年来的一些感悟。

1. 同学小黄

大一时，选择助研这条路是经过深思熟虑的，在科研过程中，学习科研思想，注重科研实践和科研创新。

成为助研人员后，进入实验室第一件事是熟悉实验室，熟悉实验注意事项，之后便开始第一次实验。

刚进入实验室，对所进行的科研项目没有很深入的了解，便开始学习如何查阅文献，阅读文献过程中学习论文的撰写，了解各种名词解释。

暑假留校助研，在研究生学姐的带领下，进行更多实验，面对实验中遇到的问题，我们查找文献，询问老师，最后解决问题。

在假期里，我们参加了"挑战杯"科技创新创业项目。回想起那些讨论、交流，查文献、搜资料，真的很让人怀念。经过一个月的修修改改，终于完成创新项目表格填写，并开始进行创新实验。对于这次的科研，我们大家都很认真地对待，付出了不少努力和汗水，终于通过了省创，取得了阶段性的成果。

这一次次的科研经历，让我受益匪浅。

2. 同学小翟

对于平常的实验操作来讲，我觉得这更是一个探索和开阔视野的过程，操作不同的实验仪器和技术，维持自身对新知识的渴望。提高自身的实践能力也是培养自己科研能力的必经途径，平常我们自己去动手做的机会并不多，实验就更显得很珍贵，我们应该抓住每次的实验机会，并始终保持科研意识。在实验课上，不懂的地方要抓紧时间请教老师。我们还积极参加竞赛，通过知网等途径查阅资料、整合文献以及从这些文献中来发散自己的思维。我们的科研活动都是以小组为单位进行的，在小组内，完成一个任务往往需要分工协作、互相配合，认认真真地查阅每一个资料，完成每一个研究步骤，做好实验记录以备下次使用。

在科研活动中，我们的选题基本来自指导老师，通过广泛地查阅资料，分析国内外针对该课题的研究以及近几年的现状水平研究方法等，来明确该课题的研究目标。

总之，时刻培养自己的科研意识，严格规范自己的科研行为。加强实践动手能力以及归纳总结并撰写科研文章能力的培养，对以后的创新有很大的帮助。

3. 同学小李

我在大一时了解到助研的相关情况，觉得助研可以做很多有趣的实验，也能跟着老师学习到很多知识，便跟着学姐报了助研。这一年其实和我想的并不一样，不是只做很多实验，而且要整理论文和翻译文献，这对我来说还是挺枯燥和乏味的。刚开始整理论文时，很多地方都会出错，但是老师会很细心地教我们改正一个个的错误。当整理完时我的成就感持续了好几天，在完成大二的论文作业时也感觉很轻松，不会犯之前的错误。我觉得我很幸运，当时参加了助研，可以让我接触到很多平常接触不到的知识。在大三时开始做预实验，由于疫情大二时我们并没有做当时的实验，所以当时做预实验，除了很复杂的，其他都得自己看课件和之前的实验视频，其中也出现了很多插曲，例如，试剂与说明和 PPT 不符合、CAMP 实验距离把握不好等，感谢老师对我们的包容，认真地帮我们改正错误。我觉得助研带给了我很多，认识了很多助研的朋友，也可以真正自己动手做实验，在这个过程中学习到了很多的知识和技巧，也教会了我如何去思考，探索和解决实验中出现的问题和遇到的困难。

4. 同学小顾

就我个人而言，大学生活还是比较轻松的，即使学习不轻松，也无法做到除上课外的其他时间全部用来学习，所以我就有了做科研项目的念头，在大一下学期刚开学的时候，我坚定了找一个老师做一些科研的想法。

首先，我想到的是微生物老师，因为觉得微生物真的很有趣，未明确的地方很多，可探索性极大。我和好朋友提交了个人简介，老师就把我们和其他几个同学组成了一个本科生实验组。

刚一进组，我就发现同学们真的很优秀，各种实验操作都很流畅，而我那时连平板划线都不明白。之后我便开始从最简单的做起，从平板划线、加样枪的使用到保藏菌株等操作，我都有所掌握。

暑假，我和我的小伙伴留校做实验，那是最有意义的一个假期了。每天跟着研究生学姐做实验、制胶、跑电泳……每次实验过程我都会查文献，解决各种操作方面的问题，这个过程中，我学到了特别多，这对后来的临床分子生物学实验课的理解有了很大帮助。

在做科研的过程中，不仅在专业领域有所提高，自学能力也逐步得到发展。除此之外，做科研的过程也是一个思维方式的塑造过程，通过提前做科研，能够优化自己的思维方式，让自己思考问题的方式更加合理。

5. 同学小沈

从大一开始助研，从最基本的学起，老师、学长学姐们不厌其烦地教我们操作。现在已经是大三了，到现在可以熟练地做实验，也是学长了，我也会认真地教会我的学弟学妹。

创新发展需要强大的文化引导力、精神推动力。我们要从教育、科研到创新创业的各个领域，鼓励创新思维、倡导追求卓越，以真才实干论英雄。科研发展不是一路凯歌、一帆风顺，不惧失败、善待失败、总结好经验教训就可以从头再来。宽容失败，尊重奋斗都应该是科技创新的内容。我们要尊重每一份奋斗的价值，培养全社会形成创新精神，营造创新光荣的社会风尚。坚持文化创新，就是要以中国特色社会主义文化的繁荣兴盛凝聚起实现民族复兴的磅礴精神力量。

历史告诉我们，创新强则国运昌，创新弱则国运殆。躬逢伟大时代，面对宝贵历史机遇，惟创新者进，惟创新者强，惟创新者胜。

并不是所有的努力都会获得回报，在电泳跑胶时，我们的目标区带一直跑不出来，那几天我们天天跑胶，就是做不出来，后来查文献才明白问题出在哪里，然后我们又进一步改进实验，再重新开始。

在科研领域，创新往往意味着失败，但不创新就意味着故步自封，永远不可能进步，因此，我们要不怕失败、敢于创新、勇于创新。

案例启迪

当今社会的发展需要创新型人才，学校是培养创新型人才、创新思维能力的好地方，我国《教育法》也明确规定："高等教育的根本任务是培育具有创新精神和实践能力的高级专门人才。"梁冬青在《培养学生创新思维能力的若干思考》中说："创新思维能力的培养是知识经济时代的需要，是创新型人才培养的核心。"可见创新思维能力有多么重要。

"明者因时而变，知者随事而制"，创新思维能力是时代变迁的要求，创新思维能力对大学生来说尤为重要，惟创新者进，惟创新者强，惟创新者胜，具有创新思维的大学生在科研、就业等方面都有很多的发展机会和进步空间，创新思维推动大学生不断前进，像上面几位同学的助研经历一样，创新在科研中的作用不可小觑。

案例 27

念念不忘，必有回响

高中时代曾听老师说起过，进入大学才是开启知识大门的敲门砖，考试不是目的，"载籍极博"也不是目标，对所学进行探究、思考、升华、应用和创新，才是身为学者的魅力。当时老师不经意的一席话对我触动很深，那时我便在心里悄悄埋下了一颗憧憬的种子。

2019年大一下学期，一次偶然的机会，我看到了"2019年潍坊医学院大学生科技创新项目申请"的通知。初入大学的我，当时虽然对科研学术有一定的向往，但在看到这个通知的时候还是有些彷徨：作为一个大一英语专业的新生，在还没有接触专业课的情况下，怎么可能完成这样一个自己的创新课题呢？因此，起初只是在心里悄悄冒过火花，但很快熄灭了。临近截止的那几天，我看到了系里老师们鼓励大家进行项目申请的通知，犹豫再三，还是打算拼一把，尝试一下。

但是临近学校的申请截止日期，再加上时间紧、任务重等种种原因也没有其他同学加入，整个项目组只有我一个人，课题选题、联系指导老师、填写申请书、查找国内外研究成果等，对于我这个完全不了解的学术新手来说，申报是个首要的难关。宛如无头苍蝇的我主动联系了当时大一的几位任课老师，咨询她们相关问题，韩老师和冯老师都非常积极地回应我的困惑，甚至主动打电话给我，了解我的情况，为我的课题名称提出建议，建议我从自己的兴趣爱好入手，并鼓励我坚持下去。

受到老师的支持和启发，我恰巧注意到当时美国《华盛顿邮报》上有关近年来美国校园枪击案的报道，联想到自己读过的一位美国当代畅销书作家朱迪·皮考特的文学作品《19分钟的眼泪》，这本小说也是聚焦校园枪击案这一热点，在美国反响十分强烈，于是就将这本书作为研究文本。另外，考虑到还没有接触专业课，我就另辟蹊径，从美国社会文化交流的角度，对美国青少年问题和青少年成长进行总结和剖析，在认识中美文化差异的前提下，适应我国国情，对问题进行探究总结，为中国青少年发展提出更好的建议。

课题申请书的撰写是检验课题价值的重要一环。当时申请书中需要详细透彻地概括国内外的研究现状，详细论述本课题的研究创新和研究目标，选择何种研究方法，这就需要大量地阅读国内外文献，了解学术前沿的动态。阅读文献的过程虽然劳累，却不枯燥，阅读了数十篇国内外有关该小说和青少年问题的论文和期刊后，我对于论文写作的角度逻辑和研究思维的深度都有了新的见解，也感受到了国内外研究学者严谨的科研态度和创新的科研精神，让我倍感压力的同时，又激发了我继续向上攀登的动力。

在确定好课题后，我邀请了外国语学院张教授担任我的课题指导老师，张教授对学术严谨细致，在阅读过我的申请书以后，在构思和逻辑结构上提出了很多宝贵的意见，标点符号都要严谨无误，使我的申请书更加全面和完善。每当我担心自己的项目不会通过立项时，老师也坚定地鼓励我说："不要灰心，就算结果不理想，这段经历也是十分宝贵的，会对你以后的学习生涯起到很大的帮助。"万幸的是，经过努力和老师们的帮助，我的课题最终成功立项了。

立项之后，就进入了撰写论文的重要环节。撰写论文正时逢疫情，在家认真研读小说后，去网络上观看了很多有关青少年问题的纪录片和相关影视作品。认真思考和分析并和老师讨论后确定了论文的初步思路。以小说中人物出现的青少年问题为蓝本进行剖析，决定采用跨学科研究方法，运用部分教育学和发展心理学的知识。因为我的专业是英语，没有接触过教育学和心理学的知识，所以跨学科研究对于我来说是很大的挑战。但好在网上资源丰富，在研读过几份研究方向类似的教育学和心理学文献后，我锁定了需要运用的教育学和心理学的理论内容，并将它融进结题论文中。返校后，与老师交流并修改细节，最后顺利结题，上报学校。

问渠那得清如许，为有源头活水来。身为学者，便要以身为源，不断创新创作，才有清泉汩汩，汇成知识的汪洋。掌握知识永远不是学习的尽头，如何融会贯通，利用自己的思考进行创新才是我们努力的方向。我坚信：念念不忘，必有回响；埋下一颗种子，必然会有硕果累累的那一天。

案例启迪

确定目标容易，但实现起来却很难。很多人往往都在实现目标的途中遇到了自己认为无法解决的困难，而最终选择了放弃。对那时刚刚入学一年的小张同学来说，大学生科技创新项目无疑是一项巨大的挑战。在被问到研究课题的过程中遇到了怎样的困难时，小张同学回答道："最大的困难应该是结题论文写作吧。学术论文的逻辑结构和语言都很严谨，文献引用也要很谨慎。我在网上找了一些论文写作教学的书籍和课程，认真学习了很多核心期刊论文的行文模式，也参考了老师的修改建议，最后完成了结题论文。"做学术研究最重要的就是严谨，要有严谨的态度，小张同学为我们做了很好的榜样。"整个项目只有你一人支撑，时间紧任务重，那么在参加此次项目的过程中，是否想过要放弃呢？"小张同学微笑着回答道："没有想过放弃的，因为这个课题是自己下决心报名的。虽然当时在看到通知时有些彷徨，不知道以自己现有的实力是否能做到、做好，但还是下定决心报名了，既然开始就要负起责任。"是什么让小张同学坚持了下来呢？面对这个问题，小张同学表示："在课题研究的过程中难免会遇到各种各样的困难，可我坚信，方法总比困难多。"是的，方法总比困难多，没有什么困难是永远也没有解决方法的。解决困难的最好方法便是创新思路，当提及当时怎样想到从文化角度来分析研究课题时，小张回顾了当时的想法："当时是考虑到某一国家的社会问题是受国家文化影响的。"在当时还没有接触专业课的情况下，小张同学就另辟蹊径，想到了新的研究思路，选择了从文化的角度去分析美国青少年问题。

在被问到参加此次创新项目还存在着哪些方面的问题及不足时，小张同学这样回答："实践方面还存在着一定的不足吧。因为在参加此次项目的过程中正处于疫情期间，没能亲自去比较权威的青少年心理辅导中心了解青少年心理的真实情况。只是查阅了文献，对相关文献资料进行了分析。有理论但是缺乏实践，而实践是检验真理的唯一标准，我觉得自己在实践方面还是比较薄弱的。"有了理论还需要实践的配合，仅仅去实践而缺乏理论也是不行的，要做到理论和实践相结合。

小张同学认为参加此次大学生科技创新项目对于她来说，最有意义的地方是锻炼了自己的思考和分析能力。参加此次项目，有了许许多多的收获，也为今后的学习及生活积累了经验，在以后的学习生活中都需要勤思考、勤动脑。创新与我们的生活息息相关，有时也许只是一个简单的思考就会迸发出创新的火花，就会让复杂的事情变得简单，就会开辟出另一条通往成功的道路。

案例28

打工人？苦心人，用心人！

时光荏苒，转眼两载时光，步入大学仿佛就在昨天。我已然不是那个懵懵懂懂的少年，但对科研的热情仍如最初的我。我的科研经历正如一名初进战场的战士，从胆怯疑惑到意志坚定，一路走来，也遇到了许多和我一样并肩前行的战士。在助研这条成长的路上，我想说，"有志者，事竟成，破釜沉舟，百二秦关终属楚"。既然选择了助研，那便只顾风雨兼程。

参与本科助研是在刚上大一的时候，面试的第一天，付老师问我们：助研是什么、助研中谁是核心、助研要怎样做好、助研的目的是什么等一系列问题。当时的我对这些是充满陌生、疑惑与不解的，但这些问题的答案一直陪伴我走到现在。

助研是什么？助研是创新能力的提升，是思维能力的锻炼，是合作探究能力的提高。在我们实验室，助研就是一个人充分发挥自己的思维能力。这里的思维不单指的是你有一个想法，更要通过查阅大量文献证明想法的可行性，进而写出一份合理可行的实验方案。这之后，付老师再进行悉心的指导后方可执行。这让我否定了最初以为的助研：协助老师做一些零碎没有技术含量的工作。在培养学生独立自主思考、科研思维这两点上，我颇有感触。经过两年时光，从最早的写论文到后来的参赛等，这一项项工作都是独立自主完成的。"梦之路"杯虚拟仿真大赛、大学生创新训练项目计划书的书写，都是在锻炼我们的创新和思维能力。当然参与助研并不是一个人就能完成的，我们有自己的小团队，小团队的存在让我体会到团队合作的力量。在一项实验阶段，我们不仅要助研，还面临着课业，最深有体会的就是我们轮流给养的细胞换培养液，那个时候真的是谁没有课谁就要冲在前面。有时候遇到问题时，团队的力量也越发明显，每个人从不同角度出发思考同一个问题，我们遇到的困难往往也迎刃而解。

助研中谁是核心？助研的核心是我们自己，老师是辅助。这个问题是在面试之初我心中最大的疑惑，年少无知的我以为助研就是协助老师研究，是"打工人"。以后的实践证明，助研，助的是自己的研究，这是老师带我们进入研究之路的初心：通过看、听、做、写、思、问，全面提升自己的综合能力！助研的核心是自己，就需要自己发挥好管理时间的能力，提升个人的效率。从一开始几件事就手忙脚乱到现在井井有条，我身为班长要处理班级事务，身为协会会长又要处理协会事务，再加上助研，如果是大一兼顾这些事情，我不敢想象。两年的助研经历，让我学会了正确管理自己的时间。

助研要怎样做好？除了努力，还要用心。以写论文的经历为例，翻出最初的一稿，和现在的录用稿对比，初稿毫无逻辑，让人看了就是一潭死水。写论文大概用了几个月，最初开始写，查文献也不会，引用也不会，干啥啥不行。幸运的是，后来通过百度以及实验室学姐学长的帮助，才得以顺利进行。除了每天查阅文献，看密密麻麻的、成千上万的字。还要用心地标注、摘录，哪个观点很好，哪句话可以引用到自己的文章都要记下来。就这样，几个月的时间，论文找老师修改了一稿又一稿。终于，皇天不负苦心人，稿件最终得以录用。回首修改论文的岁月，回首最初的自己，仿佛一名战士学会了如何挥舞手中的武器。

最后我想再次谈谈助研。助研的目的即是提升自己的综合能力，参与助研提升了我的创新能力、思维能力、合作能力等，这不仅是纸上谈兵。实践是检验真理的唯一标准，通过两年的努力，被录用一篇论文一作、一篇论文二作，参与国家级大学生创新训练项目等，自己的提升是肉眼可见的。回首两年时光，导师和我们都是苦心人、用心人，我们不是打工人。席勒说过："永远忠于你年轻时的梦想。"人总是有很多梦想，在助研这条路上走得越来越远，便是我其中的一个梦想。加油吧，青年！

真心地说，我对付老师的感激之情不是只言片语能说完的，对我来说，付老师就是伯乐。助研两年时间，付老师对我的影响颇深：助研这条路上，我收获的不仅是知识层面的内容，更是书本触及不到的能力层次的发展，尤其是思维创新能力。付老师给我最大的帮助是启发、引领、具体指导每个人真正学会思考，她在指导过程中运用国际知名高校的育人理念并进行思、教、学、做四者的有机融合，通过以反复思考为核心能力的过程培养学生能力。思，是做一件事前中后要学会思考，包括事情的前因后果、国内外现状、时效性、是否有意义、意义大小，学习过程中问题如何解决、怎样解决更有效，是否还有更合理的改进措施，等等。教，是在我们思考制订方案去做一件事情或者在事情进行过程中产生的障碍经过思考后无法解决等，付老师在方案基础上进行指导，指出方案的不足，并给出多个改进的方向。学，与思相同，贯穿整个事件，例如，在翻阅文献时，学会多篇文章之间的方法、取材、试剂等异同的比较，思考其原因，思考自己有什么更好的方法去解决。做，是在完成一切准备后，付诸实践的过程，其也贯穿思考的过程。"思教学做"四者有机融合，在我思考与被点拨的过程中，提升了思维与创新能力，从而在使我自己去处理一件事情的时候，有更多新的"想法"。

付老师是一个非常敬业的人，她所在的实验室总是最后一个亮着灯的。真心来讲，付老师把每个人当作她的孩子一般，给予我们谆谆教诲。教育方式上有时和蔼、有时严厉，更像一位母亲，在让你感受如沐春风般的话语的同时也让你不忘自己的初心。付老师又是一个很可爱的人，常常会跟我们和朋友一样聊天聊日常。跟随付老师两载有余，付老师常常告诉我们，做人比做学问更重要，学会感恩，心怀感恩之心去生活，我想，这才是我们助研一群人收获最重要的东西吧。

案例启迪

师傅领进门，修行靠个人。小王同学在助研过程中思维能力、学习能力、工作能力得到提升，除了老师的帮助，还有他个人的不懈努力，看似是"打工人"，其实是"用心人"！有志者事竟成，希望他能不辜负老师的期望，不愧对他自己的初心，在科研之路上乘风破浪。

案例 29
以创新成果表达自己

参加本科助研已经两年多了，我从一开始的浮躁、陌生、失落、孤独已慢慢步入正轨，渐渐熟悉了环境、面孔、生活方式及学习模式。其间，我参与了课题研究也撰写过论文，有极大的收获。

大一刚进入学校的我，对一切都充满了好奇，科研也不例外。当听说可以参加助研，尽管不知其为何物，我还是积极加入了。然而，它没有我想象的那么容易。助研不再是像高中上课那样，有人在身后看着你、赶着你，而是真正培养我们自主学习的能力、做研究的能力、安排时间的能力。而我们必须意识到，这些能力的培养不像考试那样有个清晰的界定及稳定的预期，而是在无形中不断地磨炼、激励、思索中提升的。

刚开始，我的生活安排一团糟，无法合理统筹上课和科研的时间，几乎没有可自由支配的时间。这，就是它给我上的第一课——一定要合理安排时间。听课、做项目、写论文、娱乐都需要时间，分配不当就会显得捉襟见肘、搞得头昏脑涨，捡了芝麻丢了西瓜。我想我需要静下心来安排自己的时间，就像鲁迅的名言"时间就像海绵里的水，只要愿挤，总还是有的"。上课就认真听课，课后充分利用一切时间，使自己有目的地忙碌起来，使大学生活达到效用最大化。

在写第一篇论文的时候，老师只是给了我论文的大体方向，其他的都需要我自己决定，这就需要我的自主学习能力和科研思维了。平时上课很少接触到这方面，对如何开始完全没有方向，充满了迷茫。

不会，那就走出第一步，我们团队由导师、研究生学长学姐、新手组成。克服心理障碍，迈出第一步，向团队里面的研究生学长学姐请教如何书写论文。他们告诉我首先全面覆盖地积累知识，通过泛读、精读等多种形式阅读大量文献，我们需要在短时间内大量查阅文献，当文献内容太过于冗长时，要选择性跳过次要的信息。在阅读中找出自己感兴趣的、有挖掘潜力的、有新角度的文章来确认自己的研究方向及论文书写方向；要形成阅读文章思维转换，从以前只注重文章内容的阅读转为不仅注重内容，更侧重于文章的逻辑思维、论证方法、文章脉络的阅读。刚开始的我在这方面做得不够，似乎是老师安排什么任务就回去看些什么文章，缺乏主动性的学习，没有很好地利用现有资源库，知识储备有限，写文章时的思维就会被限制，有无从下笔之感，更不用说什么创新之点了。论文题目最重要的是准确，一方面要准确贴合任务要求，特别是研究对象、方法、展示形式以及工作量，千万不能跑题，过于宏大的题目可能造成工作量的暴增。另一方面，论文题目要准确匹配正文的内容，题目确立的范围要与论文的内容匹配，不能过大过小，要结合自己的实际情况，题目太大，容易泛泛而谈；题目太小，容易显得空洞，千万不能出现"驴唇不对马嘴"的情况。我会选择缩小范围法，对一个综合的题目选取局部进行研究，实现研究任务的细化，最终确定自己的题目。

刚开始，我几天就完成论文初稿交给老师了，但几乎被老师全盘否定。写论文要注意的逻辑层次我完全没有注意。回来后我先草拟一份提纲，主要包含这三项内容。第一项，罗列出论文需要有哪些章节，哪几个章节是相对更重要的；第二项，每个章节主要有哪些内容，大概需要分配多大的篇幅；第三项，围绕着每一章的重点要有哪些图表、数据、事例需要呈现，需不需要做什么实验或调查。在草拟好提纲后，论文的框架、思路以及大概的工作量就基本明晰了，我可以根据需求再对它进行修改优化，对论文大概的工作量有了评估。另外，论文最重要的就是逻辑关系，让人一看就觉得有条有理、逻辑严谨，一定要有向心性和依据。写到最后再回去看自己的初稿，都会感觉已经面目全非了，但是会越看越觉得条理更加清晰了。

虽然已经参加助研两年了，但我感觉在科研这条路上才刚刚入门，我需要总结之前的得与失，做好准备，来迎接以后更加漫长的科研之路。无论这条路多么困难、多么漫长，它都是我自己选择的，我要尽全力把它走下去，还要走得多姿多彩。

案例延伸

本科助研，创新路上的筑梦人。临床医学专业 2016 级本科生孙同学撰写的科研论文《Maternal Separation-Induced Histone Acetylation Correlates with BDNF-Programmed Synaptic Changes in an Animal Model of PTSD with Sex Differences》在 *Molecular Neurobiology*（IF：4.500，中科院 JCR 期刊分区二区）杂志上在线发表，这也是近几年心理学院孙老师创新团队在读本科学生发表的第 9 篇 SCI 收录期刊论文，累计影响因子达 29 分。

创新成果在本科助研育人理念下结硕果。该创新团队已指导本科生 50 余人，本科生作为论文第一作者收录在 SCI 杂志、北大中文的核心期刊有 20 多篇；学生获得国家级大学生创新创业训练计划项目资助 3 项，省级大学生创新创业训练计划项目资助 1 项，校级科技创新基金资助 2 项；学生科研成果荣获山东省大学生优秀科研成果奖一、二、三等奖各 1 项（2018），山东省心理科学优秀成果特等奖 2 项，一等奖 5 项（2017—2019），并屡次在学校举办的"挑战杯"

大学生创业计划竞赛等创新创业比赛中斩获佳绩。

案例启迪

创新育人理念，厚植人才培养体系。在学院"厚植基础、塑心树人"的育人理念指导下，医学心理学孙老师团队积极搭建适合学生发展的良好条件和环境，进一步深化科研促教学的改革手段，及时将反映本学科领域的最新研究成果带入科研育人中。同时，本着"以高尚的师德、严谨的治学态度和健全的人格感召学生，以先进的理念、丰富的学识、娴熟的技能引领学生"的育人理念，医学心理学教学团队通过导师与学生双向选择的方式，积极吸纳本科生进行科研训练，并根据学生的特点制订个性化培养方案。

创新教育模式，培养学生学术思维。当采访询问创新团队高产的秘诀是什么时，几届同学谈得最多的是科研创新指导老师孙老师。从循循善诱培养学生对科研的兴趣，到教会他们如何进行文献检索；从科研创新思维的建立，到实验室科学假说的验证；从实验数据的整理分析，到研究成果的总结呈现；从"是什么为什么怎么办"的论文闭环撰写，到不厌其烦地鼓励指导鞭策和陪伴，为一个个科研零基础的学生，拿到了通往国际学术期刊大门的一张张入场券。

孙老师打破传统教学模式，通过每周定期开展主题式科研分享会，让学生成为分享会的主角，交流本研究方向最新的科研前沿进展、科研经验和科研方法，来培养学生们的科研思维，并采用启发式教学，让学生们带着问题，积极主动地在科研领域中进行探索。在不断追踪学术前沿的同时，她积极鼓励学生独立寻找研究方向，并给予科研探索资助，而导师更多担任"掌舵人"的角色。通过近年来的发展，已经形成了研究方向和实验技术"传帮带"的良好格局。

内强外通，搭建一流实验平台。心理学院的认知神经科学方向，突出心理学与医学交叉融合的优势，与中科院心理所共建跨临床与亚临床群体心理健康研究中心，围绕各类心理障碍的认知和情绪问题的脑机制展开研究。医学心理学科研团队在此优质的科研平台上不断汲取动力，取得了长足的发展。实验室引入了西班牙 Panlab 公司 SMART 小动物行为记录分析系统，并与本校省级重点实验室免疫学实验室、生物技术实验室、认知神经科学研究所、校中心实验室等长期保持科研合作。

此外，实验室长期以来与中国科学院心理所创伤应激研究组、香港中文大学生命科学学院解剖重点实验室等单位建立良好的科研合作关系。先进的科研平台和实验设备为科研创新提供了坚实基础。

甘当绿叶，助推"医学追梦人"。大学生是最富创造活力和最具创新创业潜力的群体。课本上一个个尚未阐明的机制是学生认识科研、参与科研的源动力。学生通过科研训练在获得新思维、新技能的同时，又对课堂上没有消化的基础知识进行再巩固，形成良性循环，理论水平、科研思维和科研能力有了总体的提升。

实验室中，拥有人人关心科研、积极投身科研、认真开展科研的良好氛围。当学生们面对生活和科研中的种种困难时，来自孙老师和学长学姐的经验和指导，让充满挑战与坎坷的求索之路多了几分坚定，进一步增强了学生的归属感和责任感，使学生的心理成长与专业进步融为一体，共同提升。

"希望让孩子们站在我的肩膀上，能够看到远方的树和更广阔的世界，寻找到自己的幸福。"这是孙老师工作之初就立下的愿望。在指导同学们进行科研训练的同时，她积极鼓励同学们参与学术活动，拓宽视野，增长见识。近年来，两批共11位本科生应邀参加中华医学会医学美容学术大会，并在医美分会美容基础学组分会场做了学术报告；张同学应邀在第十四届生理心理学学术研讨会上进行了学术汇报，3位同学的实验成果有幸登上大会的墙报；金同学作为唯一一名本科生参会发言者，在第三届精神分裂症人格特质的国际联合会议上进行学术报告。《国家创新驱动发展战略纲要》中指出，科技创新是提高社会生产力和综合国力的战略支撑。知识分子以中国梦的"追梦人"和"筑梦人"姿态，在国际创新创造的竞争洪流中搏击前行，正当其时。如今，从该团队走出的学生有多人考入了北京大学、上海交通大学、山东大学、首都医科大学等继续深造。孙老师和她的团队正秉持求真务实的精神，以一名科研工作者和人民教师的初心、使命和新时代"筑梦人"的身份，继续培养着一批又一批的"医学追梦人"。

案例 30

科创之路引领主动学习

作为一名麻醉本科生，我们的大学生科技创新虽然起步时间不长，但是我依然有许多所思所想、所感所悟。

我们的大学生科技创新大赛起步于 2020 年 5 月，那时，我们的国家正处于疫情防控攻坚战的关键发展时期，我们也遇到了第一个问题——无法返校进行实地的共同合作开展实验，但是我们组的成员并没有因此而气馁，我感觉就是一颗"科研之心"鼓励着我们前进，为我们指引方向。那时，我们的成员共有导师张老师和 5 名同学。在张老师的指导下，我们明确了课题的方向"麻醉与脑功能"——一个极其贴合我们所学专业的科研方向。在无数次探讨与协商之后，我们确定了《TSPO 配体 PK11195 在 LPS 诱导大鼠 PND 中的炎症作用》这个科研含金量极高的课题，这也成了我们之后一整年为之努力的方向。

既然选择了远方，便只顾风雨兼程。疫情阻挡了我们成员的相聚与实地实验，却无法阻挡我们为之学习相关知识的热情。大家都是第一次接触这种如此高端的课题，难免有些不知所措，"咱们要先提前学一学，先学会了理论知识，搞懂了什么原理、怎么做、大的框架和流程，才能在去了实验室以后不茫然"，组长这样鼓励我们。的确，面对这个课题的无数专业学术名词、操作手段、多年后才会涉及的实验方法，大家都很迷茫。"我们刚刚开始的时候什么都看不懂，感觉很难，因为以前没学过嘛，但是还是要努力，毕竟选了做这个，就要坚持一下"，组员也纷纷表态。就这样，疫情期间，我们大量汲取知识充实自己，只为了返校后能够无缝衔接实验操作，不浪费时间，尽快步入正轨。

时光荏苒，转眼到了 9 月，我们国家的疫情防控攻坚战基本取得了圆满的胜利，我们也顺利地回到了学校，也就开始了之后夜以继日在实验室练习、改正、练习、再优化的实验生活……

开学以后，我们分为几个组。组长和我负责形态学实验；小赵和小房同学负责分子生物学实验；小朱同学则负责动物饲养以及动物取材。但是之后，我们很快发现分子生物学实验对于初学者有些烦琐，我们稍稍改良了分组情况，正巧，这时我们的队伍加入了一名新成员——一名大三学长。于是我们将 3 个分子生物学实验分给了这 6 个人。

"我和小赵同学去学 Western Blot，就是学术研究人所说的蛋白印记法，这个还是比较难的。我记得我们当时学了好几天，因为这个东西真的是相当耗费实验，前前后后五六天才完全掌握。随后的实地动手操作，又遇到了不少困难，我们也经历了许多失败，浪费了许多模拟材料，才敢去动真正的实验材料，太难了……"

就这样，在反反复复的实验之中，我们不仅学到了学术知识，也提升了团队合作能力，我们的革命友谊也在此升华。

伴随着大二的课程、学校的活动，我们慢慢来到了考试月。课业压力对我们来说是个挑战。有困难就要去克服！我们还是坚持有时间就去实验室学习、练习，为了取材之后对真正的实验材料不浪费。

转眼来到 12 月，实验动物也来到了实验室，我们却还没完全准备好，也就边学理论边开展实验了。动物建模、喂养、取材，都是牺牲了同学们的休息时间和学习时间来进行的，虽然比较累，但还是一种难得的体验。对于我们来说，锻炼了我们的学习能力。在实验取材过程中，我们也遇到了不少问题，动物还是比较难处理的，"人多力量大""熟能生巧"，这是我们所有人的解决办法。

明年的 7 月，我们就要正式结题了，也就预示着我们的征程暂时告一段落，但我们远未结束，我们仍然在路上，就像所有新时代的青年人一样，"我们都在努力奔跑，我们都是追梦人"。

案例延展

就科研课题《麻醉与脑功能——TSPO 配体 PK11195 在 LPS 诱导大鼠 PND 中的炎症作用》本身而言，初心与宗旨上是好的，也存在问题与可优化面，分析如下。

1. 实验开展问题

本次虽然是因为不可抗力导致实验实地进行延迟，但是不应当在开展后还有实验原理与流程的不清楚，这种问题应当避免，且如果今后还有实验课题进行，我们应当主动学习其根本原理与方法，只有在搞清楚了根本知识后，才能在理解的基础上进行之后的一系列工作，否则之后的所有操作都是没有思想的复制粘贴罢了。

2. 成员积极性问题

我们应当彼此选择理解与包容，但有一定限度：允许以工作学习为主，但是在课余空余时间，尽量前去实验室进行学习，因为不学习不观察永远无法真正消化吸收知识；同时也应该对组员进行积极的思想宣传，使组员更加深入了解到其重要性，和组员进行积极的谈心，鼓励组员不抛弃不放弃，不应该半途而废。

3. 主动学习问题

被动学习永远得不到真正的知识，要主动前去找相关的老师、学长、学姐进行积极的询问与寻求指导。如果学长学姐或者老师实在是没有空余时间，应当首先自己开展实验，遇到不会的就积极提问，自己主动寻找相关资料进行实验，而不是等待。

案例启迪

大学生从事科研，要善于发现并抓好大学生科技创新大赛等机会，以此为平台，开展项目。在此基础上，要取得教师的指导与支持，保证项目持续发展，自己从中学到东西。"机会留给主动的人"，进展过程中，学会主动学习，善于发现问题、主动寻求研究生学长学姐的帮助，主动跟学长学姐学习知识，多看、多练。将项目学习跟专业学习进行有机融合，有利于加深学生对自己本专业的再认识。可以跟专业研究生同步进行，提高有考研意愿同学的参与度。再有，注意平衡好课业学习与科创的时间分配，学会跟老师、不同专业层次的学生打交道，学会合理安排，围绕项目主题和个人特长做好组内成员分工，以期事半功倍。

第四节　社会实践篇

案例 31

在实践中检验一切

人的一生中，学校不可能是最终归宿。真正永远的学校只有一个：那就是社会。当前，经济社会快速发展，大学生就业充满挑战，社会对人才的创新素质要求越来越高。

纸上得来终觉浅，绝知此事要躬行。作为一个 21 世纪的大学生，我下定决心要积极参加实践，全方面武装自己、充实自我。为此，我假期找了一份手机专卖店销售专员的工作。虽然时间不长，但受益匪浅，让我体会到了就业的压力、能力的欠缺及劳动的艰辛，感受到工作的充实、竞争的"愉悦"。

我主要负责手机销售及通信业务办理。经验丰富的店长和同事给了我很多帮助，使我明确了工作内容，并记录了许多工作的要点。

（1）必须熟练掌握店里手机的性能、配置、价格等，以及相关通信套餐包含的内容、办理流程。

（2）记录商品的销售情况、缺货情况；下班后对商品进行记录入库。

（3）对商品和货架早晚进行一次清洁。

（4）根据热销商品、促销商品等特性，采用有效合理的陈列方法。

记录了工作要点后，我跟着其他同事学着如何工作。一段时间内，我都在不断熟悉各种型号的手机及通信套餐的内容和价格、记录商品的销售情况、保持销售区域洁净。通过几天的努力加上同事的帮助，我成功销售出第一台手机，获得了满满的成就感，这让我非常高兴。但也许因为太兴奋，第二天，当顾客向我咨询另一款手机时，我竟然不能及时解答，最后还是店长帮我解围。对于这次错误，店长适时地敲打了我。通过这个小插曲，我认识到持续、主动做好工作的重要性。

我从短暂的社会实践中，学到了一些经营、创业不可忽视的方面。

（1）服务态度至关重要。作为服务行业，顾客就是上帝。要想获得更多的利润，就必须想顾客之所想、急顾客之所急，提高服务质量，良好的服务态度是必需的。

（2）注入创新活力。创新是发展的动力，就比如销售同样需要创新，根据不同层次的消费者提供不同的商品，创新组合销售策略。

（3）诚信为本。诚信，对于任何经商者来说都是生存的根本。在工作中，要用真诚、热情、专业打动顾客。

（4）树立法律意识。许多单位与应聘者都会签订合同，这是整个社会法治建设上的一大进步，要学会用法律维护劳动者合法权益。

实践出真知，不管今后是就业还是创业，我都要把学和做、思与行紧密结合，不断实践、不断积累、砥砺前行。

案例启迪

大学生不再是象牙塔里不能受风吹雨打的花朵。社会实践是一笔财富，社会是一所能锻炼人的综合性大学。此次校外实践，郭同学受益匪浅，学到了许多书本上学不到的知识，培养了实践意识和创新精神。

问渠那得清如许，为有源头活水来。没有了实践，便是无源之水；而没有了创新，便是一潭死水。只有带着创新去实践，方有"源头活水"，才会"渠清如许"。

如何通过社会实践增强创新能力？应做到以下三点：第一，对世界充满好奇，不随波逐流。好奇心是创新之母。第二，善于观察，勤于思考。薛定谔曾说过："我们的任务不是去发现别人还没有发现的东西，而是针对所有人都看见的东西做一些从未有过的思考。"① 第三，脚踏实地，注重实干。正所谓"终日

---

① 高宝扬. 创新是生命本身的内在需要 [J]. 金融博览, 2016 (07)：1.

乾乾，与时偕行"①。古语有云：不登高山，不知天之高也；不临深溪，不知地之厚也。有效的社会实践有利于广大青年增长才干、丰富阅历，进一步夯实创新创业基础、增强创新能力、培养创新思维、实现人生的价值。青年身上蕴藏着巨大的创造能量和活力。大学生应当珍惜人生中最具创新创造活力的宝贵时期，有敢为人先、开拓进取的锐气，有逢山开路、遇河架桥的意志，在创新创造中不断积累经验、取得成果、演绎精彩。

案例 32
"互联网+旅游"下的"享世界"

如今，大学生创业不仅吸引了很多大学生，同时也吸引了大众的关注。很多人在创业的浪潮中掘得了第一桶金，但更多人却被一个浪打得没影。前仆后继，无数的创业英雄朝着自己的梦想努力，无数的人都有创业想法，我同样也有，以下就是我的创业想法。

智慧地球时代的来临，"互联网+旅游"成为主流趋势。"享世界"旅游公司，作为"互联网+旅游"解决方案提供商，致力于为游客提供足不出户的便捷旅游方式。"享世界"旅游公司将线上与线下资源结合，打造一个全方位、立体式的覆盖旅游前、中、后的完整服务链。本公司通过新媒体即利用数字技术、网络技术，通过互联网、宽带局域网、无线通信网、卫星等渠道，以及电脑、手机、数字电视机等终端平台，将互联网海量资讯和平台优势与服务联络中心和手机无线的便利快捷有机结合，向用户提供信息和娱乐服务的传播形态，为旅客打造身临其境的效果，其常见形态包括门户网站、微博、微信、社交网站、论坛以及即时交流工具帮助用户进行实时旅行策划。

在线旅游新业态支持企业利用互联网平台，整合私家车、闲置房产等社会资源，规范发展在线旅游租车和在线度假租赁等新业态。创新发展在线旅游购物和餐饮服务平台，积极推广"线上下单、线下购物"的在线旅游购物模式和手机餐厅服务模式。积极推动在线旅游平台企业的发展壮大，整合上下游及平行企业资源、要素和技术，推动"互联网+旅游"的跨界融合。同时推动"互联网+旅游"投融资创新，大力推广众筹、PPP等投融资模式，引导社会资本介入"互联网+旅游"领域，加快"互联网+旅游"创新发展。鼓励旅游企业和互

---

① 朱熹. 周易本义［M］. 北京：九州出版社，2004：314.

联网企业通过战略投资等市场化方式融合发展，构建线上与线下相结合、品牌和投资相结合的发展模式。

开展智慧旅游景区建设，加快制定出台国家智慧旅游景区标准。将 VR 技术引入旅游业，让游客不受时间、空间及观察角度的限制，完全根据其自身意愿选择所要观察的景点和体验的内容，自主规划游览路线，旅游业的交互性和表现力明显提高，有效满足了不同层次、不同领域用户的旅游需求。在固定区域或者景区内，利用 VR 技术模拟世界各地很多著名的旅游景点，用户既可在上面参观卢浮宫，又可 360 度浏览阿尔卑斯山的雪景。对有些不能靠近的区域和动植物以及行动受限人群，虚拟技术能自由查看景点各处细节，包括实地参观时禁止入内的地方，也能近距离接触野生珍稀动物。"享世界旅游公司"将实地旅游与虚拟旅游有机结合，时间上更自由，选择上更多元，花费上更节省；还能避免人群拥挤，利于疫情防控；同时，虚拟旅游及时更新超高清技术，让所见所观更立体清晰、更逼真生动。"享世界"旅游公司致力、助力国家智慧旅游景区标准化建设，预计到 2025 年，将推动全国所有 5A 级景区建设成为智慧旅游景区。到 2030 年，推动全国所有 4A 级景区实现免费 Wi-Fi、智能导游、电子讲解、在线预订、信息推送等功能全覆盖。

随着历史的演变、时代的变迁，很多事物都会发生变化，更有甚者是直接消失，而名胜古迹更是如此。当游客在参观某处古建筑遗址时，即使事先了解过其发展历程，也难以想象这些古建筑原本的造型和形状。而利用 VR 技术创造虚拟空间，就能有效解决这一问题。随着数字技术及计算机技术的不断发展，VR 技术也不断成熟，经深入研究，科学家们成功研发出了"真实再现"技术，即利用 VR 技术将某些遭到破坏或是已不复存在的景点构建出来，使游客能真实感受景观的原本状态，这样一方面使游客有了身临其境的感觉，另一方面也节省了大量的景观修复的成本与时间。

"享世界"旅游公司专注于技术创新，深入调研现代文化市场，拥有先进的企业研发中心和技术支持团队，以及稳定高效富有经验的中高级技术人才队伍。公司与众多知名旅游景区进行联合，与国内外优秀的互联网公司合作，拥有先进的互联网技术。

"互联网+旅游"的新兴旅游方式加速推动了旅游业向现代服务业的转变。当前，旅游业与互联网产业的加快融合，成为"互联网+传统产业"的创新先锋，在线旅游日益成为旅游产业发展的新热点，可以增加更多的客流量；增加本地的知名度，以提升本地的文化素养，因为创办文化节需要一定的文化素养要求，否则很难创办好；提高本地居民对本地文化、旅游的热情度，等等。VR旅游不仅能体验真实的现场感，对可持续发展和绿色生态旅游也是很好的响应。创办文化节后，吸引更多的游客，可以带动本地及周边地区的经济增长，带动本地的GDP；可以吸引外地商人到此投资，如果有人投资的话，那么带来的经济效益就更大了，因为他所需要的劳动力、资金、人才等的需求量就会增大，这对于经济增长、结构调整、产业升级、改善民生的作用明显增强，也使得旅游行业传统的模式、市场竞争手段发生了重大改变，在线旅游市场也将迎来新的发展趋势。

案例启迪

创新源于思新。以上为我院小陈同学的创新畅想曲和创业实践策划书，在真正的创新创业开展之前，小陈同学对"享世界"有许多新的理解："'享世界'具有创新性，它以其直接的面对面服务形式，免去了旅游者不必要的时间浪费和金钱负担，将最大限度地满足旅游者的需求，成为互联网传统产业的创新先锋，在线旅游日益成为旅游产业发展的新热点。在线旅游发展市场也迎来了新的发展趋势。"

虽然"享世界"极大地便利了人们的生活，但万事总有两面性，"享世界"也不例外。当问及"互联网+旅游"的新兴旅游方式是否也存在一定的弊端时，小陈同学也给予肯定，并对于这些弊端，她也提出了她认为最好的解决措施："存在一些弊端，比如，利用VR技术创造虚拟空间对科学技术水平要求较高。还有就是推广众筹、PPP等线上融资投资模式，引导社会资金介入互联网领域，加快'互联网+旅游'创新的难度大。较好的解决措施是加强科技创新，大力发展VR技术，增加线上融资途径，可与微信和支付宝线上软件合作，通过微信和支付宝攒钱的方式进行线上旅游融资。"事物都存在两面性，"享世界"这一想法虽然令人眼前一亮，但小陈同学仍然能够把握辩证性思维，没有一味沉沦于优点中沾沾自喜，而是在优点中发现缺点，并对于缺点提出相应的举措，这一点正是当代大学生在创新创业过程中，最不可缺少的一点。

对于"互联网+旅游"的新兴旅游方式，你有哪些设想？面对这一问题，小陈同学略微思索后回道："'互联网+旅游'的新兴旅游方式可以与支付宝、微信、美团等线上平台合作，在支付宝或者微信平台可进行攒钱与融资服务，为新兴旅游提供资金支持，在美团中可购买虚拟旅游服务，让自助游由梦想变为现实。"与其他平台相结合,从而走向共赢,这一创新思维值得肯定。

要想使创新创业真正由设想走入现实,离不开大众的积极响应与支持。若有机会参与到"互联网+旅游"的新兴产业发展中,作为大学生,应如何将自己的所学专业与产业发展结合起来呢?小陈同学如是回答道:"'互联网+旅游'这一新兴旅游业可以发展国际线上旅游行业,可拓宽国际范围,包含各国的旅游景点,在虚拟空间旅游时我们需要掌握中外两种语言,并且从发音、语法以及单词扩充量上做到向国外导游看齐,将国外的旅游景点介绍给国内旅游者。"

显然,作为一名英语专业的大学生,小陈同学没有忘记将自己的专长领域与创新创业结合起来,将"互联网+旅游"这一设想带出国门、带向世界,强化了我国在国际上的高大地位的同时,也为本国的产业发展带来利润,更能使世界更好地了解中国、喜爱中国,这正是创新创业过程中,应时刻铭记于心间的。

案例 33

我的"青鸟计划":不简单的社区生活体验

截至写下这些文字,距离我完成"青鸟计划"见习已经近四个月了。2020年夏天,我踏上了参加青鸟计划、前往社区实践的旅途。我的家乡是山东泰安新泰,而我这次见习地点正是新泰市青云街道福田社区。福田社区2000年村改居,2004年6月成立社区党委,现有368户、1186人。自2000年以来,福田社区抢抓发展机遇,以实施旧村改造为契机,以推进现代服务业为基础、以发展教育产业为主导,集体经济实力不断增强、居民生活水平逐年提高。社区各项工作在全市名列前茅,社会和谐稳定,居民安居乐业。

这次在福田社区的见习工作,我主要负责了社区的日常工作和创城相关工作,这次也是我参与过最长的社会实践活动,足足有一个月。

到社区的第一天我就意识到了基层社区工作的复杂性,不过好在有前辈们的指导,社区里的哥哥姐姐叔叔阿姨们都"手把手"地指导我完成社区工作。我也在前辈们的教导下逐渐成长,甚至可以独当一面。社区见习,深入基层,我深深地感受到基层的事情确实烦琐,但绝对"值得",获得的成就感是"简约工作"无法比拟的——直接与群众"打交道"就意味着必须接纳好、服务好。

在见习的一个月里,我一并有了"创城验收"的经历。2020年是新泰市创建全国文明城市的"关键之年",2020年下半年更是新泰市创建全国文明城市的"冲刺时期",前期整改、社区自查、市级检查、省级检查……新泰市为了

"创城"更是协同合作、通力整改。8月上旬,省创城验收组到新泰市进行创城验收,我与社区工作人员"早七晚七",一起"备好粮、绷紧弦"迎接检查。迎检认真准备、及时调整,机关志愿者站上门店、路口,全市志愿者全城联动、助力创城,我在三楼"学雷锋志愿服务站"值班,为所有前来办事和活动的群众提供力所能及的帮助。社区三楼由学雷锋志愿服务站、党建活动室、福田社区科技活动室和未成年人活动中心组成,为居民的科技文化生活提供了基础条件。虽然天气稍显炎热,但志愿服务的见习理念和"乐道济世"的校训告诉我应当做好这份值班工作。

现在,全国第7次人口普查正在基层如火如荼地展开,我也有幸参与到了此次人口普查中去。在普查之前需要在云图上标记建筑物,我就负责协助各个小区工作人员标记云图。

如果非得说点"难事"的话,也是有的,而且这件事让我深刻意识到了在基层处理问题的棘手。最令我印象深刻的一件事是在新泰市创城整改的关键时期发生的,那时我在三楼学雷锋志愿服务站值班,值班室正下方就是社区服务中心的入口。那天下午我正在工作,听着楼下有人在争吵,我便回过身来探头往下看了一看,说来也巧,我刚一探头争吵声便消失了,虽说有点疑惑,但我也没多想,回过身来继续工作。又过了一会儿,感觉有点口渴,我便拿着水杯到一楼接水,看见一个中年男子在"说话"——只不过说话的声音有些"响亮"。本着"各尽其职"的工作原则,我没有多想便急匆匆地上三楼继续办公。下班之前,我回到一楼,帮着一位阿姨整理材料,话赶话说到这件事情的时候才了解了整个事情的经过。为了能让市民享受更好的居住环境,响应创城号召,全市对楼道内的违规用品进行了清扫,在各社区提前通过各种渠道下发通知使居民知情的前提下,在全市协同协力创城的大背景下,极个别人重视度不够、不以为意,将自己与社区生活隔离开来,当自己的物品被清扫之后无缘由地责怪管理者。其实,这也没什么,因为社区最基本的任务就是保障居民正常生活条件,把不合理的诉求合理地解决。但是如果采取的方式不当,甚至开始"壮大气势"去做不合理的事情,这就不太合适了——这是就事论事的结果。这样,我们把视野再开阔一些,仔细想想,这并没有谁对谁错,而是观念的问题,当观念产生了不对等,就会在处理事情的过程中产生矛盾的错觉。综合两者看来,如果真给我们的大学生的社会实践做一个启示的话,那就是冷静思考和热心帮助:冷静思考不是袖手旁观更不是束手无策;热心帮助不是情同手足更不是添枝加叶，正确把握两者的定位和二者之间的关系才是我们在社会实践中应该掌握的度量。

古人孙述在《汶水拖蓝》中这样描述新泰景色："暝色千峰合，溪声万壑张。定知沾足处，禾黍尽含芳。"在见习的这一个月里，以"青鸟计划"为契机，我也好好"看了看"新泰，无论是齐鲁医药学院分校、碧桂园定址新泰，还是新易泰物流产业园、高新技术产业园相继发展，抑或是青龙路市场迁移整形和东城社区、清华园社区、滨湖新区的迅速崛起：这都有力证明了新泰正在全力转型，为全面建成小康社会奋力攻坚。

在见习的过程中，我做得并不优秀，我深知自己在某些工作和工作方法上还有欠缺，需要吸取教训之后改进。此外，我真心感谢这些社区里的哥哥姐姐叔叔阿姨，他们温柔心善，耐心教给我一些工作方法——这些"实战经验"和"心灵接触"可能是在校学习无法获取到的。

案例延展

针对现行大学生社会实践中存在的诸多问题，笔者认为，面对和谐社会对高校人才培养的客观要求，与时俱进地改进大学生社会实践的方式内容，加强实践的针对性、吸引力和感染力对促进大学生社会实践活动具有特殊的意义。

以下为加强和改进大学生社会实践工作的对策。

（1）加强社会实践活动的组织和领导，提高社会实践活动的思想性和针对性。社会实践已成为新时代大学生思想政治教育的有效手段和重要途径，因此，各高等院校一定要给予充分的重视，将其纳入教学计划，让大学生从社会最基层单位和组织中去提倡人民群众的喜怒哀乐，让大学生从改革开放的前沿中去体会改革开放的伟大成就，从家乡的可喜变化亲身感受党的丰功伟绩，让大学生在实践中体会党的领导的重要意义，坚定永远跟党走的信念。

（2）培养学生创新实践运作能力，建立社会实践服务保障体系。推进创新社会实践活动，必须建立起一整套社会实践服务保障体系，加强安全教育，制定安全预案，确保师生参加社会实践的安全。当学生在实践过程中与用工单位发生劳务纠纷、受伤或者发生安全事故时，学校要有具体的部门出面与用工单位交涉，尽其所能地做好学生的维权工作。

（3）建立活动评价机制和长效机制，调动教师指导和学生参与的积极性。高校应结合实际，制定切实可行的大学生社会实践评价机制。在评价体系中，要突出创新和大学生运用所学理论知识解决实际性问题的能力，鼓励教师指导参与大学生的社会实践活动；专业教师指导社会实践，除计算工作量外，还要纳入工作考评指标体系当中。

案例启迪

组织社会实践活动，要面向社会需求，全面培养学生的创新精神、创造能力和创业精神，力求在创新创业实践中锻炼学生专业能力，切实提高学生的社会实践组织与指导工作质量，为社会培养优秀创新型人才。开展大学生创新创业活动，是服务新时期高校素质教育的要求。新时期，高校要将创新创业的工作重心放到提高大学生创新意识和实践能力上，使知识传授、能力培养、素质拓展融为一体，使大学生拥有扎实的知识基础、广阔的知识视野、合理的知识结构，使大学生具备主动学习、主动思考、主动创新的能力。

案例 34

一次不"走走形式"的三下乡活动

2020 年的暑假，我们迎来了大学中的第一次社会实践——三下乡活动。我所参与的是天璇队负责的关于老年人健康状况的调研。这对于我来说是一次前所未有的经历，更是一次宝贵的人生阅历。

在调研开始之前，我也有些许担心。我选择了自己家乡的老年人展开调研，由于大多时间我都在外上学，与很多家乡的人都不熟识，这让我在开始调研前有一定的顾虑。其一，担心老年人是否愿意接受我的调研。其二，有些老年人并不识字，我需要一条一条地读出来询问他们，很怕冗长的问卷磨光了老年人的耐心。于是，在展开调研之前，我针对自己存在顾虑的地方制定了相应的解决方案。我先是询问了父母我们当地哪家哪户有老年人，在他们了解的里面有没有一些特殊情况，随后，我先从我熟悉的、身边的邻居展开调研；在调研过程中，我选择用家乡话来与他们交流；对于问卷也改用自己的话来询问，尽量简单明了地向老年人表达其中的意思。我利用 8 月 6 号到 8 月 8 号三天的时间里采访了 40 多名老年人，顺利完成了我的问卷调研工作。

邻居林奶奶在接受调研的过程中表示，老人经济来源主要为子女给的赡养费和单位退休金，今年看过 5 次以下医生，身体状况较好。林爷爷腿部患有疾病，平时行走不方便，但林爷爷每天都坚持拄着拐杖在自己家院子里走几圈，有的时候还会骑着电动车去集市上溜几圈，生活态度十分乐观。因为是相隔一户的邻居，日常生活中我们家与林奶奶家关系也比较好，所以我的首份调研还是比较顺利地完成了，后来沿着小路碰到了在带孙子玩的潘大娘，我跟潘大娘只是互相认识，并没有过多的接触，于是在向她展开调研的过程中，我的内心还是十分忐忑的，首先我向大娘说明了我们调研的工作，大娘也比较和蔼可亲问我"是不是那谁家的孩子"，我也顺便问了问该如何称呼大娘，怕自己不知道错了辈分，由此也拉近了距离，有利于调研问卷的展开工作。潘大娘表示，镇上每年都会派医生下来到村里为父老乡亲做身体检查，而且现在人人都享有合作医疗，去医院治病花钱也可以报销，说到这，就一直跟我念叨：中国共产党好，享了国家的福了。跟潘奶奶聊天也很愉快，因为她给人一种和蔼可亲的感觉，交流起来很放松。

在调研的过程中，也遇到了一些意料之外的事情。我在去村西头调研一些在下象棋的老年人时，听到了来自其他老年人的"闲言碎语"，似乎是在某些事情上受到了不公平的对待，或者是听到一些传闻，我听到了他们在说："就是走走形式啊。"我倒也没说什么，调研结束之后，和配合调研的老人打了声招呼："谢谢您的配合，您继续下棋吧，我先走了。"走了没几步，依然能听到老人们对此仍谈论不休，听到有位老人说了句："还是好的方面多，有办实事的，也有走形式的……"走在路上我就在想，自己的这份问卷是否也是老人口中的"走走形式"呢？我想我个人的能力有限，但既然是健康问卷，我想我可以借助自己所学的专业知识，给老人提供一些生活上的建议，这也算是除了收获调研结果之外的"有所为"了。于是，我回家之后汇总查阅了一些关于老年人常见疾病的预防和在日常饮食上应该注意的问题，在后面的调研中将这些知识普及给老人们，并延长每位老人调研的时间，做他们的听众，跟他们唠一下家常，因为老人上了年纪，他们时常会感到孤独，就总是希望身边有人陪着，有人可以说说话聊聊天，况且我也很愿意与他们交流，我希望通过自己短暂的陪伴，能让他们感受到片刻的温暖。

通过此次调研，我收益颇多。根据所调研的结果，我总结出三条结论：一是当地老年人健康状况总体良好，但健康意识不够强。镇上每年都会派人到村里免费体检，老人们也会按时去接受体检，但是平时有什么感冒发烧或身体不舒服时，他们不是第一时间想到去医院检查一下，而是选择去药房买药。二是当地老年人每年定时接受当地医院的体检。三是当地老年人充分享受国家优惠政策和社会福利。在调研的过程中，老年人表示现在大家人人都有医疗保险，看病吃药都会有报销，在一定程度上也减轻了人们的经济负担。除此之外，我也收获了宝贵的经验，体验到了与人打交道是最难的，想到自己以后要从事的医护职业，与患者打交道是在所难免的，在实践过程中掌握一些交流过程中的技巧，对于自己以后的工作也是非常有帮助的。因此，我十分感谢能有这次三下乡社会实践的机会，感谢学校对此提供的支持，相信在以后的发展道路上，不管是再遇到类似这种的锻炼机会，还是自身工作进展，我都会积极尽全力地去做到更好。

案例 35

我的助研生活

岁月如梭，转眼间，我已经进入大二生活半年了，在短短的这半年里，我获得了助研的工作，参与了实验室的科研课题的各项工作。除了在基础知识方面我学到了非常多以前不知道的知识，不光是专业技术知识和实验技巧，在工作经验上，我还从导师那里学到了关于人生和学问的道理，让我有了许多感悟。在这里，我要十分感谢学校给予我这个难得的机会，也非常感谢带我的导师，感谢无论是在生活上还是思想上他们给予我的支持、帮助和鼓舞。在这一年多的学习和工作中，我主要跟着导师学习各种实验技术。导师教我如何做各种实验，讲解实验的原理和相关的理论知识，在这期间，有许多琢磨不透的问题，这些问题没有解决我就焦虑不安，担心会影响到导师的进度，但是导师一直鼓励我、帮助我，理论知识不明白，我就去图书馆补习，最后通过自己的努力跟导师的帮助，我的实验技巧一下子就有了突飞猛进的提高。导师总是先自己动手做一遍给我看，然后让我自己学习操作，对于我有时的过失也并没有加以责备，而是跟我一起讨论为什么会出现这些问题，然后一起想解决的方法。老师授人以鱼又授人以渔的方法使我的理论和实验技巧都得到了提高，能够很好地完成老师交给我的任务，也教会了我如何去独立思考，探索和解决实验中出现的问题与遇到的困难。而且进入实验室后，我才发现自己有很多问题都不会，所谓笨鸟先飞，多问多学，我除了看很多跟课题研究相关的书籍，充实自己的知识，提高理论水平之外，还需要查阅大量跟研究工作相关的文献，无论中文还是英文，我都认真研读，学习别人先进的研究方法和实验技巧。同时，我还在实验室跟导师学习实验技术，导师不仅解答我的各种关于实验和理论上的疑惑，而且把他们探索过的技巧和方法都传授给我，让我获益匪浅。和同届的同学们一起交流，也使我感受到大家一起集思广益带来的头脑风暴，这都给我带来了启发和收获。

在助研的这段时间里，我刚开始踌躇满志，但大量的文献就给我泼了一盆冷水，使我毫无头绪。记得刚开始的几个月里，因为知识储备不够再加上自身倔强好强的性格，我每天都学习到很晚，那段时间自己的情绪低落，基本每天都只吃中午一顿饭，心情一直很糟糕。导师看到我的状态低落，很有耐心地教导我、帮助我，在面对实验时耐心为我讲解，在我遇到疑惑时耐心为我解惑，我的情绪慢慢地好转起来，这使我更加有信心，更加自信地去面对各种困难，之后的日子就不断地积累知识，慢慢体会着其中的乐趣。就像莫泊桑说的："生活不可能像你想象得那么好，但也不会像你想象得那么糟。我觉得人的脆弱和坚强都超乎自己的想象。有时，我可能脆弱得一句话就泪流满面；有时，也发现自己咬着牙走了很长的路。"现在回想起来我都非常享受那个过程。

在助研的日子里我感悟到，助研的理论学习与日常的学习不一样，更多是自己发现问题，然后提出解决思路，大部分都需要自己独立地思考和良好的动手能力。主要通过自己动脑开发新鲜事物，在面对许多问题的时候，我会找出不同的方法去解决这些问题，并加以改进创新让这些工作更加完善，我通过了解到自身的不足再通过多学多问，掌握到了很多书本上学不到的知识。记得在写一篇论文的时候，我看到这篇论文的内容与我的专业知识有联系，就将所学的知识加上自己的看法结合到论文中，导师看到论文后非常满意，赞赏我有创新意识，从那以后我便更加自信，在以后的工作中常常融入新的知识见解，也有了很好的效果。助研这份工作提供给我学习做人和做事的大平台。在这个平台里，我不断在学习和工作中感受到老师踏实的学问态度和严谨的科学思维，也使自己获得了充实的满足感，忙碌的助研生活带给我很多乐趣，同时让我学会了更科学地利用时间。

作为一名助研生，首要任务还是学习与科研工作，同时担任助研岗位，大大增加了我的工作量，如何能在搞好学习科研的同时，圆满地完成我的助研工作，这就要求我能更高效地利用好自己的时间。我想这份经历对我以后合理安排工作与生活具有十分重要的指导意义。

案例启迪

小刘同学说的这位导师便是我院的讲师、医学检验实验室教师孟老师。谈起孟老师的帮助有哪些，小刘同学说："孟老师学识渊博，教授实验技术，讲解实验原理，示范实验操作，不仅解答我的各种关于实验和理论上的疑惑，而且把老师们探索过的技巧和方法都传授给我，让我获益匪浅。我比较笨，学到的东西总是理解不了，孟老师也耐心给我讲解，甚至比上一次讲得还要仔细。老师还经常与我交流学术问题，完全不会因为我是刚进实验室不久的新生而'看不起'我，这样将我和实验室的学长学姐平等对待让我对做实验更加感兴趣，在知识能力和动手能力方面给了我很大的帮助和鼓励。不仅仅是在学习方面，在生活中孟老师也给了我很多帮助，孟老师是个很细心的人，她总能捕捉到我的情绪，当我为问题苦恼焦虑时，她安慰我、帮助我；当我为增加知识储备而疯狂学习却休息不好时，她开导我、鼓励我，孟老师总能给我希望，让我成为一个像她一样严谨的人、温暖的人。"孟老师不愧为良师益友啊。

助研之路有如此导师相助，通过助研得到了什么呢？小刘同学说最有意义的事就是能够静下心来一遍又一遍地钻研，一遍又一遍地重复，这使她慢慢变得有耐心，也养成了对科学谦卑的心态，在助研过程中她也遇到过挫折和瓶颈，实验经常停滞不前，但是在老师的鼓励下她没有灰心，而是静下心来另寻其他办法，这也让她明白凡事没有一蹴而就的，都需要坚持不懈的努力和永不放弃的决心。

案例 36

参加创新创业大赛后的思考

对于大学生来讲，创新创业大赛是每年必不可少的参赛项目。我很荣幸，今年作为其中的一员，与上百支队伍进行激烈竞争。从最初的对比赛的一无所知，到后来每天对着电脑搜集资料，再到最后的扫描上传计划书，都离不开我们这一个团队的合作和指导老师的辛苦付出。不论最后结果如何，这段记忆是十分深刻的。

当今是科学技术突飞猛进的时代，人们的生活方式也发生着翻天覆地的变化，机会与挑战共存，风险与利益同在，大学生在选择自主创业的同时，也要审时度势。一方面要客观地对自己的能力进行评价，看自己是否具备创业者的基本素质。这些素质不仅包括创业意识、创业心理品质，还包括创业能力以及创业知识等。另一方面，也要了解社会、了解市场、了解投资的环境等，同时要熟悉创业过程中可能存在的问题与风险。

作为英语专业学生，我们特别想提高英语普及程度，让全国人民可在日常的生活中学习英语，同时又想利用英语让传统文化走出国门。最后我们选择开发关于传统文化的效率类 APP，将文化和语言普及到人们的生活中。

在参赛的过程中，我们也收获良多。首先，我们的团队协作能力得到了充分锻炼。计划书的撰写是一个漫长而艰巨的任务。一方面，小组成员根据自己的知识背景及个人优势，负责自己熟知的章节的撰写及相关资料收集，最后汇总；另一方面，大家又相互帮助，优势互补，参与其他章节的撰写与完善，反复讨论与修改，直到满意为止。计划书撰写的过程中不免会有冲突，但是最后都得到了解决。其次，我们的社会实践能力得到了锻炼。这次比赛使我们从书本和网络中走了出来，来到充满挑战和机遇的现实社会之中。在这段时间内，我们做过调查和访谈，接受老师的指导和关怀……所有这些实际的行动都使我们的思路和眼界大为开阔，并且提高了自己的社会交往能力，受益良多。此外，我们的意志与毅力得到了磨炼。在整个创业过程中，有时大家一起通宵修改计划书，制作 PPT 和视频，一起讨论修改内容，搜集相关资料，其中有很多次想要放弃，但是最后都一起坚持下去，成功完成了计划书。

但是我们也存在一些不足之处，我们对相关行业了解得不够深入、不够透彻。对于相关行业的发展趋势没有认真地分析，导致我们在估算市场时，过于乐观，忽视了单一项目抵御市场波动的能力较差，忽略了相应的措施。时间进度掌握得不够科学。没有把握好时间，导致最后进度紧凑，部分内容完成得比较粗糙。对相关专业知识不够了解，我们只掌握了语言翻译，对于 APP 的制作化解缺乏软件制作相关知识，最后只能利用互联网寻找相关类似产品的制作方法。最后，在参赛的时间里，我们深刻意识到自己在知识方面的不足。希望以后再有机会参赛时，这些缺点能够改正。

另外，我们很想感谢给予我们细心指导的老师。在老师的带领下，我们认识到写计划书需要语言简练严谨、逻辑思维缜密。老师即使在休息的时候，也会拿出时间来指导我们，为了让我们能够更好地完成比赛，老师有时会陪着我们一起熬夜，不厌其烦地向我们解释翻译理论的相关内容。我们真心感谢老师的辛苦付出和对我们的关怀帮助。

最后，虽然项目进展过程中我们也遇到了很多困难，但本小组成员都以积极向上的心态去应对，正是一次次通过努力越过难关给我们带来了一段段难忘的回忆，也让我们体会到：世界上任何一个突破性、创新性的成就都是经过这样"平凡有点枯燥"的过程后一步步得出来的。在这次创新性实验当中，我们学会了理论联系实际，既加深了对自己专业知识的理解，也学会了如何在实践当中运用自己的专业知识解决遇到的问题，同时还有敢于迎接挑战的创新精神和坚持不懈的务实态度，以及小组成员团队协作的工作方法，还有，通过实验也让我进一步认识到自己的不足之处，明白了自己今后的努力方向。这样的一个创新同时也成了我们成长过程中的宝贵经验和财富。

案例启迪

要想将一个设想转化为现实，详细的分工必不可少。当问及项目开展时的详细分工时，小吴同学对此进行了详细介绍："我们组一共四个人，一个人负责调查和访谈分析结果，一个人负责搜集相关资料，最后的两个人负责整理撰写计划书内容。"正因为有了合理的任务分工，整个创新创业过程才能尽可能地避免杂乱无章的情况出现。

创新过程并非一帆风顺。对于不满意的方面后续是否有所改进这一问题，小吴同学如是回答道："部分内容语言表述职能报告不够准确，后来请教了老师更精确的表达。""严谨，勤奋，求是，进取"，作为潍坊医学院莘莘学子中的一员，小吴同学时刻铭记校风，并将校风真正落实在了行动上。在行事中严谨，在学习中勤奋，在探索中求是，在思想中进取。部分报告语言表述职能不够准确，那就积极寻求老师的帮助。这一勤奋好学、孜孜不倦的创新创业精神，值得我们每一位学习发扬。

"一花独放不是春"。在参加科技创新大赛的过程中，非参与者是否给予了帮助呢？对此，小吴同学谦虚表示："当然有，作为英语专业生我们对软件开发方面不了解，我们也询问了相关专业的同学，对此有了大致了解。"大学生活是丰富多彩的，是无拘无束的。自由的氛围给予了我们许多学习知识的机会，这些知识不单单来源于自己的专业，更多的可以来源于自己的喜好。在自己所感兴趣的领域闯出一片天地，何尝不是每个追梦人的目标呢？小吴同学抓住了这次机会，积极学习知识，不仅促进了创新创业活动的顺利开展，同时在一定程度上也丰富了自身学识，提高了对软件开发的兴趣。

要想成功取得成就，创新必不可少。众所周知，微信之所以能被广泛应用于生活，并推向世界，被世人津津乐道，很大程度上是因为它在便利人们沟通交流这一功能的基础上，又极大地便利了人们的经济生活。"微信支付"这一功能的出现，极大地推广了微信，提高了微信的知名度。对于小吴同学而言，如果想要在构想的传统文化效率类 APP 中添加新的功能，会选择添加什么功能呢？对于这一问题，小吴同学思索了一段时间后给出了她的答案："打卡排行榜吧，这样可以督促大家一起学习进步。"新的功能贴合了新的使用者需要，而打卡排行榜这一功能，更是能起到带动大众共同参与的作用。中华文化博大精深，古人的智慧放到如今仍然令人受益匪浅。若能真正带动大众参与到传统文化的传播中，让世界各地的人们互相取长补短，"大同"社会还会是一场遥不可及的梦吗？

案例 37
我和我的"新型翻译文言文"APP 项目

我参加过第七届山东省大学生科技创新大赛。俗话说万事开头难，要想在创业大赛中取得好成绩，让人眼前一亮，就需要从创新的角度出发，结合实际，朝着创新性、实用性、科学性出项目。之后，我们小组想出来的项目名称是"新型翻译文言文"APP，并由我担任这个项目的负责人。通过参加这次科技创新大赛，我明白了要做出一个新颖的项目并不简单。下面我就来谈谈在参加创新大赛的过程中，让我印象最深的、令我满意的和不足的地方。

首先，在参加创新大赛的过程中，让我印象最深的是：当我遇到问题，与同学沟通交流都想不出办法的时候，老师很热情，为我们指点迷津，很快就帮我们找到了解决办法。请教老师之后，我明白了遇到问题并不可怕，重要的是要学会寻求帮助。

其次，现在回想，参加第七届山东省大学生科技创新大赛，让我满意的有：

（1）我们小组的成员在确定项目名称后，都积极搜集资料，字字推敲、句句斟酌，不断地选择、剔除，再重选、再剔除。虽然过程枯燥，但是我们坚持不懈，最终完成了这个项目。

（2）作为负责人，我也积极与同学沟通交流，分配小组任务，让每位成员都参与到这个项目的制作中，并发挥出每个人的长处。

（3）当遇到重大难题时，我们会把一个大困难分成一个个小困难，各个击破，然后坐在一起商讨，各抒己见，形成一个最优方案。我们相互交流、相互鼓励，当意见发生分歧时，我们不是坚持己见，而是静下心来仔细听对方的观点。

（4）关于我们这个项目的创新性，我的小组成员想到了以下几点，让我觉得很满意。

①如同"听歌识曲"以及"有道翻译"这类翻译类的软件，文言文翻译软

件拥有极强的即时性，可以通过手机直接听取进行翻译，也可以直接输入文字来进行翻译，能够大幅度地节省时间。

②实行 VIP 分级制度，以使用时长来给予积分，用的时间越长，积分越多，VIP 等级提高，可以享受更加优质的服务。

③大量收集用户的意见，改进服务，并根据用户的参与度给予积分的奖励。如同国内的"默默背单词"这类软件的 VIP 制度。

④我们这个软件也为一些有听力障碍的人提供学习文言文的途径，用户可以直接观看到文言文的翻译内容，并且可以在汉语拼音的辅助下更好地学习文言文知识。

⑤这种翻译软件能提供更加快捷准确的帮助。随着目前国学以及传统文化的不断发展，学习文言文的人越来越多，部分地区学校文言文教学较多，对文言文翻译需求不断增多，这款软件可以实现对思维、语言活动的模拟再现。

（5）我们这个项目的实用性包括以下几方面：①进行校园推广，特别是初高中生、汉语言学生以及留学中国的外国人。校园推广要在校内招代理，第一是对本校内情况熟悉；第二是负责宣传以及学校内运营，减轻创业团队运营压力。②互联网营销。积极运用新媒体，在微信微博上推送，在各大新闻期刊、门户网站上推广宣传，在各大 APP 商店推广。③与文言文、古文化研究团队合作。积极联系这些团队，建立长效合作机制，制定专用版本，扩展市场。

（6）最重要的是，这次比赛带给了我很多的精神启迪。这种精神包括不断创新、团队协作、坚持不懈。正是这些精神给我们的能力带来了一次升华，让我们受益匪浅。

再次，让我感到不足的有：

（1）对于创新，自己还缺乏一些基础知识，还需继续学习，平时还需多积累。

（2）我还需要提高电脑操作能力，像把 PDF 格式转换成 Word 文档格式。

（3）"新型翻译文言文"APP 这个项目属于软件工程专业的内容，但我对软件开发了解得还不是很多，所以如果这个项目实施起来，我们还面临很多挑战。

（4）我们这个项目没有获得过知识产权，没发表过论文，没有获奖、鉴定等情况，也没取得经济社会效益，所以很多方面还有待改进、提高。

这次比赛让我们收获了一份无法用金钱衡量的财富，那就是友谊。

最后感谢老师同学的帮助，感谢比赛带给我们的一切！我相信科技创新大赛承载着我们的梦想，我们将会把创业的梦想一直坚持下去，在人生的旅途中走得更远！

案例延展

对于"新型翻译文言文"APP项目的产生，小段同学侃侃而谈："前几天我在准备考研科目中国教育史的时候，里面有很多文言文。要看懂那些文言文的意思，我查词、繁体字的意思就得花很长时间。然后我就想到如果能开发出一个像'网易有道词典'那样的APP，可以迅速查词的软件就好了。这个软件开发出来，可以帮助更多的语言学习者，还可以更好地继承中华优秀传统文化。"

当问及项目开展时的详细分工时，小段同学对此进行了详细介绍："我们这个项目有五个部分：第一部分，我负责了基本信息的填写，联系了指导老师，最后打印，上传文档。第二部分，侯炳艳负责填写了科学性那一栏的内容。第三部分，李璇写了创新性那一栏，并制作了我们这个项目的图片。第四部分，孙雅婷写了实用性那一栏的内容。第五部分，杨清云写了成果和效益那一栏的内容。"

创新过程并非一帆风顺。对于不足之处后续是否有所改进这一问题，小段同学如是回答道："关于电脑操作方面，我会多学习，多问同学，与同学多沟通交流，平时多积累。关于创新的基础知识，我也会在课余时间多了解、学习。关于发表论文、争取获奖项目，今后我会努力的。"体现出她虚心求学、努力进取、目标明确的良好创新品质。

"一花独放不是春"。在参加科技创新大赛的过程中，非参与者是否给予了帮助呢？对此，小段同学谦虚表示："在参加科技创新大赛的过程中，我问了其他团队的队员一些问题，也对我们的创新带来了一定启发。"

案例启迪

创新是推进学生学习、工作发展的动力。只有创新才有出路，才有提高和发展。从小段同学的案例中，我们不难得出创新创业在日常学习、工作和生活中的重要性。但同时我们也了解到，创新并非一句简简单单的口号，要想使想法成功变为现实，则需要千百次思想上的锤炼。

创新来源于生活，但它的意义却远高于生活。作为中国人，上下五千年的文化让我们引以为豪，但我们也深谙"民族的就是世界的"这一道理，要想将我们的优秀文化发扬到世界各处，语言上的沟通交流不可或缺。而文言文这一文体，不仅对于外国友人，对于国人来说，完全透彻地理解也绝非易事。而小段同学从"网易有道词典"APP中得到启发，产生了开展"新型翻译文言文"App项目的想法，就如同莱特兄弟看到了飞鸟萌生了发明飞机的想法。这一开创性思维值得新时代大学生发扬壮大。

空有想法的创新只是一纸空谈，而在创新化为现实的过程中，总会有着大大小小的问题，小段同学也不例外。首先他们对工作进行了分工，组内的各个成员各谋其位、各司其职，有效避免了混乱现象的发生。其次，当问题来临时，组员不慌不忙，积极寻找解决措施，集思广益、群策群力，共同渡过难关，展现了良好团队精神的同时，也积累了经验，利于工作的后续开展。这一点更是在创新创业过程中难能可贵的。

案例38

只管奋斗，无惧风雨

创新型人才是创新型国家不断发展的力量和源泉，如何将创新与所学专业结合是时代新青年应该学习思考的重要内容。"国弈不废旧谱，而不执旧谱；国医不泥古方，而不离古方。"我们要在继承中有所创新，在创新中有所继承，这正是促使我创新创业种子萌芽的"雨露"。作为一名康复医学硕士生，应把握康复医学的未来发展方向，以康复需求为导向提高康复的服务质量和服务水平。从中共中央、国务院已经印发的《"健康中国2030"规划纲要》我了解到要重视心理健康问题，加强心理健康服务体系建设和规范化管理。而心理康复作为康复的一个重要领域，一直以来没有被真正重视。如何才能使患者得到无缝衔接式的心理康复服务？如何调动康复患者的积极性以更大程度地提高治疗效果？如何让更多人了解康复，真正认识康复？直到"互联网+"创新创业大赛如期而至，所有困惑迎刃而解。那就是研发第一家专注康复患者心理的互联网心理康复平台，让康复患者在训练的同时得到心理康复，使治疗效果显著提升，以心理康复为基点，推动康复医学的全面发展，促进全民身心健康，同时增加就业，缓和医患关系，使得康复的理念深入民心。

在得到指导老师以及小伙伴们的肯定后，我就甩开膀子一头扎入商业计划书中，困难可想而知，行业背景、市场趋势、商业模式、财务分析、SWOT分析都是什么？对于一个小白而言简直就是灾难，一个人看着教学楼窗外6月的瓢泼大雨，陷入无尽的思绪中。好在小伙伴及时拯救，无心之语就让自己茅塞顿开，整个思路顺畅许多。

每次到重要时刻，仿佛就有雨神相助，又是一个下雨天，也是第一次接受多位老师检阅的时候，老师的点评非常犀利，直切要害……后来的日子就无比充实，大家一起熬夜、一起聚餐、一起嘻哈打闹，还有那个由陌生逐渐熟悉的科研创新创业办公室，无数遍地修改 PPT，无数遍地登台演练，当初非常粗糙的计划书和 PPT 变得精美起来。在老师的鼓励和悉心指导下，团队协作，共同奋进，参加了一个又一个比赛。起初我难于指导老师要求的至少做五套 PPT，在多次熬夜奋战下我早已不知道做了多少套了。失败是什么？没有什么。成功是什么？就是走过了所有通向失败的路，只剩下一条路，那就是成功的路。

时间如白驹过隙，已临 12 月，有付出总会有收获，我和我的小伙伴们已获得第十二届"挑战杯"中国大学生创业计划竞赛省级三等奖、"鲁南制药杯"首届山东省大学生医养健康创新创业大赛省赛一等奖、潍坊医学院第六届"互联网+"创新创业大赛一等奖、潍坊医学院第三届创新创业大赛二等奖、潍坊市高新区第五届大学生创新创业大赛创新创意组优秀奖。

无论走得多远，都不能忘记来时的路，不能忘记为什么出发。唯有如此，才能走得更远更好！坚守初心，让康复服务更好地惠及更多的人还有很大的差距，我们需要努力创新、抓住机遇、勇于拼搏！

案例启迪

1. 一个人的力量是有限的，但是一群人的力量是无限的，不要一个人埋头苦干，适当站起来眺望远方。

2. 尝试突破自己的极限，不要低估一颗拼尽全力的心。

3. 生命不是用来发现自己，而是用来创造自己的。

案例 39

用创新书写我们的青春

"创新是民族进步的灵魂，是国家兴旺发达的不竭动力"。作为时代的领军人、新时代的青年，我们更应该充分发挥创新精神、树立创新意识。尤其是作为当代大学生的我们，拥有更好的平台、更多的资源，去做创新的项目，去实现创新的梦想，我们要抓住身边的机会，在不断地学习和实践中实现自我。

2020 年 11 月初始，第七届山东省大学生科技创新大赛与我们邂逅，我们三个人确定下来组队后，紧接着就开始着手准备项目申报书的填写，在学校的服务中心二楼我们展开了激烈的讨论，开始了对未来的新设计的描绘。就这样，以人工智能为主题的智能垃圾桶的想法——"看冗影人工智能垃圾桶"在我们的讨论中诞生了。已经记不清楚那晚的月色了，只记得活跃在脑海里的那一个个跳动的创意想法。

生活中有太多的垃圾因为投放错误，对环境造成了严重污染，现在垃圾分类逐渐走进人们的视野、逐渐受到重视，但是大多数人对垃圾分类相关的知识了解得并不是很多，而且有一部分人垃圾分类的意识很薄弱，知识储备也很少。基于这样的现状，在我们精心的设计下，"看冗影人工智能垃圾桶"在人工智能的基础上，利用大数据分析技术，帮助人们投放垃圾的时候可以学习垃圾分类的相关知识、明确垃圾的分类，并且正确地投放垃圾。通过对垃圾桶的各方面的改装，来改善环境质量，带动绿色发展，引领绿色生活。积极响应"可持续发展"战略，"建设绿色中国"的国家号召，利用新兴的技术，贴近生活，前景开阔。现在科学技术越来越发达，信息化越来越普及，人们能将环保意识逐渐提高，大数据的新兴，使这一产品的普及成为可能。适用范围为普通大众，更容易被人们接受。

在准备期间，我们积极上网查阅各方面的资料，学习各方面的知识，对项目申报书一再进行修改，在王老师的指导下，这个项目一点点地完善起来。后期通过 PPT 和视频的制作，使这个项目充盈起来，更加形象。就这样一步一步走来，到最后确定下来这个项目的可行性，过程虽然有很多的艰难和不可测的因素，但在最后我们也拥有了太多的收获，积累了很多实践的经验，这是大学生活里很难得的一段经历，也是锻炼自我、让我们成长的宝贵机会。

在项目准备的过程中，我最深的感受就是面对出现的问题要善于思考，考虑全面，还有不能驰于空想，要把想法和实践结合起来。刚开始我们的想法是一个太过于理想化的项目，没有考虑到这个垃圾桶的实际投放、生产成本、技术运营的问题。在后期的学习和讨论中才一点点地得到改善。我们查阅的资料越多，越觉得有太多的东西是我们不了解、没有考虑到的。我们逐渐明白，在实践之前，必须有充足的理论知识储备。通过这一段时间的学习，从中收获的东西使我终身受益。也感谢这一段时光旅程中的点点滴滴，为我的青春画板添上一抹不一样的色彩。

新时代，青春是用来奋斗的；将来，青春是用来回忆的。在我们美好而又充实的大学生活中，就让创新精神来书写我们的青春吧，在不断学习和不断成长中完善自我吧，去实现我们的青春梦想，实现我们的人生价值。

案例 40

苦中作乐，乐在其中

世界百态，苦乐自寻，哭笑由人。从萌生参加大学生创新创业大赛想法的那一刻起，我就明白创新创业注定是一条崎岖而长满荆棘的路。

今年6月，第六届中国"互联网+"大学生创新创业大赛拉开帷幕，"青年红色筑梦之旅"重要回信精神吸引了我，了解到它是为了深入推进大众创业万众创新，引领创新创业教育国际交流合作，加快培养创新创业人才开展，想到可以让我提升个人能力，于是我有了参加的想法。

然而，第一步就差点让我放弃参赛。烦琐复杂的参赛程序，十分紧张的时间安排，对于我们课业忙碌的大三学生来说，报名就是一个耗费时间的过程。本就不充裕的精力还要额外抽出分给参赛流程、时间安排，让人有些心力交瘁，但是我们团队仍然迎难而上坚持了下来，一起协作，完成了报名工作。

我们的项目是"非遗医药——让医途熠熠生辉"。但其实它并不是一开始就决定的，我们为比赛想了好几个方向，顺着思路想，结果都令人啼笑皆非，不是空谈就是超出了能力范围，第一次感觉思考一个好方案如此困难。

项目由来源自一个偶然的机会。一则新闻激发了我的灵感：中医药在新冠肺炎疫情中发挥了重要作用。就北京市而言，其20多家定点医院中医药参与救治率与治疗总有效率均为90%以上，如此重要的文化却在以西方医学为主的现代医学技术的冲击下濒临消亡。想到能够以这些作为方案，我立即将想法告诉了大家。最后团队分工合作，每个人负责不同的模块，将构思的8个模块全部搞定。在大家的共同努力下，成功写出了项目书。这个过程是艰辛的，但结果是快乐的，我们接触了很多以前没有接触过的，收获了很多以前没有得到过的，我们的付出得到了回报。

21世纪，中国大学生创新创业成了校园里的热门话题之一，在全球化的大趋势下，创新创业成为各个国家争先发展的事物。

创新创业是国家支持鼓励的，跟随国家脚步是当今大学生心中默认的信念，参加创新创业大赛也是我们回应国家号召的方式。而拥有创新创业能力对大学生也是非常重要的，首先就是能够更好地完善自我和提升社会适应能力，为终身教育打下坚实基础。其次就是能够培养学生的创新意识、创业精神和团队精神，提高科研能力和综合素质。但是，由于我国创新创业起步较晚，至今仍有很多障碍是我们跨越不了的。

心理上的担忧、资金上的匮乏及思维上的狭窄都使我们望而却步，例如，这次的创新创业大赛，放弃掉的方案几乎都占了这些问题的一部分。决定以"非遗医药"为关键字，团队也是考虑到企业投资成本低，可以将更多资金用于"非遗"项目的调查和企业自身的人才建设上。所以我们现在应该先退而求其次，提升自己的能力后再思考。

曾经我以为创新创业简单明了，不过就是畅游在自己的小宇宙里，发挥自己的想象，有新意就够。事实却不然。高中和高中以前，只能用一句话来形容我当时眼界的闭塞：两耳不闻窗外事，一心只读圣贤书。来到大学让我学到了不少书本上学不到的东西，眼界开阔不少，也让我明白，完善自己并不容易。

我们要想提升自己的创新创业能力，可以多多参加类似于大学生创新创业大赛这样的各种专业竞赛和科研活动，不管结果怎样，它都能在潜移默化中提升你的能力，对于增强创新意识，锻炼思维、想象力、观察力和动手能力等都十分有益。

我们可以积极参加一些实践创新活动，为自己创新创业积累经验材料。抓住校内外兼职机会，锻炼职业技能，了解盈利链的运作，参与产业基地或科研组织，拓展社会资源，提升研究严谨度。充分利用现阶段国家已制定的相关政策，为培养自己的创新创业能力保驾护航。

大学生创新创业不是一件容易的事，想成功需要进行长远的计划。面对激烈的市场竞争要提高自己的决断能力、突破自己的局限思维，不断挑战自己、战胜自己，才有机会成为未来的佼佼者。努力学习不轻言放弃，不断完善自己，才能在创新创业中披荆斩棘。

案例启迪

在这个发展迅速的现代化社会中，能够快速适应日新月异的生活越发紧迫，培养大学生的创新创业能力显得尤为重要。

培养大学生的创新创业能力是建设创新型国家和落实"科教兴国"战略的重大举措。当今世界的综合国力竞争，归根结底是科技实力的竞争、高素质人才的竞争。具备强大创新能力和大量高素质人才资源的国家，将拥有发展知识经济的巨大潜能。提升自主创新创业能力，是当今社会实现增加专业能力过硬综合型人才的坚实基础。但仍有许多漏洞需要我们在完善过程中去填补。

创新创业作为新兴项目，有很多接受传统教育的人在心理上会对它进行排斥，也有很多人盲从，进而在准备不充分的情况下跟风失败。在这个被不确定因素填满的过程中遇到的诸多困难，都需要用我们坚定的意志去努力克服。如果没有坚定的意志，就容易在碰了一鼻子灰还办不成事的时候灰心丧气；由于缺少挫折承受能力，稍遇失败就心灰意冷，怀疑自己的能力，害怕承担风险，导致半途而废。顽强的意志是创新创业的脊柱。因此，要想成功，我们首先要做的就是磨砺我们的坚定意志。

其次，大学生刚刚步入社会，经验较少，在创新创业方面有很多盲点。调查指出，当代大学生对创新创业兴趣浓厚，但经验不足，不知道应该选择什么样的项目、怎样着手实施等都是缺少经验所形成的问题。

结合自身的优势、劣势、兴趣和能力，选择创新创业相关的方向。在确定方向之后，深入了解相关方向的理论知识，对科学知识有热情的，可以积极联系导师，甚至争取进入实验室学习的机会学习实验方法和科研技巧。在一个方向上积攒足够经验后，自然就能成功。我队项目中就出现了由于没有类似电子商务平台的先例，因此基本零经验，只能以其他行业作为参照的情况。

大学生有理想有抱负，但往往在实战中眼高手低，缺乏具体的市场开拓经验与相关知识，这就需要大学生在生活中多多接触、了解创新创业方面的相关内容；申请高校多开展公开课、知识座谈等能够增加知识面、开阔眼界的活动，为大学生创造与企业及科研人员接触的机会。多了解一些创业及科研的成功案例，多接触有关人员，熟悉相关方面的知识和技能。提供更多实习学习机会，使学生在校期间就能积累一定的经验。

科研创新、自主创业，每一步的进行都需要资金铺路。普通人占绝大多数的社会，单凭这一项就能挡住千万热血少年的前行。除非是家境特别优渥的人。对于其他人来说，用于创新创业的资金乃是一笔不小的数目，甚至在贷款后也会忧心忡忡，怕自己走错了路。若成功，不论学术还是事业，都将平步青云；若失败，面临的就将是巨大的资金压力。因此，这使很多有想法的同学望而却步。如果政府能够制订一些政策对大学生进行帮扶，降低学生创新创业的风险，鼓励学生创新创业，那么未来创新创业行列一定人才济济。

由于我国素质教育改革起步较晚，仍然有非常多的人在被传统中国应试教育体制所束缚，许多高校对创新创业重视度不够高，对学生教授的相关知识太过局限。导致学生思路比较狭窄，无法培养足够的创新创业能力，这就需要高等院校提高人才培养水平，改革教学方法、考核方式，强化创新创业实践，加强教育教学能力建设。

我们都是创新创业路上的追梦者，国家正在推进整个社会教育现代化的发展，素质教育已经开始淘汰传统应试教育，大学生提高创新创业的能力不仅可以提高工作中遇到问题解决问题的能力，更为自身将来的发展拓宽了道路。

创新创业能力对我们大学生来说很重要，它可以决定一个人的就业方向，甚至可以影响你的未来，所以我们要"未雨绸缪"，利用现有资源让自己学到更多。在这个过程中增强自信心、磨砺艰苦意志、坚定自我信念、锻炼自己能力、激发创新热情，才能在未来绽放光彩。"九层之台，起于累土；千里之行，始于足下"。只要自己努力过，不论未来是平坦还是泥泞，都值得我们风雨兼程、勇往直前。

案例 41

以赛促练　创青春正气

"这是一个最好的时代，也是一个最坏的时代"，狄更斯如是说。在这个日益强盛的时代，我们有了更多的机遇，也有了更大的挑战。疫情之下更是让我们——新时代的医学生，深刻意识到扎实的理论基础和过人的实操技能是我们在时代考核下的基本素养。

虽然，在"十三五"规划实施背景下，学生们的学习能力有所提升，但也不可否认当前医学生对专业知识以及实操技能的掌握与社会需求之间存在一定差距。为响应教学改革，提高我校医学生的专业技能水平，培养我校医学生对专业技能的热情，同时提高医学生对基本理论、基本知识、基本技能的重视程度和能力的培养，促进医学生理论与实践的有机结合，激励同学们提升自己的专业技能，提升医学生的实践能力。培养同学们在比赛中发挥团队合作精神，体验成功的乐趣，增加对学医的信心。结合实际生活，举办医学检验实验技能大赛，以加强同学们专业动手实践能力和对专业知识的掌握程度。

与此同时，在创办活动的过程中，增强集体的创新创业精神，响应大学生创新创业计划方案。于实践中发现问题所在，探索问题本质根源，并致力于问题的解决，为后来更完善的创新创业方案的制定，积攒经验，献智献策。

此次举办的技能大赛面向全体全日制在校大学生，活动的初级策划通过初赛试卷答题模式，按得分高低，根据具体报名人数，酌情按比例筛选出若干参赛队伍进入复赛。在初赛当晚，统计分数并公示，做到公平公正。再根据进入复赛的参赛人数，申请实验室及实验训练器材供复赛培训使用。初步计划经3次培训后，开始复赛。与初赛一样，比赛当天统计名次并公示。选出6组参赛队伍进入决赛。决赛本着进一步加强当代医学生的综合素养的初衷，加入综合病例分析与导师问答环节，创新比赛形式。据此，写出较为详细的实施方案，并在赛前通过邮箱向各院系宣传此次比赛，联系宣传部通过微博、微信对本次大赛进行宣传，鼓励大家积极报名参与，增加在校经历。

在活动准备阶段，赛前，通过邮箱向各院系宣传此次比赛，联系宣传部通过微博、微信对本次大赛进行宣传，制作宣传用的横幅、海报、宣传板。初赛，招募选拔志愿者参与监考工作。复赛阶段，准备相关供实训操作的器材，并在使用前后检查好设备，填写好使用记录；邀请医学检验学院实验室老师出任本次大赛评委。决赛时，申请图书馆演播厅，邀请附院老师和其他院系老师担任评委，并请相关老师提供决赛所需病例和检验报告。

在活动开展过程中，初赛笔试题目分为选择和简答，限时40分钟，每队选出一名代表进行笔试答题。比赛开始前15分钟选手凭学生证入场，工作人员会进行核对。最终，按照得分高低选出20组队伍进入复赛。

在培训前期组织成立专业教师团队，进入复赛的选手将统一接受集中培训。紧接着开展复赛，复赛内容为临床技能操作，参考项目静脉采血、细胞涂片、显微镜下找有核细胞。每个队伍均要进行以上3项操作，具体项目由团队3人自由分配。同时，邀请评委老师为选手操作进行打分并做相关点评。复赛选出6组进入决赛。

最后决赛，在第一轮，由每队派出一名代表进行演讲（演讲内容可为疫情中医务人员的重要性和故事，以及带给自己的感受）。第二轮，要求根据检验报告和案例进行分析，选手提前抽签抽取案例（包含检验报告），可根据需要制作PPT或其他道具。决赛当天每队按照抽签顺序派出一名代表依次上台进行分析，分析结束后其余两名队员上台，共同接受评委对案例的提问，选手们需要在一分钟内作答。专业评委会根据选手的演讲、对病例的分析及回答问题的情况进行打分。

最终，按照总成绩=初赛×10%+复赛×40%+决赛×50%的算式，评出一等奖1组，二等奖2组，三等奖3组。

在活动开展的过程中我们发现了许多问题，但都及时给予了有效的补救措施。第一，因为此次活动是面向全体全日制在校大学生的，报名人数大大超出估计人数，存在报名过程中线上拥挤问题，对此，我们立刻发出通知请参赛选手们少安毋躁，紧接着及时扩大系统容纳人员上限设定，并采用实名制进群方案。第二，初赛为严厉禁止违规作弊，扩招监考人员，公平公正开展。第三，在复赛培训过程中，发现有参赛队伍未严格遵守实验室使用规则，工作人员发现后及时指出，并为了减少这种现象的发生，更改了部分方案，将在复赛培训中的表现纳入成绩统计。

总而言之，在此次活动举办过程中，我们充分体会到创新创业过程中的艰难，但也感受到了成功举办后的喜悦。并在问题发现和解决的过程中提高了自我更正的能力。我想，此次活动的顺利开展，对于以后的创新成长道路而言，是一份宝贵而又难忘的经历。

案例启迪

医学检验实验技能大赛是医学检验学院面向全校学生的传统活动之一，是我院的一大特色和亮点，近几年，我院优秀学生代表参加省级检验技能实验大赛并且取得较好成绩。作为本届活动负责人同时也是医学技能协会会长的小孙同学，在我问到"作为新一届比赛负责人有什么挑战吗？"她表示自己跟进了去年的比赛，早早地积累到一定经验，每年的安排流程大体上都比较相似，做活动策划，向各个院系下发通知，建立相关比赛群聊，及时下发比赛通知，富有挑战性的往往是未知的因素，其一就是参赛人数比预想的要多，线上报名通道拥挤，造成参赛选手的焦虑心情，她们立即安抚报名人员并及时扩大系统上限，并且采用实名制进群，以免非参赛人员占用资源；再者就是实验室的使用，庞大的参赛人数在培训过程中可能使得实验室资源使用造成浪费，为了避免这种现象发生，她们招募了监考人员，还把遵守实验室使用规则纳入成绩考核。

独木不成林，好汉三个帮。工作能否有序进行，部门分工是非常重要的，小孙同学说："申请教室、招募监考人员、与实验室老师申请练习用的实验室由院学生会社会实践部来完成。实验室练习所需的志愿者，由医学技能协会招募，主要负责实验室用具准备和卫生工作。决赛中的主持人通过医学技能协会从医学检验学院招募的有主持人经验并且有意愿担任大赛主持人的人员中挑选合适的一男一女担任。当然，大赛还需要院学生会所有成员的协助，如文体部负责礼仪招募，为获奖人员颁奖；宣传部负责大赛宣传、拍摄、报道；权益服务部负责收发打分表，统计分数；诉求部负责大赛前后卫生和后勤工作等。大赛顺利进行和圆满结束少不了大家的共同努力。"

每年的大赛负责人都是不同的，每个人的工作方式也不一样，在笼统的活动流程中如何让比赛有序进行，在前人的经验中提取需要的，加上自己根据现实情况所创造的，方能解决现存的问题，小孙同学没有像无头苍蝇一样乱撞，而是从去年的经验中不断总结、不断进步，仔细安排大赛工作，在管理上有序，在方式上进行创新。

比赛第一阶段虽说是培训式指导，老师教授规范的操作方法，但是老师习惯使用的操作方式不一定适合所有人，在规范操作的基础上找到又好又快并且适合自己的方法还是要靠多加练习以及方式创新。比较能体现创新意识的是决赛，每个组的案例不同，至于如何向大众讲述这个案例则是这个比赛的点睛之笔，相比较于沉闷、枯燥的解说，幽默、风趣的展现方式更能博得大众眼球，在第八届医学检验试验技能大赛决赛中，某组选手采用了情景模拟和动画病例的形式将案例生动、直观、接地气地展示出来，这是讲述方式的创新。

我还采访了本届比赛一等奖获得小组成员。她们抱着试试看的心态来参加比赛的初试，本以为报名人数如此之多，自己肯定会被刷下去，结果却出人意料，不仅通过了初赛还通过了复赛，最后还夺得决赛冠军。进入复赛时，她们不以自己的技术薄弱而气馁，在有限的时间里充分使用实验室。小琳同学在静脉采血时，同学们来到实验室站位做"小白鼠"，练了很多次的她，在复赛时也发挥出了自己应有的水平。小琪同学一开始做血涂片的时候觉得非常的难，甚至为自己血涂片制备得不好而感觉到懊恼，害怕因为自己拖其他人的后腿。作为整个队伍的核心小陈同学，起了领导人的作用，她们互相鼓励，互相支持，将自己分内的事情解决好，她们坚信，有志者事竟成。

她们这是第一次参加比赛，没有任何经验，也没有过来人的指导，她们靠自己的一步步探索，萌生一个小小的想法就及时去互联网查阅相关资料，又从资料中获取新的想法和查阅其中未知的信息，就是靠这样的坚持和不懈努力，点点滴滴的付出成就了最后完美的PPT和问答。总结整个过程，她们说还有很多需要学习提高的地方，很多细节问题当时没有注意到，团队的完善和成绩还有很大的提升空间。虽然这次的遗憾和不足已无法弥补，但希望参加这次比赛可以为下届的参与团队提供借鉴并避免类似的失误。

希望她们在下一届比赛中依旧可以崭露头角，在决赛的舞台上熠熠生辉。

案例 42

向未来　迈出坚定的步伐

"健康的室内空气，安全的室内生活，这是我们《密集场所专用物联网新风系统》创新创业团队的宗旨！"项目汇报，得到了康复医学院领导的大力支持与老师们的悉心指导。

团队由康复医学院的研究生与本科生共 5 名同学组成，从项目提出到比赛竞技再到最后的获得奖项，整个团队都在不断地探索，经历了许多挫折，也收获了许多经验。用"光荣在于平淡，艰巨在于漫长"来总结我们走过的道路再适合不过。

一切都源于庚子年初的新冠肺炎疫情，同学们在家中过上了熟悉的宅男宅女生活，但被动宅和主动宅终归是不一样的，失去了快乐水与快乐堡的我们开始厌倦室内生活，无所事事带来的空虚与慌张比忙忙碌碌带来的疲劳更加恐怖，我们开始思考做些什么才能让自己充实一些。就在这时仍坚守在一线的导师让我们基于 2019-nCoV 的传播特点与防治方法做一些研究，试试能否在传播途径上有效遏制病毒传播，以减少临床诊疗的负担。

其实一开始我们有些疑惑，认为康复专业承担的更多是疾病发生后的治疗工作，从源头上解决问题可能更多的是临床医生的工作，这样做是否有些南辕北辙？但《士兵突击》中的袁朗曾经说过："永远不要对没有做过的事情说没有意义。"抱着试试看的心态，我们小伙伴们开始了关于病毒滋生传播的文献检索，并定期组织线上会议交流经验。在这一过程中，我们对 2019-nCoV 病毒本身有了更加深入的了解，并且发现 CO_2 是判断病毒浓度的"金标准"，用它作为 2019-nCoV 浓度的评价标准似乎再合适不过，此外许多空间面积小、人员密度大、停留时间久、人群交流频繁的室内存在严重的空气污染问题，能否研究一个设备有效检测室内参数呢？作为一群脑洞大到"三室一厅"的青年人，我们将这些设想进行了汇总并参与了中国高校产学研创新基金的申报。同时感谢公共卫生学院的几位研究生同学给予我们的专业指导，最终项目成功获批，为后续的研发工作打下了坚实的科研基础。

随着 5 月份回到学校，我们的团队小组成员终于有了面对面探讨的机会，大家互相交换意见，将理想中的设备外观进行了描绘，并且对设备的运行流程进行了全面模拟。每个成员都有明确的分工，各负其责，又互相合作，可以说整个项目的推进离不开组员间的通力合作。和论文投稿一样，每一次比赛通知下达后我们都要按照赛事要求进行细致修改，内容不仅要做到详略得到，还要瞬间抓住评委的注意，这对于我们来说是不小的考验。虽然我们对创新创业有一定的认识、掌握一些基础的理论知识，但涉及商业计划书与市场营销等细节就显得有些捉襟见肘了。七八月份在高新区的赛前打磨会上，指导老师告诫我们："创新创业不是天马行空，大饼谁都会画，但是投资人只会关注这种模式是否可行，是否真的能带来回报"。在很多比赛上，一些选手们已经实现了成果转化与市场推广，而作为在校学生的我们就显得有些弱势了，特别是复学后，大家还需要处理学业上积压的事情，团队虽然可以相互合作，但无法时时刻刻保持步调一致，项目的进展不得不有所放缓。回忆起来，这段时光非常艰辛，但是好在学院领导和老师们给予了同学们大力的支持，帮助我们联系技术部门与创新创业专家，对项目进行针对性的修改，为创新创业项目的完成提供了强大的护盾。当我们重新翻阅电脑文件中那些曾被我们无数次的冠以"最终稿"的PPT后才发现，原来我们为这个项目倾注了如此多的心血。

初期的竞赛经验不足也让我们饮下了一杯苦酒，虽然被寄予厚望，但"互联网+"与"挑战杯"大赛我们均折戟于省赛，仅获得了潍坊医学院校赛的一等奖与三等奖。但是正所谓努力不一定会得到回报，但不努力一定没有回报，我们进一步调整思路，对路演内容与汇报重心进行多次优化修改后，最终获得了首届山东省大学生医养健康创新创业大赛一等奖、第五届潍坊市大学生创新创业大赛创业企业组银奖、高新区第五届大学生创新创业企业组三等奖的成绩，并且在创新创业大赛的实战模拟中应对得体，解决潜在问题的能力得到了评委老师的一致认可。

作为医学院校的学生，掌握专业理论与实践技能固然是我们的首要任务，但我们也应该对创新创业有足够的了解。医学院校开展创新创业的目的并不是为了让同学们都成为企业家，而是在创新创业的过程中培养学生们独立思考的意识，提高同学们的创新精神与解决问题、应对问题的能力。以我们团队为例，成员均为康复工作者，虽然对新风输入等技术问题并非专业人士，但在多次项目打磨中，我们对新风市场的需求和产品的不足进行了充分的分析，对技术壁垒、未来发展动向有了清晰的认识，许多团队成员涌现了一些新奇且可行的点子，并且在寻找企业研发的实践过程中增强了人际交往能力。比赛结束后我们也开始用新的角度去审视自己的专业，积极探索自身专业的未知领域，发现更多的可能性。

其实无论我们所做事情是否与创新创业有关，既然选择去做，就要做到不留遗憾，要解放自己的双脚，大胆勇敢地迈出尝试的第一步。作为一名资深二次元爱好者，在这里我们将《交响诗篇》中月光洲的一句话与大家共勉，这也是一直以来砥砺我们前行的箴言："不要哀求，学会争取，若能如此，终有所获。"

第五节　多元发展篇

案例 43

标新不立异

很多父母在孩子还没出生的时候便着手给他们取一个有好兆头的名字。"新月"，期盼是个善解人意、灵巧婉约的女儿；"书新"，意在祝愿孩子日后成为一个富有学识的翩翩公子……我一直以为"新"是美好的，是春来第一捧消融的雪，是冬至第一片归土的叶子，是希望，是光。

进入医科大学，我想，我终于有机会追求心中的理想，我要做一名"新"的医学生，打破大家对医学生的刻板印象。谁规定医学生就必须每天带着厚重的黑框眼镜，宿舍、教室、食堂三点一线？谁说医学生都是木讷、没有个性的背书机器？这些想法在鼓动着我，给我感觉更像是一种责任，我想让人们看到"新医学生"。

在大一国庆假期，我剪短了长发，染了亮眼的发色，我大概是学校里第一个染发的学生吧。当我满心欢喜地回到学校，却被系学生会的学长学姐告知"这种头发不能上镜"，这意味着我已经面试成功的先锋官职位被临时调剂到了后台，我当时的初衷是做一名记者，让更多和我一样有"新"想法的同学被人们看到，如果他们有机会被了解，人们眼中的"异类"说不定就会慢慢变成"新个性"呢。现在想来，第一次的受挫也许意味着我在追求"新"的道路上并不会一帆风顺，而那时候充满意气的我却没有放在心上。短暂失落了一阵，生活还要向前、向阳光走去。

进入系学生会，我想带领同学们举办一些创新创业活动，可大家总是兴致索然。比起创造、实践，其他学生会干部更热衷于举办"医学知识竞赛""英语单词听写比赛"等与学术有关的活动。曾经有一个同学对我说："你想要的是与众不同，可是我们并不需要做那些特立独行的事，普普通通的活动才是大学的主流。"在达成一致的多数人面前，我常常深感无力。医学生固然是以学业为重，我们所要掌握的知识、技能比别的专业复杂难懂，"严谨认真"常作为每个人的座右铭，长时间的氛围渲染使我们少了少年该有的朝气和灵动，也缺乏该有的冲劲儿。但是，我常常想，人这一生长的很，可若把它划分成一个个阶段，每个阶段扮演的角色都不同，而每个角色存活在这世上的时间细算下来，也容不得我们左顾右盼。我多么想说："少年们，不要被条条框框束缚啊，要做新的人，这世界不缺按规矩流程活着的人，珍贵的是推陈出新的勇气。趁我们还年轻，趁一切都还来得及。"

现在的我仍在努力，丰富知识、锻炼专业能力，我想让自己能够做到更多，这样，等人们都看到我的时候，我才可以有底气的坚守并宣扬"新"。

我一直以为，"新"与"异"是截然不同的。"新"是社会进步的源泉，是与"旧"的殊途同归，是一种更好的实现方式，而"异"则是小众，是不太被普通人所理解的，在此我并不评论它的对错。

谈到创新，谁去创新？是人们，是我，是你。

我不相信被豢养十年的狼还能在草原奔跑狩猎，就像每天醒来做同样的事再睡去的人很难会有新的思考和突破。尝试去接受"新"，融入"新"甚至创造"新"吧，这才是大学生应有的风采。

案例 44

在与社会的亲密接触中成长收获

一、生活

我们经常做梦，却总是难以醒来；经常幻想却总是难以实现，经常抱怨却总是不去努力；经常计划却总是没有勇于实践。不喜欢读书，却不得不为了文凭奔波；不喜欢运动却难以忍受一身赘肉，不善于言谈却必须去推销自己人生，其实就是这样的无奈但又必须去接受。

我们生活在一个富足的国家中，从未体验过父母一辈生活的艰难，小时候的我们也不曾想过自己生活会怎样，直到步入大学，我们才有了独自生活的概念，而不是只会伸手向父母要钱。由于我的家庭贫困，我更是想要通过自己的努力，得到想要的生活。在大学生活中我不仅仅忙于学业，也在不断思考该如何通过自己的双手养活自己，就是在这样的压力下，我不断去尝试，也收获了不少经验，学到了很多东西。

1. 校内兼职

我曾在学校内做过兼职，卖饭、发传单、做代理。

我在卖饭的同时，也会跟老板学一些简单的饭菜的做法，我想着以后对自己也会有用，我学到了如何做鸡蛋灌饼、手抓饼、关东煮、调面。

我在校内还做一个考研机构的代理，通过做这个代理工作，我一方面学到了一些考研知识，这不仅是对我自己有很大的帮助，我也会将知识宣传给同学们，让同学们得到很大的帮助，但这样就容易被同学们误解，认为我是为了赚钱而去宣传，其实我更多的是发自内心理想帮助同学们。

我还在二手市场上出售一些自己低价淘来的东西或者是自己用不到的东西，让物品发挥它最大的功能和作用，也会帮助同学们省钱。

通过这些兼职，我明白了一些道理，那些浪费时间得不到经验的兼职我们不要去做，我们应该去做一些对自己现在，以后都有帮助的兼职，一是能够丰富自己的经验，二是既不会耽误自己也不会浪费时间。

2. 校外兼职

在假期里，我做过家教、超市推销员、手机店销售员。

也就是在假期里，我认识到了这个世界的险恶，我们从小在父母的避风港里长大，没有真实体验过这个社会，总是从父母口中得知，我们却不信，但当自己真的体验过自己一个人讨生活的时候，我们真的是一败涂地。

我做家教老师时，由于刚开始社会经验不足，思想单纯，没有签订正式的合同，我的老板经常会以各种理由克扣工资。这是一次非常失败的兼职，但同时我也丰富了经验，体验到了做老师的不容易，每一个行业都不轻松，每一个行业都担负着自己的责任。

我做超市推销员时，总是被顾客认为带有敌意，耐心介绍产品时被屡屡打断或者直接离去。因为是临时兼职，所有的重活累活都安排给我来做，原来有经验的推销员总是偷奸耍滑，却经常批评我们。

在这些校外经历中，我又长知识了，长经验了，这个社会不是书上那样写的多么美好，也打破了我对这个美好社会的幻想，但是，我在后来的一些志愿服务中，又感受到了这个社会的美好的一面。

二、志愿服务

在大学里的周末，我会去一些养老机构、福利机构做一些志愿服务。在学校附近有一个养老院，我经常过去帮助那里的工作人员做包水饺，包馄饨，打扫卫生一类的工作，得到了工作人员的一致好评。让我记忆深刻的一次我教老人们打太极，每一个老人都学得特别认真，在空余的时候我就和老人们聊天，当时去的时候是冬天，尽管是在室内，但我的手还是特别的凉，休息的时候，一位老奶奶拉起我的手跟我说："孩子啊，你的手怎么这么凉，来，我给你暖暖。"我的心为之一颤，我们素不相识，她却对我这么好，因为我从小就没有奶奶的缘故，我对她也是觉得格外亲切。

我们还去社区给脑瘫孩子讲课，他们生来与其他孩子不一样，是世界赠予我们的另一种天使，他们很懂礼貌，亲切地叫我姐姐，和他们在一起就能找到自己的童年，我觉得无比的开心和满足，他们的家长对我们志愿者也是一致好评。我又成长了。

三、创业发展

在经历了三年的兼职、志愿服务等工作，我都学到了很多，对于以后的生活，我的内心也是有一团火，我想要通过自己的努力来获得更好的生活。在地摊经济发达的今天，我可以摆地摊，另一方面，我想通过自己的专业知识和能力创办一个关于母婴的健康养护的企业，包括一个母亲从备孕到生子，心中有了这个目标，前路就不再迷茫，我相信通过我的不断努力终会成功的，但前提是一定要先学好知识，打好基础。

走在梦想之前，用行动去呼唤美好，用实践去证实希望。在希冀和憧憬中，最重要的，是脚踏实地。迈开步伐，让我们动起来；坚定信念，让我们干下去。我们只有一个亘古不变的信条：脚踏实地，走在梦想之前。

案例 45

"我们都一样"——纪念韩国研学之行

2020 年 2 月，疫情的阴影，已经弥漫大半个世界。顶着全世界的灰色，我伏案苦读，览阅网课，身心俱疲。无意间打开朋友圈的那一刻，忽然发现一起研学的韩国朋友"小壮"同学竟然发了一张朋友圈：他宽大的体型，他憨厚的眼睛，没变！不同的是，他戴着巨大的口罩。背后的百货大楼是那样熟悉而又陌生，仿佛从未到访，又好似故地重游。照片上配的文案是："Fighting（加油)！"简单的文案，简单却又暖心。韩国的疫情，比中国更加严峻。我顿时坐直了身子，赶紧又操起一口蹩脚的英语回复起来，语法还是不通顺啊，不过不碍事。一旦开始，就停不下来了，我顺手打开邮箱，日本的佐藤同学也发来了家乡的照片和一轮圆月，配文："六合共春，风月同天。"她讲述的飘雪的神社，碧蓝的海滩，随之扑面而来。

关上手机，我深深吸了一口气，开始努力回忆韩国研学之旅中每一个人脸，大美女平泽，爱打球的"小壮"，腼腆的"折纸小哥"，主席的"绯闻女友"NAZUMI……每个人真实的名字我是记不住了，可每个人的戏称、每个人的矕笑，却好似昨日，亲切，熟悉。渐渐的，思绪仿佛又飘回了前往仁川的飞机，回到了那无忧无虑的五日四夜。

那舷窗外是海，海是湛蓝色的。飞机一起一降，俯首之间，便从一片天地来到另一个苍穹，从一个世界飞到另一个不同的空间。回想那时，我正将后脑轻轻贴在座椅后背，心中默默思考远方的模样，对那见所未见的风土人情，闻所未闻的他乡异事，感到既兴奋又畏惧。畏惧，来自陌生。身下，星罗棋布的岛屿正由一块块四方形的斑点，逐渐变大，逐渐清晰，有青山，有绿树。城市虽高楼林立，却都隐逸于山间，宛如镂空于群山上下，成为一件精致的艺术品。

当时听到要和韩国同学同居一室，我是拒绝的，我们语言不通，国籍不通，习俗不通，一切的一切都是陌生的，在如此尴尬的情况下，我会浑身不舒服。起初的情形是意料之中，我不习惯进门先脱鞋，不习惯早餐后再刷牙，不习惯全韩文的电视节目，更不习惯躺在默默无言、压抑无比的房间里。一切都那么令人尴尬与不适，难道国与国的不同，便会让人如此不堪吗？

沉默很快便被打破。我看着我的室友，韩国小哥看着我，他用蹩脚的中文说："你好！"，我用蹩脚的韩语回复。语言是工具，交流是结果，交流就此开始，语言便不再重要了。室友叫来他的死党，一同开始了自我介绍，我们英语同样的一般，手语同样的笨拙，但是出乎意料的是，我们都能明白彼此的意思，一边手舞足蹈，一边惊喜地"yeah！yeah！right！"打开电视，除了我不认识的文字，其他全都是熟悉的场面，日韩贸易摩擦、拜仁输球，守望先锋电竞联赛，我们吃着不同国家的零食，时不时激动地喊着："You like it? Me, too!"正赶上韩国同学与家人视频通话，韩国同学的弟弟在画面中不断挥手，"你好！再见！中国！"我也挥着手："Your Chinese is very good"。与中国完全不同的韩式房间里，有抢着说中文的一家人。那一刻，我没有了异乡的孤独感，我所爱好的一切，这里几乎都有影子。电视上，电竞比赛中上海龙之队拿下了比赛，我们也欢呼拥抱。此时此刻，"小我"褪去，唯留"我们"：我们其实都一样。

那天晚睡时，我刚刚写完当天的研学报告，几个韩国同学便走进来，一边说着"你……你好"，一边把大包小包的零食堆在了地上。"Party，Party！"大家齐声高呼着。我被这突如其来的热情包围了，收起电脑，和他们团坐在一起。空调吹拂，屋内很凉，男士们把被褥让了出来，满屋便回荡着各国语言的"谢谢！"。大多数韩国人都明白日语，在大家的中韩日英翻译中，我是最吃力的，但在众人齐心协力下，我不仅完成了平生第一次日语问候，还玩起了韩语版"击鼓传花"。当我失误时，大家一起起哄，韩国同学弹脑门，十足力道，我被重重一击，陌生和隔阂也随之而去，我感到自己一下子就融入了群体。

第二天夜里，其他国内访学的同学加入进来，整个旅程，已经没有任何隔阂了。国内带队的曲主席还自嘲地说："现在满口英语，中国话都不会说了。"三个群体、三种文化，碰撞出激烈的火花。韩国人爽朗，干什么都一马当先；日本人矜持，处事文静。每天的夜晚 Party，为了能在游戏中惩罚彼此，曲主席和翟同学不断更换着位置，与两个嬉皮笑脸的韩国同学"小壮""小帅"上演着追逐大戏，汗流浃背，每次都追的二人无处可藏。一旁的韩国女生开怀大笑，日本女生羞红了脸，微笑着以手拂面，笑不露齿。我们分享各国的歌舞，段子，潜移默化中，各个文化的相同点，便莫名其妙地"get"到了。他们玩"贝基塔"，我们叫它"狼人杀"；他们播放喜爱的音乐，在场的所有人都开始了哼唱；我们分享彼此的节日，彼此的习俗，发现端午、中秋，不仅仅是中国的财富，而是整个东亚文明的共识：我们其实都一样。

"さようなら！""안녕히 계 세요！""再见！"

不一样的声音，同一样的真情。

当我们逐渐走进彼此，了解便越深入。这里有两分钟做五十个俯卧撑的韩国小哥，有精通折纸的韩国正太，有喜爱舞蹈的日本姑娘，还有热情待人的中国人。制作起司时，我们已是勾肩搭背，彼此调侃，走廊里随时都有人喊着"feng、zhang，come here！where is my roommate？"吃拉面比赛，我们不自觉地把泡菜多给对方一点。记得我们三国人互相怂恿彼此去加女生微信，LINE 账号，记得我们在篮球机、台球桌、KTV，一边用英语放着狠话，一边衷心祝贺着对方优秀的表现。好多好多瞬间，我们向前迈，我们往前走，我们用行动拉近彼此，拥抱彼此，向着阳光走去的孩子：我们都一样。

我们在第三天前往清州博物馆，体验金属活字印刷，第四天体验了茶道和韩服。带我们研学的孙校长总是笑着说："这都是我们老祖宗当年的东西。"我想倒不如说，组成东亚文明的东西，是相同的。它起源于中国，它是全东亚的财富。不仅仅是能在活动中同用的筷子，能在图书馆庙宇里同品的清茶，更是千年以来，东亚文明的价值观念。日本朋友把中庸发挥到极致，交流张弛，有度，不卑不亢；韩国朋友把格物发挥到极致，凡事皆求甚解，对待身边一切都保持求知；中国人把包容发挥到极致，包容每一个语言，包容每一个文字，在某些同华夏格格不入的地方，都保持了起码必要的尊重。价值观，是我们彼此最宝贵的财富。因为有相同的价值观，我们懂得乐于助人，懂得为人谦卑，韩国朋友乐于翻开桑拿房臭烘烘的浴衣，帮忙寻找遗失的手机；聚会中某人一展歌喉，无论好听与否，总会有掌声，和不同语言的"请多关照！"博物馆里，彼此都能找到故土的影子。韩语日语中蹦出几个中国字，我们哈哈大笑，也暗自惊奇。我们文化相近，我们兴趣相投，我们是一棵树上不同的果子，我们的母亲都是头顶的苍天，脚踩的大地：我们都一样，

写到这里，思绪飘至告别时刻。那时，每个人心里都有相同的失落，相同的不舍。韩国领队叫着我们的名字，彼此拥抱，大家互相传递礼物。我们教他们用微信，亲切合影。必须要睡觉了，走廊突然安静一片，没人再忍心发出任何响声。这份安静，却是这五天四夜的高潮，我们的心意在这一刻彻底归一：我们都一样。

当我们真正用心灵去交流，我们便会发现，语言，文字，只是人类可笑的玩具罢了。我们有相同的心脏，相同的跳动，只要用心聆听，每个人，都是相同的。我们应该为战争，为争执，为人类社会的罪恶而羞愧，因为它们并不是难以避免的必然，而只是缺少交流的恶果：每个人其实都一样。

他醒了，把一包零食塞给我，我把我的桃酥塞给他。我把零食装进包里，就好像装下了整个韩国。

时过境迁，至此，我再也没能联系到隔山隔水的友人们。我们短短五天，证明了交流的强大力量。为何还要畏惧交流？我期待有一天再次踏上行程，与天下朋友热情相会、和谐交流。

案例启迪

本案例是文化交流的典型案例，反映出高校创新创业教育的一个重要问题：青年一代应该具备的创新特质——文化敏捷性。案例以具体的韩国研学心路历

程，在异国之旅中，首先体验到"多元""差异""陌生人"的隔阂感，通过青年学生友好而短暂的交流沟通，很快就体验到"融合""相通""老朋友"的融通感，感叹"我们都一样"。在参观、活动、学习不同场景中，遭遇过价值观、文明层面的碰撞，思考过个人、民族、国家层面竞争与合作问题。这些问题，不去体验，不是"当事人""局中人"，是没法体会其震撼性和冲击力的。培养文化敏捷性，最重要的就是在跨文化环境中成功地学习、工作。全球化和世界一体化加速了全球人才等资源要素的配置流动，让这个诉求进一步凸显。要增强文化敏捷性，就需要增加诸如国外留学交流、研学访学等融入多元文化的学习、生活、工作，在情境中增强体验、增加认知。无论是青年一代还是其余各个阶层，都应如此，对待不同文化和人群，少一份歧视，多一份尊重与理解，积极传播本国优秀文化，促进各国文化在交流中传承，在交流中发展。后续，各高校还应在扩展"教学工具箱"："跨学科的主题研究、基于项目的学习和现实世界的联系。"①，来培养具备文化敏捷性的学生，能轻松跨越不同文化边界，"在不同的环境下以轻松的心态做决定，整合或适应不同的角色，并取得成功。"②

案例 46

我的美丽乡村梦

我认为我们接受高等教育的目的是为了帮助我们的家乡摆脱贫困，而不是为了我们摆脱贫困的家乡。吾侪虽生如蝼蚁，当有鸿鹄之志："为天地立心，为生民立命，为往圣继绝学，为万世开太平"。③

前些天，我在网上看到的这些文字，久久不能平静。记得习近平主席也曾在纪念"五四运动"100 周年大会上讲话时也说过："青年志存高远，就能激发奋进潜力，青春岁月就不会像无舵之舟漂泊不定。正所谓'立志而往圣则圣矣，立志而贤则贤矣'。"④ 这些都让我开始思考，我们接受高等教育最终可以做些什么来报答我们的祖国。于我而言，我出生在一个有悠久的农耕历史和浓厚的

---

① 约瑟夫·E. 奥恩. 教育的未来：人工智能时代的教育变革 [M]. 李海燕，王秦辉，译. 北京：机械工业出版社，2018：92.
② 约瑟夫·E. 奥恩. 教育的未来：人工智能时代的教育变革 [M]. 李海燕，王秦辉，译. 北京：机械工业出版社，2018：91.
③ 张梅. 一代大儒张载 [N]. 陕西日报，2020-4-23（10）.
④ 习近平. 在纪念五四运动 100 周年大会上的讲话 [EB/OL]. 新华社，2019-04-30.

文化底蕴的农村，在我小时候我就常常向往，如果将来我可以"达则兼济我家乡"时，我要做什么和怎么做。现在国家倡导乡村振兴建设美丽乡村，我觉得正在接受高等教育的我们正赶上好时候，"人才有高下，知物由学"①，现在我们需要用功读书和利用身边的实践机会，不断增强自己的本领、学识、才干。

在大二上学期，我们学习了创新创业课程，老师们上课时精彩的案例分析引发了我头脑里的火花，我认真参与每一次的课堂互动，并且结合实际提交完成了创业项目计划书。在课程结束时顺利地拿到了"山东省加强就业培训提高就业与创业能力培训项目"的合格证书，还报名了北京大学国际关系学院"国际组织与全球治理"项目课程的修读和美国威廉玛丽法学院"国际法"项目的修读。在疫情期间，正值这两门课程的网课，我在家听好每一堂课，课下及时记好笔记，最终取得了这两门专业的修读证书。课外知识的拓展，也让我的眼界更加开阔，我尝试站在规划者和创业者的角度，去规划我的美丽乡村梦想和蓝图——

一、发挥本土优势，发展优质农业

我家坐落在齐国故地的一个农村，家乡土地平坦，土壤肥沃，就像桃花源中描述的那样："土地平旷，屋舍俨然，有良田、美池、桑竹之属"。记得当时上创业课时老师曾经说过：我们北方的农耕文明小农经济可能会使我们的思想趋于保守，所以我们更应该先打开我们的思想……是的，思想应该保持开放和包容，要学会批判性思维。我转念一想，当大多数人都想通过读大学脱离农村，我为什么不能来个逆向思维，悠久的农耕文明和农耕文化固然在信息化社会有些不合时宜，但优秀的部分就不能通过创新设计而焕发生机吗？这样一想，悠久的农耕文明和农耕文化不也可以是我们的优势吗？我们可以通过土地承包政策收集农民手中的土地，土地就可以连成一片，方便大规模的机械作业，这样也提高了效率，保证了质量。每年许以农民合理地承包费用，这样农民既可以有稳定的收入来源，还可以从土地中解放从事自己想做的还没做的事业。发展农业要因地制宜，比如我家周围的土地比较肥沃，地形比较平坦，可以大规模种植粮食作物，而且我们可以引进新品种，比如燕麦，荞麦？迎合当下人们对低热量食物的需求。在皇城镇和齐陵镇等地地形相对而言没有很平坦，但是却

---

① 习近平. 谈古喻今，习近平与青年谈心时引用的那些名言隽句 [EB/OL]. 新华网，2019-05-02.

有着悠久的果蔬种植的历史，可以利用当地优势种植果蔬作物，比如西红柿、西葫芦、大葱等。

二、实现产业一体化，农业工业齐发展

土地规划完之后，我想我们还可以对生产出的作物进一步加工，这样便可以增加其自身价值，比如对收割来的麦子进行精加工，可以加工为全麦面粉、高筋面粉、中筋面粉、低筋面粉。对市场的不同需求还可以加工为面包粉、蛋糕粉、饺子粉等。耕地附近远离农民住宅区建面粉厂，这样附近的农民也可以来此进行工作，增加自己的收入。

三、互联网+旅游，富集生态农业

"齐国故都"的临淄，有着浓厚的文化底蕴，来此旅游的中外游客有很多，每逢十月还有"齐文化旅游节"。我想我们还可以利用互联网平台宣传我们的家乡，欢迎大家来旅游和购买我们的农产品与工业加工制成品。在太和水库和淄河附近是依山傍水的好地方，环境优美，在这里，你会看到有人赶着成群的羊儿经过，在五月份时玫瑰谷的花儿竞相开放，这是另一番"世外桃源"。我们可以继续让我们的居住的环境更美，并且发展特色民宿，欢迎人们来此旅游。而且像西红柿、西葫芦等蔬菜的种植区恰好在此附近，游客可以来自行采摘。此外，还可以在淄河的某一分支养殖淡水鱼虾，池底的塘泥又恰好是天然的好肥料，这里也可以开发特色旅游项目，游客可以在这里体验当年姜太公"愿者上钩"的乐趣。

四、借鉴古今中外之经验，构建美丽乡村之大成

一定不要故步自封，美丽乡村一定是与时俱进的。姜太公治理齐国时曾经说过："通商工之业，便鱼盐之利，而人民多归齐，齐为大国。"[①] 这句话放到当今也很有启发意义，我们要不断刺激内部的经济，建设好便利人民买卖的环境，"问渠那得清如许，为有源头活水来"，要让经济像水一样流动起来，这样才会"流水不腐""水清如许"。当今时代，正赶上互联网蓬勃发展的热潮，"直播带货"的兴起会很大程度上影响我们的交易方式，发展美丽乡村也可以搭载这辆"快车"向大家介绍我们美丽的乡村、美丽的产品、美丽的人民。

习近平总书记说过："今天，新时代中国青年处在中华民族发展的最好时

---

① 二十四史全译·史记［M］.许嘉璐，平安秋，主编. 上海：汉语大词典出版社，2004：525.

期，既面临着难得的建功立业的人生际遇，也面临着'天将降大任于斯人'的时代使命。"① 当今时代，知识更新的速度在不断加快，社会分工也越来越精细，各种的新事物都在萌发诞生，这是机遇，也是挑战。出生在好时代的我们应该利用自己的本领肩负起时代赋予我们的使命，勇敢地登上施展才华的舞台，切勿"青春虚度无所成，白首衔悲亦何及"。建设美丽乡村的路还很远，我们既要发展经济带动乡村振兴，也要兼顾环境，建设青山绿水的好乡村，要"博学之、审问之、慎思之、明辨之、笃行之"②，一步一个脚印，夯实根基，沉心稳气。建设美丽乡村的路也很近，"合抱之木，生于毫末；九层之台，起于累土；千里之行，始于足下。"③ 正在接受高等教育的我们，已经踏上了建设美丽乡村报效祖国的路……

案例启迪

"从小的时候，我便有着这样一个愿望，那就是长大后可以成为一个了不起的人，为我的家乡和那里的人们，做一点儿事情。"小许同学在访谈中笑着说道。正是这儿时的愿景，驱使着小许同学在美丽乡村建设这条道路上不断探索下去。

美好的心愿植根在心底深处，在时间的缝隙中悄悄萌芽，在阳光雨露的呵护下，慢慢长大，而阳光雨露正是在大学里那宝贵的创业课堂，学校里面创业课程的开展。老师在课堂上对于成功案例的讲解，深深地触动了她的心，起到了鼓舞和启迪作用："创业课堂真的帮助了我很多，创业课堂上老师认真的授课，使我受益匪浅，开拓了我的眼界，也发散了我的思路，使我的思维变得灵活起来，同时也使我下定了决心，朝着自己的目标不断努力。"除了创业课堂上的认真听讲，她还会经常与专业老师进行沟通，有了课堂上的学习和专业老师帮助，这使得小许同学有更充足的底气。与此同时，小许同学利用假期时间完成了北京大学国际关系学院"国际组织与全球治理"项目课程的修读和美国威廉玛丽法学院"国际法"项目的修读，并取得了修读证书，小许同学表示"非常开心能有这样一个学习的机会，也正是这次修读使我认识到了更广阔的世界，也更加完善了我的美丽乡村梦的规划"。

---

① 习近平. 在纪念五四运动 100 周年大会上的讲话 [EB/OL]. 新华社，2019-04-30.
② 大学·中庸 [M]. 王国轩，译注. 北京：中华书局，2007：101.
③ 习近平. 合抱之木，生于毫末；九层之台，起于累土（详解版）——习近平谈治国理政中的传统文化智慧 [EB/OL]. 共产党员网，2019-04-25.

诚然，小许同学也明白纸上读来终觉浅的道理，光有现在的理论学习是远远不够的，要想真正实现建设美丽乡村的梦想，还要不断地实践探索，但有理由相信她不会轻言放弃，毕竟这也是我真正想做成的事。是啊，从来没有轻轻松松的成功。我们深信：唯有锐意进取、不断创新超越，才有幸福的人生，命运掌握在自己手中，机会要靠自己创造。

生活是创新创业的不竭源泉和不尽动力，梦想是撑起创业大道的精神支柱，规划是将伟大梦想与现实有机相连的手段，而上好创业课、学好专业课是将创业梦想落到实处的一块块铺路石。我们在小许同学身上，看到了这份宝贵的种子萌发，朴素但韧性十足。访谈过程中，小许同学说起自己的梦想规划，都会两眼放光。但她也告诉我们：通往成功的道路从来都不是一帆风顺，要做的就是守住心中的信念，不断的努力，只有这样，到任何时候我们都会有扬帆起航的勇气。苦心人，天不负，相信小许同学在未来的日子里一定会朝着自己的目标不断前进，拥有更多的自信和力量，站在离梦想最接近的地方。

案例 47
毕业生党员企业党建显身手

2020 年 12 月 30 日，潍坊医学院创新创业教育实践基地揭牌仪式在山东康华生物医疗科技有限公司进行，参加座谈的企业人员中一位年轻的党支部书记被校企双方领导都特别关注。说起她，企业负责人骄傲的夸赞了一番："她是潍坊市先进党支部的书记"。我们今天所讲述的她——是扎根企业、党建工作显身手的优秀毕业生党员——小董。

小董是潍坊医学院药学专业 2017 届本科毕业生，毕业选择了实习单位山东康华生物医疗科技股份有限公司就职。参加工作以来，无论何时，她都能做到坚守平凡，踏实奉献，不断超越。在公司中始终坚持党的建设与企业发展同步推进，跟随公司着力打造"牢记党建使命，护航人类健康"的品牌产品。

初心不改，勤加奋进

作为一名企业基层党务工作者，小董深知要想做好党务工作，必须具备优良的政治、业务素质，特别是新时期的党务工作给基层工作者提出了更高的要求。

"始终保持危机意识，秉持自己的本色，不要停下学习的脚步，努力拼搏在这个正确的年华。"是小董一直秉承初心的最好总结。她十分重视知识的更新和掌握新时期党的理论政识，坚持把学习摆在重要的位置，一路上不断学习领会并及时掌握党的方针、路线、政策，进一步团结所在支部党员共同增强政治意识、大局意识、责任意识、服务意识。在前进的过程中，她将在学校时擅长创造性开展工作的能力迁移到企业党建中来，为企业党建注入高校特质；难能可贵的是，秉持"一切从实际出发"，善于根据企业党建要求，本着服务公司、做好铸魂固本工作的原则，将党建本领做到了融会贯通。

"老师们开展工作的原则、部分工作流程和学院辅导员当时引导我们的思路都为现今一些问题的解决，提供了丰富多样的经验，使我在工作的开始阶段能够得心应手。"不言放弃是她一直坚守的信念，不断学习、不断拼搏，为企业党建带来创新和活力，让成长的羽翼变得更加丰满。

长路漫漫，砥砺前行

进入康华以来，小董经历了从一个刚进入社会的"小白"成长为一位合格的党支部骨干的过程。从学生角色转换到职场的工作人员，并没有想象中的那么容易，这是一个复杂而又坎坷的过程。

目前，在小董及党支部全体成员不懈努力下，该公司党支部以健全工作机制为抓手，努力激发党员内在活力，不断推动基层党组织建设。党支部选择政治素质高、业务能力强的党员与新入职党员及普通职工结成帮扶对子25个，帮助解决困难问题，组织集体业务培训等。

工作的初期就面对大量党建工作，这使得小董在这过程中一边学习，一边提升。"党建领航激发活力，红色引擎助力发展"，当时公司的党建正好处在一个提升的状态，小董一步一个脚印，稳扎稳打，从刚开始懵懂的状态，逐步完成了所在党支部基础的党建材料编写、宣传版面策划与党建融合展示。她通过与各个部门的沟通学习，经历了一次又一次的打磨，也经历了一些磕磕碰碰。功夫不负有心人，小董所在党支部被评为了潍坊市的先进党支部。在采访中，小董这样说："从无到有、从简单到丰富，不断开拓进取的这个过程，给我印象最为深刻。"

经历了不断摸索的过程，小董说："在康华的这个党支部也会有一定的集体感和荣誉感，为个人在做努力，也是希望这个党支部有一个更好的发展，党建的工作现在也不单单是党支部本身，也是与这个企业的发展有着千丝万缕的关系。党的发展从未停歇，企业的发展也不会停步，身处新时代，理应做出创造性反应，一路砥砺前行。"

求真务实，放眼未来

党的建设是我们抓好各项工作的根本。新时期，党的建设只有加强，不能弱化。落地才能生根，根深才能叶茂。

小董给学弟学妹们提出了一些宝贵建议："希望学弟学妹们在大学期间要好好珍惜自己大学时光，千万不要辜负自己的青春年华，在什么阶段，就要做什么阶段的事情，在大学这个阶段一定要把这些专业知识掌握好，根深方能叶茂。努力能考研学术精进是极好的，但扎根基层，将个人发展跟公司的壮大结合起来，把在学校学到的创新创业本领发挥出来，向着自己想要的那个方向努力拼搏，做到无怨无悔。"

小董以"牢记使命，党建从心"为己任，秉承着奉献社会的理想观念，以学校党建为启发，以社会需求为基准，坚持以党性为后盾，以政治责任感为动力，不断加强自身能力。

案例 48

创新之源

——基于专业学习的讨论

创新已经成为我们整个国家、整个民族共同面临的重要课题，而我作为一名在读博士生，没有太多研究，仅结合所学专业，与大家讨论分享。

创新是第一生产力。创新所创造的生产力，大家有目共睹，也正是因为看到了创新给国家、社会、个人带来的收益，所以我们才重视创新。创新，是指以现有的思维模式提出不同于常人思路的见解为导向，利用现有的知识和物质，在特定的环境中，本着理想化需要或为满足社会需求，而改进或创造新的事物、方法、元素、路径、环境，并能获得一定有益效果的行为。这是对于创新一词最大众化的解读，其中看到"有别于""改进""创造"等词汇，但同时更应看到创新是以"现有的思维模式"和"现有的知识和物质"为基础。这就告诉我们，创新并不是漫无目的地遐想，而是基于现有的思维、知识和物质进行的改进和创造。

对于我们学生，创新之源就是扎实的专业知识学习。倘若没有一定的专业知识作为基础，何谈创新？任何创新都是在掌握一定专业知识的基础上发生的。我目前就读于上海师范大学中国近现代史专业，仅就中国近代史学习而言，谈谈历史研究理论的创新。首先是 20 世纪 30-40 年代形成的"革命史范式"，即反帝反封建的历史叙事模式；接着是"现代化范式"，即从中国学习借鉴西方现代思想、技术和制度的角度进行书写；然后是 20 世纪 50-60 年代盛行于美国学界的"冲击—反应"模式，即强调西方国家对近代中国产生的正面影响；20 世纪 70 年代美国学界提出了"中国中心观"研究取向，认为过去夸大了西方在中国近代历史进程中的作用，开始强调中国社会内部的变革力量；此后又出现了"社会—国家"范式，开始从社会与国家互动角度，探视中国近代社会的发展与演变。

对于文科专业研究而言，理论创新无疑是十分重要的，而每个新理论的诞生，都是对于过去研究方式与内容的深刻反思。比如革命史研究范式，强调"一条主线"，即以阶级斗争为主线；"三大高潮"，即太平天国农民起义、义和团反帝爱国运动、辛亥革命；"八大事件"，即两次鸦片战争、太平天国运动、洋务运动、中法战争、中日甲午战争、戊戌变法、义和团运动、辛亥革命。但是这种研究范式对于中国近代社会其他方面，如人口流动、自然灾荒等情况反映不够。历史研究者对此进行反思，提出了现代化研究范式，将洋务运动作为"中国早期现代化的开端"。"冲击—反应"模式与"中国中心观"取向，后者对前者的反思更为明显，前者强调西方国家对中国的冲击，后者则提出从中国发现历史。而"社会—国家"范式则是在"中国中心观"取向基础上的进一步发展，为研究中国内部历史提供了框架。

既然专业知识是创新之源，那么我们如何学好专业知识？

首先是要对自己所学专业保持兴趣。兴趣可以使我们在专业学习时充满热情，兴趣可以使我们在遇到困难时敢于克服。如果自己所学专业正是自己的兴趣所在，那自然不用担心，只要增强自己的自制力，课上学好相关知识，课下阅读相关书籍，肯定能够学好自己的专业，但同时也要广泛涉猎其他专业书籍，用多学科知识来充实自己的兴趣专业。如果所学专业并非真正喜欢，但又无法调换专业时，我建议也不要放弃。我是学校 2011 级某文科专业的学生，事实上，学习这个专业，并非出于兴趣，而是被动调剂。当时自己不懂得如何培养专业兴趣，因此荒废了很多宝贵的时间，最后在邢老师的指导下，才确定了本科学位论文题目，也是在老师严格要求下，才对相关领域有了一定了解。

那么坚持非兴趣专业与创新有什么关系呢？其实这正是创新思维的所在。就本人而言，我在学校本科毕业后跨专业考入上海师范大学中国近现代史专业，当时只因自己对历史的兴趣，但对历史研究一无所知。历史学科因产生时间较久，一些简单问题早已有人研究，那么如何进行创新？是我一直思考的。本科专业学习，我积累了社会学、经济学等专业知识，而这恰恰是其他同学所没有的。为此，我选择了中国近代慈善史研究方向，将所学的本科专业知识同硕士专业进行结合，算是一点创新思维。另外，我们学校有自己的优势，就是文科专业也会开设如《基础医学概论》《心理学》等医学相关课程。近几年医疗社会史研究逐渐升温，一大批学者涌入新的领域，我本可以凭借自己的医学知识形成自己的研究特点，但因为当时对医学知识不够重视而未能深入，现在追悔莫及。

其次，我们要培养坚韧的性格。前面讲到，兴趣是最好的老师，即使没有兴趣也要培养兴趣。那对专业学习有兴趣就一定能够学好吗？我们学习某个专业，很多都是凭借自己的兴趣或者就业的前景进行选择，然而当你真的学习这个专业之后，便会发现专业学习与你所想的完全不一样。比如，我因对历史的喜爱，选择跨考历史学，然而，进入历史学专业学习之后才逐渐发现，我所喜欢的只是历史故事，而并非是历史学专业。这两者有很大的差别，最明显的就是，过去可以只凭借自己的喜好，看一些相关的历史书籍，现在却只能够在无序的档案中找寻故事线索，查询档案是一个长期过程，十分枯燥，毫无兴趣可言。

这个时候，我们为学好专业知识，所凭借的就是坚韧性格。本科时期，老师和本人对自己比较公认的评价是：比较有想法，比较有个性。当然这是委婉的说法，其实直白些就是"犟""认死理"。现在回想，这恰恰是我最为幸运的一点。高中时期，我学习成绩比较差，不甘心上专科，复读一年考上医学院。本科时期，学习成绩也一般，但认准了考研，第一年没成功，又考了一年，感觉考试发挥不好，买好了第三年的书，但幸运的是没有用上。硕士时期，认真对待每一篇课程论文，我甚至为了一份课程作业，在上海市档案馆抄了近一个月资料，为节省时间，午饭用面包凑合。现在，课程作业都已成功发表，包括获得国家奖学金及读博机会，都与我的这一性格有关。其实，坚韧性格不仅包括遇到困难，克服困难，还包括提高标准达到标准，这应是学习所有专业，都要具备的品质，与大家共勉。

再次，我们要重视老师的引导。前面讲到了坚韧，告诉大家要坚持走好自己的路，但如果我们只讲个性，就容易出现道路的偏差。从高中进入大学，学习方式需要进行巨大改变，从原先的"要我学"变成"我要学"，但是同学们在这个改变的过程中，很容易迷失方向，不知道如何着手，当然其中也包括我本人。从紧张的高中进入宽松的大学，从考试追求高分变成只需要 60 分，很多同学不免有所懈怠，与此同时，学生进入大学后，面临着多项选择，有的在考研与工作之间徘徊，有的甚至不清楚自己的方向。这种宽松的环境，也就造成了大学生的多元化发展，大学也因此成为一个重要分水岭。

在这一时期，在校老师们的督促与引导便成为十分重要的内容。我记得当时我对自己的未来十分迷茫，不知道未来该走什么路，应该去怎样发展，属于"有劲没处使"的状态。当时我们的辅导员李老师、班主任郝老师多次开班会介绍考研，强调考研的重要性，并且请学长学姐分享考研经验，这对我最终做出考研的选择有非常大的影响。在老师的引导之下，确定了适合自己的道路，然后坚定不移地走下去，就会看到不一样的风景。我们所讲的创新，也就是在深耕专业的过程中，自然而然地产生了，如果不断地变换道路，也就无从谈创新了。国家重大科技发明更是这样，每一个创新都是在坚定意志的保障下，不断地深耕专业，最终实现新的突破。

最后，我结合目前就读学校，为学校发展考虑，最想表达都是，希望学校重视为学生提供好服务工作。学校是学生学习的地方，也是国家创新发展的摇篮，要办服务型学校，不仅服务于老师的科研，也要服务于学生的学习。学生进入大学最主要的任务还是学习，只不过是从高中时期的全科学习，变为专业学习，从高中时期的要我学变成了"我要学"，那么这一时期，学校最重要的就是提供宽松的学习环境与优越的学习条件。

我记得刚来到上海学习的时候，给我印象最为深刻的是学生宿舍，虽然这里的宿舍很老很破，但全年为学生开放。这一点很重要，因为在本科时为准备考研，每到暑假、寒假想在校学习，最头疼的事情就是去外边租房子，因为学校宿舍在假期是不开放的，学生没有办法，为了考研只能去租房，无形中给学生、家长造成很多压力，甚至有的人因限于经济条件而放弃考研，这无疑给学校和学生个人造成了很大损失。当然除此之外，还有实验室、图书馆等方面有开放的需求。所以，学生创新也需要学校提供创新的条件，一句话：学生创新的同时学校的管理也需要创新。

综上所述，在国家提倡创新的时代，我们学生要重视自己的专业学习，立足于自己的专业知识，在此基础上进行多学科交流，在不同学科知识中，丰富自己，启发自己，从而产生创新性思维。同时，还要培养自己坚韧的品质，重视老师们的引导，多与老师沟通交流，了解大学生发展的概况以及专业发展的趋向，从而有的放矢，事半功倍。学校更应发挥为学生服务的作用，一切以学生为本，以学生的学习为本，为学生提供学习和创新的环境。以上是我简单的思考，不当之处还请批评。

案例启迪

作者小陈同学，山东德州人，我校 2015 届毕业生，现为上海某大学在读博士生。已在各类刊物发表文章 6 篇，曾获硕士研究生国家奖学金、优秀毕业生、全国博士生论坛二等奖等。

案例 49

如果优秀有秘诀

国家奖学金，一等优秀学生奖学金，多项国奖、省奖，校奖，发表核心期刊论文，有自己的发明专利，成绩名列前茅，学生组织干部，科技团队负责人，顺利考入北大攻读研究生……单单一项都十分耀眼的荣誉，居然可以一人拥有。

拥有它们的，是张益源——潍坊医学院临床医学专业 2015 级的一个"重量级"学霸，一个资深的"别人家的孩子"。

咬定青山不放松

初入大学，他进入医学检验学系学习，因他渴望学习到更多的医学知识拓宽视野，进一步提高、锻炼自身的技术和本领，于是次年九月他凭借优异的成绩转入临床医学专业，他是潍医第一批享受校转专业政策的学生。他始终把学好专业课作为立身之本，别人觉得看各种专业书籍和课本是头疼的事，他却能够一头钻进去，学得津津有味，乐不思蜀。

他始终坚信只有辛勤的汗水和不懈的努力才能换取更好的未来，在潍医的学习时光里，教学楼、图书馆、实训楼总能看到他走过的背影，各大比赛中都出现他努力阳光的身影，他凭着扎实的学习基础，勤奋好学的精神和喜欢钻研的态度，取得了各种优异的成绩。

他总是踩着清晨第一缕阳光走进教室，伴着点点星光离开教室。他勤奋刻苦，在别人休息娱乐时间做研究搞科研，不断拓展自己的知识层面，所以他在微生物学、生物信息学、分子化学、药学、胸外科学、介入医学、红外光学等学科领域都有深入见解并取得了相关成果。

他敢想，更敢做。他发现问题，提出设想，积极研究。为了研究，他会翻阅数十本资料书，写满满的笔记，和研究团队同学商量探讨，实在无法解决就向老师咨询求教，整天泡在实验室里采样和绘图。他总是忙着忙着就忘记了时间，有时可能一天只吃一顿饭，若是在实验的紧要关头他更是全然不顾，只一心扎到研究中去。就这样他与显微镜、图纸一起度过了上百个日日夜夜，他和他的团队获得老师的肯定，并获得了国家发明专利。

星光不问赶路人，时光不负有心人。所有辛勤的背后都有所回报。五年的潍医生活他收获了青春，也收获了未来，点点滴滴就在一张张红色的证书中体现出来。

当其他同学还对研究一无所知时，张益源主动报名参与"助研"，这对他以后的研究奠定了基础。他是有远见的，这种远见更多来自他自身的明确规划。张益源说，我了解自己的优势，从一步入大学就明晰自己的职业生涯规划。张益源说，自己有时也会懒惰，也会困扰于实验数据的烦琐杂冗，困于知识所限。实验摸索过程中，大量枯燥的实验数据，实验试错所带来的挫折感和迷茫感，都是常人无法承担的，但是他凭着坚韧战胜了。

是自律和笃信，磨砺了如此多产的张益源；是坚持和创新，成就了这样优秀的张益源。

张益源是优秀的，不仅是因为他的各种成绩标签，更因为他身上体现着潍医人的精神，体现着肩上背负国家理想新时代少年的精神。他的坚持，他的创新，他对自己未来的坚定和笃信都成就了更好的他。

创新架起登高梯

如果说坚持是张益源前进路上的牢固基石，那么，创新就一定是他登高的阶梯。

"有想法，就行动起来。如果真的有创意，那不妨试一试。"从很早开始，创新的理念和想法就深深地扎根在了张益源的内心深处。他相信，"只要敢于创新，勇于实践，每个人都可以成为小发明家"。其实大部分大学生都有各种各样的奇思妙想，只不过他们喜欢多思而后行，纠结太多反而失去了尝试和实践的勇气。而张益源不是。他善于寻找和发现生活实践中存在的问题，然后思考和分析解决办法，进而深入研究。

灵感火光的迸发之后付出行动的决心，日夜试验的汗水，孜孜不倦，不断探索的坎坷之路……一项发明专利，发表1篇核心期刊论文，3篇SCI在投，还是3项课题的带头人。张益源的创新之路看起来花团锦簇，实际却是背后不断的付出。是善于发现的眼睛，让张益源在乡镇医院走访时，发现了肺结核患者因医学检验技术方面的缺陷导致的误诊，这才有了后来的结核分枝杆菌与非结核分枝杆菌的新型鉴别诊断方法；是善于探索的精神，让张益源在实验室工作时，有了能否用肉眼看到细菌的想法，这才有了后来的国家发明专利"物体表面细菌红外显像装置"。

创新更在于提出猜想后夜以继日的拼搏。暑假的时间张益源就泡在不同领域的书籍里，积累了丰富的知识；他锲而不舍地做实验，在微生物实验一次又一次的失败后，终于从中得出结论。无数次头脑风暴，无数次失败积累经验，无数次跌倒后重新爬起，才有了最终的成功。

源头活水满沟渠

进取，机遇，奋斗，这是张益源奉行并身体力行的人生信条，集中体现在他对科研的执着追求、对机会的及时把握、对学业生活的更高要求。

一次，张益源在实验室工作时，一个念头倏然出现在脑中：细菌遍布在我们生活的各个角落，很难发现，消毒时并不能确保将他们全部杀灭，因此也给医疗和科研带来了麻烦，那么是否可以显示细菌使其被我们的肉眼可见呢？怀揣着疑问与好奇心，张益源开始了他的研究。首先是寻找队友组建团队，然后在查阅大量资料的基础上向老师咨询，一遍遍地设计图纸，日复一日地进行实验室采样和证明。

科研的路上免不了质疑，有些人质问他，显微镜发明后的四百年来都没有人发明细菌显像相关的产品，你一个大学生又能做些什么呢？然而张益源并没有因为他人的否定而停下脚步，相反他更加坚定自己的信念，因为他始终相信：改变未来的机会是人人平等的。迸发出思维火花的张益源立即着手于实践。八月的暑假，他和他的团队完全沉浸在人头攒动的市新华书城的一角，几乎读完了包括电磁学、光学、医学及微生物学、计算机科学在内的各个领域的书籍，每个人都把重要的信息记录下来，几个人的笔记加起来有近两厘米厚。在讨论项目时大家也会因为光电信号的转换问题而各执己见，互相争执。有一次在大家争论时转换了考虑问题的角度，想到了怎样整合电学—光学及信号相互转换的高效方法。最困难的问题解决后其他方面的问题都迎刃而解，经过近半年坚持不懈的努力，他和他的团队最终发明了细菌显像仪，即具有物体表面细菌显像的功能，其利用特殊的光学处理系统将微观细菌世界展现出来。这项研究成果得到校内医学检验学系主任、病原微生物学教研室主任的认可和推荐，在产品展示过程中先后得到山东师范大学、青岛理工大学、济宁医学院等众多高校教授的认可，并获得了国家发明专利"物体表面细菌红外显像装置"。

"同舟共济扬帆起，乘风破浪万里航。"张益源深知团队合作的强大力量，在大学生活中，他积极参加各种团体活动，学生会记者团、各种协会、班集体，都有他奔走的身影。转入临床医学专业后，他当选了系学生会办公室主任并兼职副班长。忙碌的工作造就了他的严谨态度和强烈的责任心。每一个准确下达的通知，每一张追求完美的表格，每一份严谨优秀的策划，都体现着他的目标："要做就要做到最好。"他在丰富多彩的社团活动中展现了热情体贴的优良性格和出色的组织领导能力，帮助增进了老师与同学之间的沟通交流。

在进行细菌显像仪科研项目中，张益源充分发挥协调和沟通能力，组建了包括西南交通大学、江苏科技大学等数所高校和高中同学在内的科研发明团队，团队分工鲜明，形成了医学组、计算机组和外联组，各组人员密切合作而又各司其职。张益源说："我坚信人多力量大，一个人的知识有限，但几个人加在一起会碰撞出更多的智慧的火花。"在他的带动下，队员们对于科研迸发出无限的热情，大家的共同目标便是在科研的道路上不断向前。正是这种团队的凝聚力激励他们一起完成了对细菌显像仪项目的研究。除此之外，张益源还参加过miRNA 介导结核分枝杆菌调控巨噬细胞自噬作用、非编码 RNA 介导结核分枝杆菌免疫逃避机制、结核分枝杆菌与非结核分枝杆菌的新型鉴别诊断方法、MTB-BCG 多管自动化搅拌式旋涡混合器研发、医养结合下养老服务供需现状等众多科技与社会项目的研究，均取得优异成果。

努力工作、学习，还要愉快生活，排球、游戏都是张益源课余生活和排解压力的必选项。时间充裕的话，他还会去一些风景优美的地方来一趟短途旅游。作为一名新时代的大学生，他用行动书写风发意气，以昂扬姿态追逐梦想。趁年轻，砥砺前行。

梦想如星耀长空

谈到梦想，他这样形容："梦想像是一个夜空，而每一个小目标仿佛夜空中的星星。当一个个的小目标慢慢实现的时候，夜空中的星星也会次第点亮。实现的目标越多，梦想的夜空就会越灿烂。"

2015 年 9 月 12 日既是张益源入学报到第一天，也是他 18 岁的成年生日，那一晚他在纸上郑重地写下了 5 年的人生规划和长远展望。毕业前夕，这 18 项目标规划除一项有待于完成外其他的已全部完成，譬如入党、年级第一、国奖校奖十佳、发表SCI、申请专利、国家级荣誉称号、游历全国、境外访学等。它们仿佛无形的上帝之手推着他朝着这些方向去探索前行，因几年的学习生活丰富而又有趣，她坚定而又执着，未曾迷茫，未曾气馁。

时光荏苒，岁月如梭。转眼间已经大五，但校园的美好往事却又历历在目。张益源深刻地体会到，自身的成就离不开学校老师和领导的支持和鼓励，也与学校近几年的快速发展息息相关。因为学校对网络服务的不断改善，上网学习、科学研究才能够事半功倍；因为学校对科研的重视与资助，国家级创新课题得以顺利完成；因为学校对生活设施和服务不断完善，在这里感受到了家的温暖，才能心无旁骛的去努力学习工作；因为学校鼓励开展各种文艺汇演、社团活动、社会实践、竞赛比拼，校园生活精彩而有趣；因为学校在社会的知名度、关注度、认可度不断提高，也使他在省竞赛、国会议的交流比拼中更加自信，更加自豪，取得了诸多优异成绩。一路走来，有学院老师和同学的鼓励，有学校各部门领导的认可，还有其他各兄弟院系在科研、竞赛方面的大力支持和帮助。

使命愿景驱动，怀揣梦想出发，顺应召唤作为，引领浪潮前行。学校成就了张益源的今天，他以自己的出色表现交了一份份满意的答卷。有理由相信，张益源入学不久说过的话将会一步步变为现实：今天母校是我的光荣，明天我将是母校的骄傲！

第七章 医学院校大学生创新创业测评

第一节 MBTI 性格测试

一、MBTI 简介

MBTI 是目前世界范围内应用最广泛的性格测试工具之一。MBTI 被称为 Myers-Briggs 类型指标，是一种自我报告的强迫人格评价工具，用于测量和描述人们在信息获取、决策、生活处理等方面的心理活动和人格类型。心理学认为，"人格"是个体内的一种行为倾向，具有整体性、结构性和持久稳定性的特征，而每个人的行为倾向在很大程度上取决于他的性格。MBTI 在此基础上，把人的性格分为 16 种类型，由四个维度上的不同偏好组成。首先是"外向 E—内向 I"，代表着各人不同的精力（Energy）来源；其次是"感觉 S—直觉 N"，再次是"思考 T—情感 F"分别表示人们在进行事物判断时的用脑习惯；最后是"判断 J—感知 P"，此维度表明我们如何适应外部环境。

根据 MBTI 的测量结果，可以帮助医学生发现自己的性格密码，明确自己的需求所在。将 MBTI 理论应用于医学生创业指导方面，有利于快速分析定位其性格类型，找到适合自己的创业方向。

二、MBTI 性格测试题

古老的希腊庙宇上锈刻着哲人苏格拉底的名言"认识你自己"，关于认识自己可以说是一个古老的命题。中国的老子说"知人者智，自知者明"，一个能看透周围的人智慧，一个能了解自己的人"心明"不糊涂，一般不会做出没有自知之明的事情。知己知彼才能百战不殆。根据 MBTI 测试可以更好地找到适合自己的创业方向特点，对自己的创业适合岗位也可以更好地了解，也可以更好地了解、完善自己的性格。MBTI 职业性格测试的本质就是一个测量工具，我们知道到的原理，用好它，灵活用到生活中去，将会是场美妙的体验。MBTI 职业性格测试如果用得熟练，能快速了解一个人的性格特点，可以很快知道一个人的性格，爱好，价值观，行事风格等以前一直都发现不了的特质。用好 MBTI 职业性格测试这个技能，还能收获几个适合自己创业志同道合的伙伴呢！

在做 MBTI 测试题之前，你需要注意题目要凭借第一感觉选择，不要过多权衡，因为每种性格的背后都有好有坏。要求：每题考虑的时间不得超过 10 秒钟。每 7 题为一部分找出你选择最多的那个字母，按顺序进行排列。

1. 你倾向从何处得到力量：

（E）别人。

（I）自己的想法。

2. 当你参加一个社交聚会时，你会：

（E）在夜色很深时，一旦你开始投入，也许就是最晚离开的那一个。

（I）在夜晚刚开始的时候，我就疲倦了并且想回家。

3. 下列哪一件事听起来比较吸引你：

（E）与情人到有很多人且社交活动频繁的地方。

（I）待在家中与情人做一些特别的事情，例如说观赏一部有趣的录影带并享用你最喜欢的外卖食物。

4. 在约会中，你通常：

（E）整体来说很健谈。

（I）较安静并保留，直到你觉得舒服。

5. 过去，你遇见你大部分的异性朋友是：

（E）在宴会中、夜总会、工作上、休闲活动中、会议上或当朋友介绍我给他们的朋友时。

（I）通过私人的方式，例如个人广告、录影约会，或是由亲密的朋友和家人介绍。

6. 你倾向拥有：

（E）很多认识的人和很亲密的朋友。

（I）一些很亲密的朋友和一些认识的人。

7. 过去，你的朋友和同事倾向对你说：

（E）你难道不可以安静一会儿吗？

（I）可以请你从你的世界中出来一下吗？

8. 你倾向通过以下哪种方式收集信息：

（N）你对有可能发生之事的想象和期望。

（S）你对目前状况的实际认知。

9. 你倾向相信：

（N）你的直觉。

（S）你直接的观察和现成的经验。

10. 当你置身于一段关系中时，你倾向相信：

（N）永远有进步的空间。

（S）若它没有被破坏，不予修补。

11. 当你对一个约会觉得放心时，你偏向谈论：

（N）未来，关于改进或发明事物和生活的种种可能性。例如，你也许会谈论一个新的科学发明，或一个更好的方法来表达你的感受。

（S）实际的、具体的、关于"此时此地"的事物。例如，你也许会谈论品酒的好方法，或你即将要参加的新奇旅程。

12. 你是这种人：

（N）喜欢先纵观全局。

（S）喜欢先掌握细节。

13. 你是这类型的人：

（N）与其活在现实中，不如活在想象里。

（S）与其活在想象里，不如活在现实中。

14. 你通常：

（N）偏向于去想象一大堆关于即将来临的约会的事情。

（S）偏向于拘谨地想象即将来临的约会，只期待让它自然地发生。

15. 你倾向如此做决定：

（F）首先依你的心意，然后依你的逻辑。

（T）首先依你的逻辑，然后依你的心意。

16. 你倾向比较能够察觉到：

（F）当人们需要情感上的支持时。

（T）当人们不合逻辑时。

17. 当和某人分手时：

（F）你通常让自己的情绪深陷其中，很难抽身出来。

（T）虽然你觉得受伤，但一旦下定决心，你会直截了当地将过去恋人的影子甩开。

18. 当与一个人交往时，你倾向于看重：

（F）情感上的相容性：表达爱意和对另一半的需求很敏感。

（T）智慧上的相容性：沟通重要的想法，客观地讨论和辩论事情。

19. 当你不同意情人的想法时：

（F）你尽可能地避免伤害对方的感情；若会对对方造成伤害的话，你就不会说。

（T）你通常毫无保留地说话，并且对情人直言不讳，因为对的就是对的。

20. 认识你的人倾向形容你为：

（F）热情和敏感。

（T）逻辑和明确。

21. 你把大部分和别人的相遇视为：

（F）友善及重要的。

（T）另有目的。

22. 若你有时间和金钱，你的朋友邀请你到国外度假，并且在前一天才通知，你会：

（J）必领先检查你的时间表。

（P）立刻收拾行装。

23. 在第一次约会中：

（J）若你所约的人来迟了，你会很不高兴。

（P）一点儿都不在乎，因为你自己常常迟到。

24. 你偏好：

（J）事先知道约会的行程：要去哪里、有谁参加、你会在那里多久、该如何打扮。

（P）让约会自然地发生，不做太多事先的计划。

25. 你选择的生活充满着：

（J）日程表和组织。

（P）自然发生和弹性。

26. 哪一项较常见：

（J）你准时出席而其他人都迟到。

（P）其他人都准时出席而你迟到。

27. 你是这种喜欢……的人：

（J）下定决心并且做出最后肯定的结论。

（P）放宽你的选择面并且持续收集信息。

28. 你是此类型的人：

（J）喜欢在一段时间里专心于一件事情直到完成。

（P）享受同时进行好几件事情。

三、MBTI 性格测试解析

请根据你的选择，判断自己的性格类型，请注意 EI SN TF JP 四组分别对立，如果和 I 相比您选择的 E 较多，那么您就具有 E 的人格特点，其他三组同理。

1. ISTJ：内向、感知、思考、判断型

这种人一丝不苟、认真负责，而且明智豁达，是坚定不移的社会维护者。他们讲求实际、非常务实，总是孜孜以求精确性和条理性，而且有极大的专注力。不论干什么，他们都能有条不紊、四平八稳地把它完成。

对这类人而言，满意的工作是技术性的工作，能生产一种实实在在的产品或有条理地提供一种周详服务。他们需要一种独立的工作环境，有充裕的时间让自己独立工作，并能运用自己卓越的专注力来完成工作。

2. ISFJ：内向、感知、感觉、判断型

这种人忠心耿耿、一心一意、富有同情心，喜欢助人为乐。由于这种人有很强的职业道德，一旦觉得自己的行动确有帮助，他们便会担起重担。

最令他们满意的工作是需要细心观察和精确性要求极高的工作。他们需要通过不声不响地在背后工作以表达自己的感情投入，但个人贡献要能得到承认。

3. INFJ：内向、直觉、感觉、判断型

这种人极富创意。他们感情强烈、原则性强且具有良好的个人品德，善于

独立进行创造性思考。即使面对怀疑，他们对自己的观点仍坚信不疑。看问题常常更能入木三分。

对他们来说，称心如意的事业就是，能从事创新型的工作，主要是能帮助别人成长。他们喜欢生产或提供一种自己能感到自豪的产品或服务。工作必须符合个人的价值观。

4. INTJ：内向、直觉、思考、判断型

这类人是完美主义者。他们强烈要求自主、看重个人能力、对自己的创新思想坚定不移，并受其驱使去实现自己的目标。这种人逻辑性强，有判断力，才华横溢，对人对己要求严格。在所有类型的人中，这种人独立性最强，喜欢我行我素。面对反对意见，他们通常多疑、霸道、毫不退让。对权威本身，他们毫不在乎，但只要规章制度有利于他们的长远目标他们就能遵守。

最适合的工作是：能创造和开发新颖的解决方案来解决问题或改进现有系统；他们愿意与责任心强，在专业知识、智慧和能力方面能赢得自己、敬佩的人合作；他们喜欢独立工作，但需要定期与少量智囊人物切磋交流。

5. ISTP：内向、感知、思考、认知型

这种人奉行实用主义，喜欢行动，不爱空谈。他们长于分析、敏于观察、好奇心强，只相信可靠确凿的事实。由于非常务实，他们能很好地利用一切可资利用的资源，而且很会找准时机。

对于这种人而言，事业满意就是，做尽可能有效利用资源的工作。他们愿意精通机械技能或使用工具来工作。工作必须有乐趣、有活力、独立性强，且常有机会走出工作室去户外。

6. ISFP：内向、感知、感觉、认知型

这种类型的人温柔、体贴、敏感，从不轻言非常个人化的理想及价值观。他们常通过行动，而非语言来表达炽烈的情感。这种人有耐心、能屈能伸、且十分随和、无意控制他人。他们从不妄加判断或寻求动机和意义。

适合的工作是，做非常符合自己内心价值观的工作。在做有益他人的工作时，希望注重细节。他们希望有独立工作的自由，但又不远离其他与自己合得来的人。他们不喜欢受繁文缛节或一些僵化程序的约束。

7. INFP：内向、直觉、感觉、认知型

这种类型的人珍视内在和谐胜过一切。他们敏感、理想化、忠心耿耿，在个人价值观方面有强烈的荣誉感。如果能献身自己认为值得的事业，他们便情

绪高涨。在日常事务中，他们通常很灵活、有包容心，但对内心忠诚的事业义无反顾。这类人很少表露强烈的情感，常显得镇静自若、寡言少语。不过，一旦相熟，他们也会变得十分热情。

对这类人而言，最好的工作是，做合乎个人价值观、能通过工作陈述自己远见的工作；工作环境需要有灵活的架构，在自己激情高昂时可以从事各种项目；能发挥个人的独创性。

8. INTP：内向、直觉、思考、认知型

这类人善于解决抽象问题。他们经纶满腹，时常能闪现出创造的睿智火花。他们外表恬静，内心专注，总忙于分析问题。他们目光挑剔，独立性极高。

对于这类人，事业满意源自这样的工作：能酝酿新观念；专心负责某一创造性流程，而不是最终产品。在解决复杂问题时，能让他们跳出常规的框框，冒一定风险去寻求最佳解决方案。

9. ESTP：外向、感知、思考、认知型

这类人无忧无虑，属乐天派。他们活泼、随和、率性，喜欢安于现状，不愿从长计议。由于他们能够接受现实，一般心胸豁达、包容心强。这种人喜欢玩实实在在的东西，善于拆拆装装。

对这种人来说，事业满意度来自这种工作：能随意与许多人交流；工作中充满冒险和乐趣，能冒险和随时抓住新的机遇；工作中当自己觉得必要时希望自我组织，而不是听从别人的安排。

10. ESFP：外向、感知、感觉、认知型

这一类人生性爱玩、充满活力，用自己的陶醉来为别人增添乐趣。他们适应性强，平易随和，可以热情饱满地同时参加几项活动。他们不喜欢把自己的意志强加于人。

对于这类人来说，适合的工作是，能在实践中学习，利用常识搜集各种事实来寻找问题的解决方案；他们喜欢直接与顾客和客户打交道；能同时在几个项目或活动中周旋。尤其喜欢从事能发挥自己审美观的项目或活动。

11. ENFP：外向、直觉、感觉、认知型

这类人热情奔放，满脑子新观念。他们乐观、率性、充满自信和创造性，能深刻认识到哪些事可为。他们对灵感推崇备至，是天生的发明家。他们不墨守成规，善于闯新路子。

这类人适合的工作是，在创造性灵感的推动下，与不同的人群合作从事各

种项目；他们不喜欢从事需要自己亲自处理日常琐碎杂务的工作，喜欢按自己的工作节奏行事。

12. ENTP：外向、直觉、思考、认知型

这种人好激动、健谈、聪明，是个多面手。他们总是孜孜以求地提高自己的能力。这种人天生有创业心、爱钻研、机敏善变、适应能力强。

令这类人满意的工作是：有机会从事创造性解决问题的工作。工作有一定的逻辑顺序和公正的标准。希望通过工作能提高个人权力并常与权力人物交流。

13. ESTJ：外向、感知、思考、判断型

这种人办事能力强，喜欢出风头，办事风风火火。他们责任心强、诚心诚意、忠于职守。他们喜欢框架，能组织各种细节工作，能如期实现目标并力求高效。

这类人适合做理顺事实和政策以及人员组织工作，能够有效利用时间和资源以找出合乎逻辑的解决方案，他们希望工作测评标准公正。

14. ESFJ：外向、感知、感觉、判断型

这种类型的人喜欢通过直接合作以切实帮助别人。由于他们尤其注重人际关系，因而通常很受人欢迎，也喜欢迎合别人。他们的态度认真、遇事果断、通常表达意见坚决。

这类人最满意的事业是，整天与人交往，密切参与整个决策流程。工作的目标明确，有明确的业绩标准。他们希望能组织安排自己及周围人的工作，以确保一切进展得尽可能顺利。

15. ENFJ：外向、直觉、感觉、判断型

这种人有爱心，对生活充满热情。他们往往对自己很挑剔。不过，由于他们自认为要为别人的感受负责，所以很少在公众场合发表批评意见。他们对行为是非曲直明察秋毫，是社交高手。

这种人最适合的工作是，工作中能建立温馨的人际关系，能使自己置身于自己信赖、且富有创意的人群中工作。他们希望工作多姿多彩，但又能有条不紊地干。

16. ENTJ：外向、直觉、思考、判断型

这种人是极为有力的领导人和决策者，能明察一切事物中的各种可能性，喜欢发号施令。他们是天才的思想家，做事深谋远虑、策划周全。这种人事事力求做好，生来一双锐眼，能够一针见血地发现问题并迅速找到其改进方法。

最令这类人满意的事业是，做领导、发号施令，完善企业的运作系统，使

系统高效运行并如期达到目标。他们喜欢从事长远战略规划，寻求创造性解决问题的方式。

第二节　MBTI 性格和创新创业工作的关系

一、ISTJ：一丝不苟的检查者

1. 性格特点

ISTJ 安静、严肃、勤奋且有责任心，他们具有很强的集中力、条理性和准确性，对于细节有很强的记忆和判断，所以他们具有极佳的执行能力。

但 ISTJ 型的人总是很传统、保守，不喜欢创新创意和标新立异。他们重视必要的理论体系和传统惯例，观察世界上那些看得见、摸得着的现实（S）并客观地去处理（T），对他们来说，日常生活中最重要的是结构、流程和秩序（J），所以他们做不了过于标新立异的创新事业，也不是天马行空的想象家，在创新创业方面他们可以成为良好的助力，却不会是领头人。

2. 工作特点

（1）可以依靠、负责任，ISTJ 背后的驱动力是责任、生产力和效果（而不是效率）。

（2）他们做事一丝不苟，极度严谨，这种性格使他们非常适合从事那些类似检查、核对之类的工作。

（3）ISTJ 更喜欢与物打交道而不是人，同时他们也是 16 型人格里面最喜欢去整理东西的一种类型。

（4）ISTJ 特别喜欢做他们以前做过的事情，喜欢从事一些高重复性的工作，ISTJ 喜欢重复，在重复中他们会感觉踏实、安全、有把握，而且一点都不会觉得枯燥。

（5）ISTJ 在处理数字方面很有天赋，他们的能力在于按照既定的规则处理各种材料，所以我们经常可以在财务、会计、审计等等涉及核算的工作岗位上找到 ISTJ 的身影。

（6）不会去赶时髦、追逐新潮，喜欢一些特别老的东西——古董、字画、旧书，说 ISTJ 喜旧厌新，不是他们反感新（虽然他们经常是创新的阻力），只要"新"一旦看见实际效果，他们就会迅速落实实施，积极推进。

（7）行动迅速是他们的标志，他们喜欢每推出一个项目就跟进直至完成。

（8）工作第一，这是 ISTJ 的普遍观念，其次是家庭和社区的责任。是典型的在一天结束时把工作带回家的类型。

（9）流程，这两个字对 ISTJ 来说有极其重要的位置，他们会制定各种规章制度、流程。

3. 性格在工作上的优缺点

（1）ISTJ 在工作中的优势可能包括：

* 办事精确，希望第一次就能把工作做好

* 乐意遵循确定的日常安排和传统的方针政策

* 每次都能十分专注地把注意力集中在一个项目或任务上

* 能够独立地工作

* 灵敏的组织能力

* 一丝不苟、认真专注地对待具体问题：事实和细节

* 相信传统模式的可取之处，并且能够遵循传统模式

* 非常强的责任意识，别人可以信任你去实现自己的诺言

* 明白清晰的工作伦理，认为高效率和多成果是很重要的

* 对实现目标有毅力和决心

* 通情达理，视角现实

（2）ISTJ 在工作中的劣势可能包括：

* 不愿意尝试、接受新的和未经考验的观点和想法

* 对变动感到不安，排斥革新

* 对需要很长时间才能完成的任务缺乏耐心

* 有时会由于近期目标而忽略长远需要

* 办事死板，必要的时候难以或不愿意适应新情况

* 难以看到问题的整体以及行为的长远影响

* 对于方针或决定将会对别人造成什么样的影响缺乏敏感

* 需要的时候不愿意改变努力的方向或调整投入的多少

* 不愿意促成必要的改变，也不愿意支持经过仔细考虑的风险行为

4. 偏好职业领域

偏好的职业领域：商业、金融、小学教育、法律、应用科学、卫生保健、

服务、技术类。

偏好的典型职业：气象学者、数据库管理、保健管理员、财务工作者、后勤经理、信息总监、预算分析员、医学研究、检查员、农学家、保健医生、生物医学研究者、办公室管理人员、信用分析师、审计员、证券经纪人、侦探、地质学家、工程技术人员。

5. 总结

综上所述 ISTJ 可以成为创新创业工作中的杰出执行者。他们具有严谨、自律、勤奋有责任心等品质，可以胜任各种数据分析、物品整理、检查审计等工作。但因为对于新事物的接受能力不算强，所以在创新工作上无法提供太大的帮助，可以在创业中后期引进相关人才。

ISTJ 有时过于墨守成规，可能会给人以呆板的印象，且不善于人际交往，所以该种性格的人们应该着重加强这些方面的锻炼。

二、ISFJ：具奉献精神的保护者

1. 性格特点

ISFJ 型的人忠诚、有奉献精神和同情心，他们意志清醒而有责任心，乐于为人，理解别人的感受。同时十分务实，他们喜欢平和谦逊的人，他们喜欢利用大量的事实情况，对于细节则有很强的记忆力。他们耐心地对待任务的整个阶段，喜欢事情能够清晰明确。

ISFJ 喜欢自己安静地工作，他们谨慎、保守、有着安静和丰富的内心世界（I）。他们关注当下，对外部世界的认识是现实和实在的（S），他们的决策总是以感受和现状为基础，他们事事都以人为本（F）。他们愿意在一种有规则、有秩序的方式下生活（J）。所以该类型的人会是创业中十分合格的员工，也会是创新工作中极佳的合伙人。

2. 工作特点

（1）ISFJ 的使命和愿望就是为他人服务。ISFJ 是守规矩，贴心，注意细节，温柔且处处为人着想的员工。

（2）与 ISFJ 相处非常安心舒适，ISFJ 类型的人非常适合做特定群体的特殊教育或服务工作。同样，在照顾老人和儿童这方面，ISFJ 也有得天独厚的优势。

（3）ISFJ 悲观、敏感、坚韧又镇定这些因素组合起来就使他们很喜欢并且也擅长从事一些保护其他人的工作，他们有一种使他人远离危险、免受伤害的本能。

（4）在一个组织当中，ISFJ 通常也是最为尽忠职守、最负责任的人之一。但 ISFJ 喜欢扮演幕后功臣的角色，他们默默地为大家付出和奉献，甘居于幕后，不喜欢经常抛头露脸。

（5）当办公室有冲突时，ISFJ 们会装作看不见或埋在内心深处，并希望冲突会自然消失。由此看来，ISFJ 并不擅长解决矛盾冲突。

（6）ISFJ 对自己和别人关于规则、章程、流程等行为以及一系列应该做的和必须做的事情都有很高的期望，违反或不尊重这些对 ISFJ 来说是大忌。

（7）只要 ISFJ 愿意做的事他们的忍耐力是极强的，哪怕要加班、材料不到位、时间紧迫、人手不够，他们也会坚持完成任务，如果组织需要，他们可以临时充当任何一个角色。

（8）ISFJ 默默地支持与坚定的信心是工作中的宝贵财富，在工作或是其他任何方面能积极肯定他人是一种天赋。对应得授予荣誉就只有 ISFJ 才能做到了。如果有人从 ISFJ 的成就中受益，ISFJ 会认为这对他们就是奖励。

3. 性格在工作上的优缺点

（1）工作中可能的优势：

＊能够很好地集中、关注焦点

＊很强的工作伦理，工作努力而且很负责任

＊良好的协作技巧，能和别人建立起和谐友好的关系

＊讲求实效的工作态度，办事方法现实可行

＊十分关注细节，能够准确地把握事实

＊乐于助人，给同事和下属职员的工作提供支持和帮助

＊了解公司（或组织）的经历，能够很好地维护公司（或组织）的传统

＊杰出的组织才能

＊愿意在传统的机构中工作，而且兢兢业业、不遗余力

＊能够连续地工作，对相同的工作任务不会感到厌倦

＊非常强的责任意识，别人可以信任你去实现自己的诺言

＊喜欢运用固定的办事程序，尊重别人的地位和能力

＊通情达理，视角现实

（2）工作中可能的劣势：

＊可能低估自己，这在不同工作任务之间来回切换时会有困难

＊易于被需要同时解决的太多的工作项目或任务弄得晕头转向、无所适从

＊如果自己得不到充分的重视和赞赏，可能会感到灰心丧气

＊一经做出决定，就不愿意从头考虑同一个问题。

4. 偏好职业领域

偏好的工作领域有：卫生保健、社会服务、教育、商业、服务、设计、艺术。

偏好的典型职业：人事管理员、护理医师、营养学家、家庭保健员、图书管理员、室内装潢师、律师助手、数据库经理、信息总监、后勤与供应经理、业务运作顾问、工厂主管、记账员、福利院工作者、特殊教育工作者、旅馆业主、项目经理等。

5. 总结

ISFJ 性格的人们安静、和善、负责且有良知能吃苦，可以在创新创业团队中当一块"砖"，"哪里需要哪里搬"，但他们的兴趣大多不在科技方面，所以后勤保障工作应该是最适合他们的位置，他们一定能够周到细致照顾团队所有人。

三、ESTJ：天生的管理者

1. 性格特点

ESTJ 是公认的全能人才。富有责任感、工作效率高、关注结果，这种类型的人有着非凡的能力做好他们的事情。

ESTJ 外向，擅长社交，总是很直率，非常乐观（E）；重于实践，看待问题很实际（S）；总是客观、公正地分析判断各类问题，并做决定（T）；同时游刃有余，并影响着周围的成员（J），使他人也不断地得到发展。他们适合各种问题，也能很好地适应创新创业的环境，如果你有要进行的创新创业项目，他们会是极好的合伙人。

2. 工作特点

（1）果断，现实，决定了的事情就会马上行动。

（2）善于协调，用最有效率的方法得到结果，注重细节，逻辑性强。

（3）可以忍受规章制度，善于处理程式化事物，一丝不苟，习惯以经验解决问题。

（4）能够关注外部世界、充分理解现实，并且运用客观分析判断能力建立起生活的模式、计划和秩序。

（5）因为他们的 EJ（外向和判断）偏好，而导致发表意见过于直白了。并因为他人的不同观点，而产生争论。

（6）他们的学术水平通常都很高，值得信任。ESTJ 希望得到他人的尊敬，同样，如果条件适合，他们也会投桃报李。

（7）对 ESTJ 女性而言，她们的性格特点其实形成了两个相互矛盾的角色。一方面，她们的外向思考型偏好造就了雷厉风行的管理风格；另一方面，感觉判断型偏好又使她们表现得循规蹈矩，甚至被视为传统的女性。结果导致了自己愿意做什么和常规思想里自己应该做什么两者之间的一场激烈斗争。

（8）适应大部分的公司规范。ESTJ 往往是有得体的穿着、值得信赖，忠诚，恭敬，对于他们而言，这些规范是最起码应该遵循的，但他们往往会不自觉地把这种观点也强加于别人。

（9）由于 ESTJ 是具有高统治欲的控制型人格，并具有高度的责任感，他们处理突发事件的能力往往有些欠缺。

（10）ESTJ 不太同意听取下级或者那些他们认为没有资格发表观点的人的意见。对孩子和其他非上司的人也是如此。ESTJ 很讲究也很精通使用权威管理。

（11）随着他们在人生旅程中不断取得进步，在组织中不断得到晋升，ESTJ 也会不断反省自己，去学习了解与自己不同的一面，从而更成熟、更老练。

3. 性格在工作上的优缺点

（1）工作中可能的优势：

＊注重实践，关心结果

＊能强有力地承担自己的义务，必要的时候能够快刀斩乱麻、意志坚定

＊能够自始至终地关注着公司的目标

＊办事精确、很少出差错，有要把工作做好的强烈愿望

＊有很好地遵循已经建立起的工作安排和工作程序的习惯

＊能够敏感地察觉出不合逻辑、不连贯、不现实以及不称职的人或事

＊很好的组织能力，能很客观地做出决定

＊相信传统模式的可取之处，并且能够遵循传统模式

（2）工作中可能的劣势

＊对不遵循工作程序和忽略重要细节的人有点不耐烦

＊不愿意尝试，接受新的和未经考验的观点和想法

＊对变动感到不安，排斥革新

＊对低效率的或需花很多时间才能完成的程序或工作缺乏耐心

＊考虑眼前需要而不顾长远利益

＊有为了实现自己的利益而无视别人的需要取向

＊对于方针或决定将会对别人造成什么样的影响缺乏敏感

4. 偏好职业领域

偏好的工作领域：营销、服务、科学技术、自然物理、管理、专业人员等领域表现更佳。

偏好的典型职业：业务主管、军官、首席信息官、运动商品销售员、房地产开发商、预算分析员、健康管理员、药剂师、信用顾问、保险代理、项目经理、数据库经理、信息总监、后勤与供应经理、业务运作顾问、证券经纪人、电脑分析人员、保险代理、普通承包商、工厂主管。

5. 总结

ESTJ 的人们能力出众，可以出色的胜任各种不同任务，是创新创业中不多的人才，他们会为了目标而不断努力，带领团队不断向前，但他们比较循规蹈矩，排斥革新，如果想得到他们的认可和加盟需要做出很多努力。而且理性思维模式下的他们常常忽略周围人的感受，建议 ESTJ 的人们可以多多为其他人着想，从而更好地帮助团队完成工作。

四、ESFJ：盛情难却的东道主

1. 性格特点

ESFJ 型的人友好、富有同情心和责任感，他们把同别人的关系放在十分重要的位置，所以他们往往健谈、受人欢迎、有礼貌、渴望取悦他人。他们具有和睦的人际关系，并且通过很大的努力以获得和维持这种关系。ESFJ 型的人很现实，他们讲求实际、实事求是，安排有序，小心谨慎，也非常传统化。

ESFJ 交际面广（E）；特别关注工作和自身的细节（S）；支持和赞赏他人（F）；希望工作环境是有计划的、有秩序的（J）。这类人的人格特质明显很容易辨别。

如果你的创新创业项目需要有人推广，那么无微不至、热情满满的他们会是最好的推广员。

2. 工作特点

（1）ESFJ 是 16 型人格里最喜欢"入世"的类型，他们可以迅速和所有人打成一片并处成哥们（姐们）。

（2）ESFJ非常善于知道别人要什么，并有一种强烈的满足他人需要的冲动。

（3）叫ESFJ东道主，顾名思义就是既要做东，也要做主。在生活和工作当中，ESFJ非常喜欢并且擅长招待大家，也就是扮演宴会主人的角色——请客送礼这些事情ESFJ非常擅长，而且他们也很有可能是16型人格里面最会买东西的类型。

（4）作为SJ的一员，ESFJ同样适合从事管理工作，ESFJ是16型人格里面最有亲和力的类型之一，他们通常扮演的是"富有人情味的大家长"。

（5）在ESFJ的传统思维模式之下，非常传统的ESFJ女性可能会婉拒晋升的机会，选择谦让，而ESFJ的男性传统观念告诉他们要勇于竞争、步步高升，因此我们可以在任何层面的工作团队中看到ESFJ男性的身影。

（6）在管人和管事上ESFJ能很好地平衡这两方面，ESFJ亲切的激励别人，适时地鞭策员工，果断坚定、适当让步。

（7）强烈的责任感和道德观念深深地融入他们的管理风格中，他们遵循自己独特的风格，希望别人也是如此。

（8）他们对人际关系中的不和谐状态过于敏感，有时为了调和矛盾可能会花费过多的时间。

（9）更严重的是ESFJ有意回避纷争。他们自认为没有失误（固执），不愿意面对纷争。

（10）当意见相左时，ESFJ的会秉承"和谐第一"原则，相左的意见，都可能被ESFJ认为在破坏人际关系和生产。在这种情况下，ESFJ可能会不再睿智，甚至束手无策。

（11）有时因为过于热心，他们可能会放弃自己的需要。但有时付出可能不会得到回报，还会被认为多管闲事。

3. 性格在工作上的优缺点

（1）工作中可能的优势：

＊注重人际关系，对别人的需求密切关注

＊广泛的交际面

＊乐于帮助他人，受人欢迎

＊态度认真，遇事果断

＊目标明确，有条理的安排着工作

＊富有责任感，对公司全身心投入

＊杰出的组织才能

＊善于引导，发现他人的才能

＊准时高效，善于完成复杂的工作

（2）工作中可能的劣势：

＊过度的投入工作

＊把工作上的情绪带入自己的私生活

＊对于分歧和意见选择逃避

＊给自己太大的压力，过分担心某件事

＊认为自己没有失误

＊有时难以接纳他人的意见

4. 偏好职业领域

偏好的工作领域：卫生保健、教育、社会服务、咨询、商业、营销、服务业、文书等领域。

偏好的典型职业：销售代表、零售业主、房地产代理商、兽医、特殊教育老师、信用顾问、员工援助顾问（EAP）、体能训练师、护士、理疗师、营销经理、运动教练、口笔译人员、人力资源顾问、商品采购员、公关客户经理、个人银行业务员、人力资源顾问，接待员、信贷顾问、秘书。

5. 总结

ESFJ 的人像是和煦的阳光，温暖关怀着身边的每一个人，他们有着良好的共情能力，极佳的人缘和口才，热情开朗的性格，这些能力使得他们能迅速和周围人打成一片，所以他们能在市场营销或者客户服务方面如鱼得水。总之 ESFJ 们无论是作为朋友还是同事都是极好的选择，他们也会为你的创新创业项目添砖加瓦。但 ESFJ 们自己应当注意，在关注别人的需求同时，也不要忘记自己。

五、INTJ：独立自主的专家

1. 性格特点

INTJ 的主要特点是高度冷静和专心，并且思维缜密。有些书里把 INTJ 称作专家型，这是因为大多数 INTJ 都会专注于一个领域，然后做得非常精深，把一个专业里的方方面面都给吃透，成为该领域的顶尖专家。INTJ 也是 16 型人格当中最有恒心和最有毅力的类型之一。

INTJ 在对待事物上注重其各种可能性（N），并将这些可能性进行处理，将之概念化、系统化，最终转化为客观的决策（T）。这些决策很容易得到贯彻实施，因为他们平时的生活方式就是非常有条理、有计划的（J）。他们的内向（I）偏好使他们的内心世界成为产生各种想法的舞台，这些想法大大多于已付诸实践的愿望。这四种倾向结合在一起使 INTJ 自信、沉稳、称职、有敏锐的洞察力并不断地自我肯定。

2. 工作特点

（1）INTJ 是天生的概念专家，INTJ 是完美的思考者，对未来充满兴趣。他们受丰富的想象力所激励，同时骨子里又有很强的责任感。通常，他们会承担起解决复杂问题的责任，并施展他们创造性的才能担当起领导者的工作。

（2）沉着使他们有能力将已有的想法在各个方面进行提升，他们的沉着表明他们具备了杰出的领导能力。沉着使他们有能力将已有的想法在各个方面进行提升。

（3）INTJ 者也是永远的学生，INTJ 会不断地探索和追究"可能会怎样"，他们的直觉能够很好地容纳系统中的新技术、程序、动机和方法，他们倾向于对事物不断做出改进。对每一个项目，INTJ 会不断地进行评估、审查，甚至修正。即使有命令要求维持现状不变，INTJ 也不会停止在维持现状的基础上做出细微改进的努力。

（4）INTJ 适合各种策划、布局的工作，尤其是那些需要把理论模型在实践中加以运用的工作。

（5）INTJ 的学习能力可能是 16 型人格当中最强的，也是最能理解深奥知识和复杂理论的类型，所以在人类知识领域的王座上，通常坐着的都是 INTJ。

（6）INTJ 也非常适合各种高难度的脑力工作，尤其是科研工作，他们对理论体系的掌控能力，令无数极端聪明的其他类型都望尘莫及。

（7）INTJ 经常会给人一种过于严肃和认真的感觉，INTJ 其实也算是最不会开玩笑和讲笑话的类型。

（8）还有就是 INTJ 经常会过于相信逻辑和理论，而忽视了一些可能不太能被理论解释但其实是很重要的事情，这种倾向也使 INTJ 不太擅长那些需要实际动手操作的事情。

（9）INTJ 也对简单重复的事情缺乏耐心。

（10）此外，INTJ 也有可能非常不善于表达自己的感情，因为他们会本能地把各种感情转换为逻辑思考。

（11）因为出于保持冷静洞察力的需要，INTJ 很少受到自己感情和情绪的影响。情感上的失控对于 INTJ 来说是非常少见的。

（12）同其他直觉类型的人一样，INTJ 在收到太多细节冲击的时候会感觉压力巨大。他们内向而直觉的性格使他们更愿意进行想象、推测，而不愿意付诸行动。

（13）在面对各种要求，尤其是和人们需求相关的要求以及各种琐碎的项目细节时，INTJ 会变得急躁、散漫甚至沮丧。

尽管存在这些问题，INTJ 对企业文化的贡献仍然是不可小觑的。

3. 性格在工作上的优缺点

（1）工作中可能的优势：

＊能看到事情的可能发展情况及其潜在含义

＊喜欢复杂理论及智力上的挑战

＊有创造性地解决问题的天资，能客观地审查问题

＊即使在面对阻挠时也会义无反顾地去实现目标

＊自信，且对自己的设想会不顾一切地采取行动去实行

＊对于在工作中胜任和胜出有强烈动机

＊能很好地适应一个人单独工作，独立、自主

＊标准高，工作原则性强

（2）工作中可能的劣势：

＊当计划中创造性部分完成后对该计划失去兴趣

＊易于像紧逼自己工作一样逼着别人工作

＊对那些反应不如你敏捷的人缺乏耐心

＊不愿意和那些你认为能力没你强的人一起工作

＊唐突、不理智、缺乏交际手段，尤其在匆忙时

＊对一些世俗的小事没有兴趣

＊对自己的观点顽固地坚持

4. 偏好的职业领域

偏好的工作领域：商业、金融、技术、教育、健康保障、医药及专业性、创造性职业领域。

偏好的典型职业：知识产权律师、管理顾问、经济学者、国际银行业务职员、证券投资和金融分析专家、设计工程师、程序员、各类科学家、技术专家、财务专家、建筑师信息系统开发商、综合网络专业人员。

5. 总结

INTJ 极佳的学习能力，不断探索新事物的精神，严谨负责任的工作态度，都使得他们在科研创新和自主创业中能取得良好的成绩，他们可以成为项目的设计者，探索者。他们无疑是最适合创新创业的人格之一。

六、INTP：思绪飞扬的学者

1. 性格特点

INTP 是自由的创意者，是思绪飞扬、思想深奥的学者，他们很容易转移注意力，脑中一刻都不曾停歇却有着无穷的创造力。对抽象概念的喜好以及深入理解，使他们刻意从事具有创造性和挑战性的任何工作。他们是淡然随和的理性者，且多数慢性子。

I、N、T、P 这四个字母都略有一些离开现世的倾向，比如 I 可能意味着远离人群，享受孤独；N 可能意味着抽象，远离感官世界；T 意味着对事不对人，这也容易导致距离感；最后是 P，这可能意味着一种随遇而安，或者说比较无所谓的态度。当这四个字母组合在一起的时候，INTP 就会呈现出一种非常超然出世的态度，一种看破红尘的感觉。这种超然出世的态度，使他们成为 16 种人格类型中最不拘小节的一类，几乎无论男女都是不太注重自己的穿着，外表上会给人一种随随便便的感觉。

2. 工作特点

（1）对于 INTP 来说，外面的世界很精彩，但有时会干扰 INTP 内心世界的反省。

（2）他们喜欢冲动，容易有想法，而且这些想法非常有创造性。有时候这些想法也可能让 INTP 迷失，因为他们总有新的想法冒出来。

（3）一般来说，INTP 在决定让某人投入某个项目之前，事前会进行充分的准备工作。这是因为，第一，他们不希望表现得不得力；第二，这些准备工作——研究、阅读、把事情规划好是 INTP 喜欢做的；第三，INTP 需要一个良好的切入点。

（4）INTP 们随和善变的个性可能会与大多数企业里的 TJ 经理产生矛盾。

INTP 常被提醒要脚踏实地，"不要做白日梦了，赶快回去工作"，或者"希望你能够遵守规则"。

（5）INTP 缺乏社会意识。通常 INTP 不擅长社交。这一点在男性中表现得更加突出，女性则相对比较容易调整。INTP 对公司的聚会或者其他社交活动可能没有什么热情，这会让同事觉得他们不合群。

（6）在工作中，INTP 是思想的源泉，他们独自工作时效率最高，而且常表现出创造性、精力充沛、充满乐趣。他们喜欢新的项目和头脑风暴，但是如果需要太多细节或者规定执行期限，他们就会觉得很沮丧。

（7）遇到限期时，他们会不断要求延期。对 INTP 来说，生命和工作是一次智慧的挑战，在做事之前要思考再三。他们喜欢用文字表述得清楚精确，不能忍受模棱两可的观点。

（8）严密的逻辑和一致性是受到 INTP 推崇的艺术。即便你的想法不够实际，甚至是错误的，但是如果你在过程中运用了较好的逻辑思维，INTP 也会觉得值得一听。

（9）INTP 他们思维的表达很清晰。INTP 是天生的作家、编辑，他们会用语言描绘生活。他们具有超凡的表达能力，可以清楚地表述心中所想，也可以帮助别人实现这点。

（10）他们对于正在从事的活动总是投入热情。有时 I 的特点会使他们不能完全表达出心里对一件事情的想法。但是，INTP 可以重新整理思路，用完美的艺术方式进行表达。

（11）INTP 的思想深奥，非常容易被复杂和神秘事物吸引。对 INTP 来说，复杂性似乎先天的、无须证明的一种价值。他们会本能地忽略掉那些简单的、一眼就能看透的东西，转而去关注那些复杂的、需要仔细琢磨才能理解和参透的东西。

（12）他们喜欢在工作中寻找乐趣，独立思考，喜欢自立性强的工作。他们把生活看作学习。

（13）许多 INTP 会显得特别"宅"，甚至有点脱离现实、脱离社会。

（14）INTP 表达能力可能会远远低于他们自己的实力，INTP 的智慧有时候是如此复杂深奥以至于他们经常发现自己没办法把自己的思维给其他人讲清楚。

3. 性格在工作上的优缺点

（1）工作中可能的优势：

＊能够理解非常复杂和高度抽象的概念

*杰出的创造性地解决问题的技能

*独立自主，富有探险精神、创造意识以及克服困难的勇气

*能够综合考虑和运用大量的信息

*搜集所需信息时理智的好奇心、独特的洞悉力

*即使在压力很大的情况下也能逻辑分析事物

（2）工作中可能的劣势：

*办事情可能条理不清，容易发生紊乱

*可能会不恰当地运用自己的能力和社会经历

*对思维狭窄和思想固执的人缺乏耐心

*不喜欢按传统的、公式化的方式来办事

*问题一旦解决，兴趣便不复存在

*可能过于理论化，而忽视或无视现实性

4. 偏好职业领域

偏好的职业领域：计算机应用与开发、理论研究、学术领域、专业领域、创造性领域等。

偏好的典型职业：建筑师、计算机软件设计人员、网络专家、网站设计人员、系统分析人员、信息服务开发商、金融规划师、风险投资商、调查员、财务分析、经济学者、大学教授、知识产权律师、音乐家、神经科医师、分析心理学专家、企业金融律师等。

5. 总结

INTP 淡然随性，有着强大的好奇心和创造力。他们追逐复杂精妙的事务，他们比较适合科研创新而非创业。他们喜欢从事与自己的兴趣或爱好相适应的职业。客观、批判性强，倾向于通过自己的思考去寻找事物的基本原理。可以独立解决问题，对一个观点或形势能做出超出常人的独立的准确分析。所以往往能在科研前线看到他们的身影。

七、ENTJ：天生的领导者

1. 性格特点

亲切友好，意志坚强，坦率直言；诚实理性，对自己及他人要求严格；极力表现自己的能力；具有全球性的创造眼光；能干果断，做事有条理。

ENTJ 是天生的领导者，他们喜欢指挥别人，喜欢为所有人订立计划、指明

方向。由于他们总是本能地站在一个很高的角度做人和做事。

ENTJ 性格外向，待人接物热情大方，在社交场合非常活跃（E）。在感知外界事物时，他们特别善于洞察和发现机会和事物之间的联系及意义（N）。他们十分客观地分析获得的感知，然后形成见解、战略或驱动组织实现其目标的复杂系统（T）。因为他们具备高度的责任感，所以绝不会纸上谈兵，绝不会让这些见解、战略或系统突然留在绘图板上（J）。ENTJ 会将计划付诸行动。所以该人格类型是最适合作为创新创业领头羊角色的人格。

2. 工作特点

（1）ENTJ 作为 NT 中最强势的类型，希望整个系统按照自己认为正确地方式演化并加以运作，因此他们就非常擅长战略思考和全局思维，属于非常有远见的一种类型，可以说是高瞻远瞩。

（2）ENTJ 善于把握住整个系统的运作情况，然后按照事情的优先顺序来协调自己和他人的工作，从而最终实现自己所预见到的远景。

（3）ENTJ 在阐述战略的时候有一种强大的表达能力，他们非常善于让别人明白自己对未来的设想以及要实现这种设想应该做些什么。

（4）ENTJ 比较偏好担任指挥全局的领导岗位。在任何一个组织中，ENTJ 都希望自己能够控制这个组织的动向和运行，以最优化的方式实现组织（或者是他自己）的目标。

（5）ENTJ 动员他人的天赋本质上是一种对他人的很强的控制力，这使他们经常可以把许多人聚集在自己身边，并且经常不知不觉地就成了一个群体中的领导者。

（6）在处理人际关系方面，ENTJ 也很有一套，他们可以把周围的人际关系看成是一个动态的系统，然后可以迅速地抓住这个系统运行的关键点，使整个人际关系网络朝着有利于自己的方向运动。

（7）和男性不同，ENTJ 女性总处于一个左右为难的境地：要是她充分显示自己的工作热情，会吓倒在场的其他人；要是她抑制自己充当领导的冲动，又会因为不甘心充当一个默默的支持者而变得没有耐心、暴躁易怒。要解决这种两难局面，ENTJ 女性应当在困难的处境中保持客观性。

（8）ENTJ 是精力充沛、性格率真的战略家。他们能够迅速、敏锐地捕捉到机会，并且会立即采取行动。他们愿意毫无保留地把自己的观点和别人分享。

（9）ENTJ 在积极参与许多事情的同时，永远不会忘我地投入到任何一件事当中。他们能够忧他人之忧，但是绝不会让别人的痛楚影响自己。

（10）ENTJ可以设身处地地聆听别人的悲惨遭遇，但是不久就转而谈及毫无干系的事情，给别人留下冷漠、不关心他人的印象。

（11）他们热衷于处理复杂的事务。虽然他们有时也会把简单的问题复杂化，但是他们激励和鼓舞他人的非凡能力的确并不多见。

（12）他们可以把对未来的洞察力和冒险精神有机地结合起来。因为这种人骨子里是团队动物，他们是组织内部的革新者，而非单枪匹马的创业者。

（13）ENTJ以独立工作为荣，他们喜欢独立性强、思维活跃的员工，鄙视"好好先生"。他们认为，应该大胆向苦难挑战，即使失败了也是有意义的。

（14）作为强者中的强者，ENTJ在表达温情、柔弱以及无助的时候会遇到相当大的困难。

（15）ENTJ最大的弱势在于他们的傲慢、急躁和迟钝。

3. 性格在工作上的优缺点

（1）工作中可能的优势：

＊能看到事情的可能发展情况及其潜在含义

＊有创造性地解决问题的天资，能客观地审查问题

＊有追求成功的干劲和雄心

＊自信且有天生的领导才能

＊对于在工作中胜任和胜出有强烈动机

＊标准高，工作原则强

＊能创造方法体系和模式来达到你的目标

（2）ENTJ在工作中的劣势可能包括：

＊对那些反应不如你敏捷的人缺乏耐心

＊唐突、不机智、缺乏交际手段

＊易于仓促做决定

＊对一些世俗的小事没有兴趣

＊有想要去改善那些根本没有必要改善的事物的倾向

＊不愿花时间适当地欣赏、夸奖同事或别人

＊对那些既定问题不愿再审查

4. 偏好的职业领域

偏好的工作领域有：商业、金融、咨询、培训、专业性职业、技术领域。

适合的典型职业：首席执行官、网络专家、管理顾问、政客、管理专员、授权商、公司财务、融资律师、个人理财顾问、房地产开发商、销售主管、环保工程师、经济分析师、教育顾问、法官、经理、技术培训人员、国际销售经理、特许经营业主、程序员。

5. 总结

ENTJ 性格的人们亲切友好，意志坚强，坦率直言；诚实理性，对自己及他人要求严格。他们是天生的领导者和规划者，也是一个创新创业团队需要的领头羊角色，但他们有时会忽视细节，也不善于观察团队成员的感情。如果想要一个团队长远地走下去，他们必须正视自己的不足之处。

八、ENTP：好辩的创意王

1. 性格特点

ENTP 这个人格类型很多变，很难用一个词去形容，有的叫他们发明家，智多星，冒险家，总之是不甘寂寞，乐观、幽默、好奇心重，喜欢动脑筋，好争辩、创意十足，不愿意做那些他们认为枯燥无味的事情。

对 ENTP 来说，外面的世界太精彩了，没有固定模式，喜欢与人讨论（E），充满了无穷无尽的机会，他们热衷于追求新的、从没经历过的事物（N），逻辑，科学，辨是非又是他们的最爱（T）而对生活中的琐事不屑一顾（P）。

2. 工作特点

（1）ENTP 具备一种对系统的结构缺陷或者理论的逻辑漏洞高度敏感的品质。

（2）ENTP 是 16 型人格当中办法、点子和创意最多的一种类型，他们很擅长用一些别人想不到的新办法、新点子来解决各种难题。ENTP 天生就是创意机器。

（3）作为理性者当中唯一的活泼好动型，ENTP 是 16 型人格当中最喜欢辩论的类型，ENTP 会非常沉浸于与他人进行思想交锋、思维碰撞的过程。

（4）ENTP 比较适合那种能发挥他们创意天赋的工作，那种需要不断打破旧的框架，提出创造性的新想法、新建议、新创意、新点子的工作。或者至少是对新的思路不排斥、不拒绝的工作。

（5）ENTP 非常有竞争力且随心所欲。他们就像建筑师，乐于绘制一张规划草图，而所有的实施却是他人的事。

（6）他们对那些陈谷子烂芝麻的事儿刨根问底，常常有意无意间揭别人的伤疤，有时候也被人们认为不识时务。

（7）ENTP 很喜欢帮别人解决争端。即便最终不能解决问题，这整个过程对他们来说也已经够享受的了。

（8）ENTP 有种神奇的本领，他们能预测任何事物的发展方向。即使一闪而过的灵感，他们也能牢牢抓住。可是不一会儿，他们就会有第二个、第三个乃至第五、六个新想法。他们就像蜻蜓点水，什么都想尝试。但他们常常会只想不做，只有开头没有结尾。

（9）ENTP 对现实与平凡的不满足，已成为他们成长的核心动力。由于 ENTP 层出不穷的新想法，人类能够打破常规，不断变化、成长、发展。

（10）ENTP 总是能够抓住任何可能的机会享受生活。他们中的大多数有很广泛的兴趣爱好。

（11）永无止境的好胜心是 ENTP 的另一个优点。他们把每一天都看作挑战并努力提高自己的能力。积极进取、永不满足的特性使他们有机会摘取别人无法想象的硕果。

（12）ENTP 女性经常被视作反叛的典型。她们积极、进取、挑战一切，这样的性格特征常常使同事们反感。ENTP 男性的热情和洞察力常常为人称道。她们勇于冒险的性格被视为男性的特征。他们的远见卓识被认为是不可多得的财富。唯一不足的是他们的冲动和对事实的不屑一顾，常常使他们不能融入组织严密的大企业。尽管如此，相对来说他们还是比 ENTP 女性容易被大众所接受。

（13）ENTP 对墨守成规、循规蹈矩的事情或环境是最抵触的。

（14）ENTP 另一个比较常见的问题是容易忽视细节，而且在处理细节问题的时候会显得很没有耐心。

（15）ENTP 一个显著的弱点是缺乏执行力。ENTP 最致命的弱点是尽管有成百上千个想法，却无力完成。

（16）ENTP 反复无常，过于走极端，较为情绪化。在情绪差的时候，任何攻击性的语言都会从他们嘴里说出来。

3. 性格在工作上的优缺点

（1）工作中可能的优势：

＊出色的交际才能，能使别人对自己的观点感到兴奋

＊急切地"想知道盒子外面的世界"，想象出新的可能性

＊杰出的创造性地解决问题的技能

＊兴趣爱好广泛，易于接受新事物

＊学习新知识的信心和动力都很强大

＊同时处理多个问题的能力

＊对别人的需要和意图的知觉敏锐

＊能灵活地适应新情况，有熟练的变换能力

（2）工作中可能的劣势：

＊难以使自己有条不紊和富于条理

＊过于自信，可能会不恰当地运用自己的能力和社会经历

＊倾向于用"是不是可能"来看待问题

＊可能会不切实际地许诺

＊对细节和后续工作缺乏耐心

＊对自己不信任的人耐心不够，对自己不够严格

＊对思维狭窄及思想顽固的人缺乏耐心，对所做的事容易失去兴趣

4. 偏好职业领域

偏好的领域：创作、创业、开发、投资、公共关系、政治、创造性的领域。

偏好的典型职业：企业家、发明家、投资银行家、风险投资商、管理营销顾问、广告文案、访谈节目主持、政客、房地产开发商、后勤顾问、投资经纪人、广告创意指导、演员、战略规划家、大学校长/学院院长、互联网营销人员、营销策划人员。

5. 总结

ENTP 人格的人们是最有创造力和好奇心的人格，他们复杂多变，有着无数的点子，但缺乏执行力和持久力，对自己的要求不够严格。但他们也是创新创业团队不可或缺的存在，他们天马行空的想法可以源源不断地为项目输血，而创新创业的工作环境又是该人格最喜欢的环境。

九、INFJ：独立的、有独创性的思想家

1. 性格特点

寻求理念、人际关系、物质财富之间的意义和联系。想要知道是什么驱动着人，并且对他人有深刻的洞察力。一丝不苟并且坚持他们稳定的价值观。对如何最大化的服务人们的共同利益，有着清晰的见解。能够有条理并且果断的

贯彻执行他们的见解。

2. 工作特点

（1）INFJ 型的人生活在思想的世界。他们是独立的、有独创性的思想家，具有强烈的感情、坚定的原则和正直的人性。即使面对怀疑，INFJ 型的人仍相信自己的看法与决定。他们的评价高于其他的一切，包括流行的观点和存在的权威，这种内在的观念激发他们的积极性。通常 INFJ 型的人具有本能的洞察力，能够看到事物更深层的含义。即使他人无法分享他们的热情，但灵感对于他们重要而令人信服。

（2）INFJ 型的人忠诚、坚定、富于理想化。他们珍视正直，十分坚定以至达到偏强的地步。因为他们的说服能力，以及什么对公共利益最有利有清楚的看法，所以 INFJ 型的人会成为伟大的领导者。由于他们的贡献，他们通常会受到尊重或尊敬。

（3）因为珍视友好和和睦，INFJ 型的人喜欢说服别人，使之相信他们的观点是正确的。通过运用嘉许和赞扬，而不是争吵和威胁，他们赢得了他人的合作。他们愿意毫无保留地激励同伴，避免争吵。通常 INFJ 型的人是深思熟虑的决策者，他们觉得问题使人兴奋，在行动之前他们通常要仔细地考虑。他们喜欢每次全神贯注于一件事情，这会造成一段时期的专心致志。

（4）满怀热情与同情心，INFJ 型的人强烈地渴望为他人的幸福做贡献。他们注意其他人的情感和利益，能够很好地处理复杂的人。

（5）INFJ 型的人本身具有深厚复杂的性格，既敏感又热切。他们内向，很难被人了解，但是愿意同自己信任的人分享内在的自我。他们往往有一个交往深厚、持久的小规模的朋友圈，在合适的氛围中能产生充分的个人热情和激情。

3. 性格在工作上的优缺点

（1）INFJ 在工作中的优势可能包括：

＊因为坚忍、创意及必须达成的意图而能成功

＊会在工作中投注最大的努力

＊默默强力的、诚挚的及用心的关切他人

＊因坚守原则而受敬重

＊提出造福大众利益的明确远景而为人所尊敬与追随

＊追求创见、关系及物质财物的意义及关联

＊想了解什么能激励别人及对他人具洞察力

＊光明正大且坚信其价值观

＊有组织且果断地履行其愿景

（2）INFJ 在工作中的劣势可能包括：

＊过分的专心致志，结果可能导致死板

＊对于要做完一件事要花多少时间心中没数

＊很难做与自己价值观相冲突的事

＊对计划的可行性有不切实际的倾向

＊一旦做出决定不愿再回头审视一下，更不愿意撤销决定

＊不会处理矛盾，易于忽略不快

＊很难拉下面子客观、直接地训诫属下

＊很难把复杂的想法简明地表达出来

＊易于仓促下判断

4. 偏好职业领域

特殊教育教师、建筑设计师、培训经理/培训师、职业策划咨询顾问、心理咨询师、网站编辑、作家、仲裁人等。

5. 总结

这种人极富创意。他们感觉强烈、原则性强而且有良好的个人品德，善于独立进行创造性思考。即使面对怀疑，他们对自己的观点仍然坚信不疑。看问题有深度。从事创新性工作，主要是能帮助别人成长。他们喜欢生产或提供一种自己能感到自豪的产品或服务。工作必须符合个人的价值观。该类型的人格富有使命感和正义感，所以如果创新创业过程中有他们的加入定能如虎添翼。

十、ISTP：求新求变的冒险家型

1. 性格特点

ISTP 能容忍，有弹性；是冷静的观察者，但当有问题出现，便迅速行动，找出可行的解决方法。能够分析哪些东西可以使事情进行顺利，又能够从大量资料中，找出实际问题的重心。很重视事件的前因后果，能够以理性的原则把事实组织起来，重视效率。

2. 工作特点

（1）ISTP 型的人坦率、诚实、讲求实效，他们喜欢行动而非漫谈。他们很谦逊，对于完成工作的方法有很好的理解力。

（2）ISTP 型的人擅长分析，所以他们对客观含蓄的原则很有兴趣。他们对于技巧性的事物有天生的理解力，通常精于使用工具和进行手工劳动。他们往往做出有条理而保密的决定。他们仅仅是按照自己所看到的、**有条理**而直接地陈述事实。

（3）ISTP 型的人好奇心强，而且善于观察，只有理性、可靠的事实才能使他们信服。他们重视事实，简直就是有关他们知之甚深的知识的宝库。他们是现实主义者，所以能够很好地利用可获得的资源，同时他们擅于把握时机，这使他们变得很讲求实效。

（4）ISTP 型的人平和而寡言，往往显得冷酷而清高，而且容易害羞，除了与好朋友在一起时。他们平等、公正。他们往往受冲动的驱使，对于即刻的挑战和问题具有相当的适应性和反应能力。因为他们喜欢行动和兴奋的事情，所以他们乐于户外活动和运动。

3. 性格在工作上的优缺点

（1）ISTP 在工作中的优势可能包括：

＊冷静旁观者——安静、预留余地、弹性及会以无偏见的好奇心与未预期原始的幽默观察与分析

＊有兴趣于探索原因及效果，技术事件是为何及如何运作且使用逻辑的原理组构事实、重视效能

＊擅长于掌握问题核心及找出解决方式

＊分析成事的缘由且能实时由大量资料中找出实际问题的核心

（2）ISTP 在工作中的劣势可能包括：

＊难以看到行动的深远影响

＊缺乏进行言语交流的兴趣，尤其是表面上的交流

＊不喜欢事先准备，在组织时间上有一定困难

＊对抽象、复杂的理论缺乏耐心

＊有对别人的感觉迟钝麻木的倾向

＊有容易变得厌烦和焦躁的倾向

＊难以看到目前不存在的机会和选择

＊对行政上的细节和程序缺乏耐心

＊不愿意重复自己

＊难以做出决定

＊很强的独立性，不喜欢过多的条条框框、官僚作风

＊抵制确定长期目标，难以到达最后期限

4. 偏好职业领域

您适合的领域有：技术领域证券、金融业、贸易、商业领域、户外、运动、艺术等。如信息服务业经理、计算机程序员、警官、软件开发员、律师助理、消防员、私人侦探、药剂师等。

5. 总结

ISTP 类人格是典型的完美主义技术型人才，是当今时代最需要的人才之一，就像乔布斯一样，往往你具备创造独特体验的产品的能力，理性的决断能力，强大的创意能力，这些宝贵的能力都是互联网创业所需的可贵品质。

十一、ISFP：浪漫另类的艺术家型

1. 性格特点

沉静，友善，敏感和仁慈。欣赏目前和他们周遭所发生的事情。喜欢有自己的空间，做事又能把握自己的时间。忠于自己的价值观，忠于自己所重视的人。不喜欢争论和冲突，不会强迫别人接受自己的意见或价值观。

2. 工作特点

（1）ISFP 型的人平和、敏感，他们保持着许多强烈的个人理想和自己的价值观念。他们更多的是通过行为而不是言辞表达自己深沉的情感。

（2）ISFP 型的人谦虚而缄默，但实际上他们是具有巨大的友爱和热情之人，但是除了与他们相知和信赖的人在一起外，他们不经常表现出自我的另一面。因为 ISFP 型的人不喜欢直接地自我表达，所以常常被误解。

（3）ISFP 型的人耐心、灵活，很容易与他人相处，很少支配或控制别人。他们很客观，以一种相当实事求是的方式接受他人的行为。他们善于观察周围的人和物，却不寻求发现动机和含义。

（4）ISFP 型的人完全生活在现在，所以他们的准备或计划往往不会多于必需，他们是很好的短期计划制定者。因为他们喜欢享受目前的经历，而不继续向下一个目标兑现，所以他们对完成工作感到很放松。

（5）ISFP 型的人对于从经历中直接了解和感受的东西很感兴趣，常常富有艺术天赋和审美感，力求为自己创造一个美丽而隐蔽的环境。没有想要成为领导者，ISFP 型的人经常是忠诚的追随者和团体成员。因为他们利用个人的价值

标准去判断生活中的每一件事，所以他们喜欢那些花费时间去认识他们和理解他们内心的忠诚之人。他们需要最基本的信任和理解，在生活中需要和睦的人际关系，对于冲突和分歧则很敏感。

3. 性格在工作上的优缺点

（1）ISFP 在工作中的优势可能包括：

＊羞怯的、安宁和善地、敏感的、亲切的、且行事谦虚

＊喜于避开争论，不对他人强加己见或价值观

＊无意于领导却常是忠诚的追随者

＊办事不急躁，安于现状无意于以过度的急切或努力破坏现状，且非成果导向

＊喜欢有自有的空间及照自定的流程办事

（2）ISFP 在工作中的劣势可能包括：

＊有只接受事物的表面现象而忽略事物深层暗示的倾向

＊没有能力观察到目前不存在的机会和可选择的机会

＊做出对个人的批评和消极的反馈趋势

＊不愿意提早准备，在利用自己的时间上有问题

＊决断的困难

＊不喜欢过多的规则和结构过于复杂的机构

＊在与自己的感受相矛盾时很难做出符合逻辑的决定

＊不愿意为坚持自己的想法和立场而冒险打破与他人的协调关系

＊有会被大量极其复杂的任务压得喘不过气来的趋势

＊反对制定长期的目标，很难按时完成任务

＊不会很自觉地做直接的报告或批评他人

4. 偏好职业领域

适合的领域有：手工艺、艺术领域、医护领域、商业、服务业领域等。如室内装潢设计师、按摩师、客户服务专员、服装设计师、厨师、护士、牙医、旅游管理等。

5. 总结

ISFP 型人格静美沉和，具有天生的艺术气质。他们不愿意支配别人，一般不具备领导能力，为人低调，他们善于支持和帮助别人。但他们讨厌复杂的紧迫的工作环境和任务，不喜欢过多的规则和过于复杂的机构。所以综合考虑，

ISFP型人格并不是进行创新创业任务的优秀人选，强行安排，只会适得其反。

十二、INFP：知性特质的哲学家型

1. 性格特点

理想主义者，忠于自己的价值观及自己所重视的人。外在的生活与内在的价值观配合，有好奇心，很快看到事情的可能与否，能够加速对理念的实践。试图了解别人、协助别人发展潜能。适应力强，有弹性；如果和他们的价值观没有抵触，往往能包容他人。

2. 工作特点

（1）INFP把内在的和谐视为高于其他一切。他们敏感、理想化、忠诚，对于个人价值具有一种强烈的荣誉感。他们个人信仰坚定，有为自认为有价值的事业献身的精神。

（2）INFP型的人对于已知事物之外的可能性很感兴趣，精力集中于他们的梦想和想象。他们思维开阔、有好奇心和洞察力，常常具有出色的长远眼光。在日常事务中，他们通常灵活多变、具有忍耐力和适应性，但是他们非常坚定地对待内心的忠诚，为自己设定了事实上几乎是不可能的标准。

（3）INFP型的人具有许多使他们忙碌的理想和忠诚。他们十分坚定地完成自己所选择的事情，他们往往承担得太多，但不管怎样总要完成每件事。虽然对外部世界他们显得冷淡缄默，但INFP型的人很关心内在。他们富有同情心、理解力，对于别人的情感很敏感。除了他们的价值观受到威胁外，他们总是避免冲突，没有兴趣强迫或支配别人。

（4）INFP型的人常常喜欢通过书写而不是口头来表达自己的感情。当INFP型的人劝说别人相信他们的想法的重要性时，可能是最有说服力的。INFP很少显露强烈的感情，常常显得沉默而冷静。然而，一旦他们与你认识了，就会变得热情友好，但往往会避免肤浅的交往。他们珍视那些花费时间去思考目标与价值的人。

3. 性格在工作上的优缺点

（1）INFP在工作中的优势可能包括：

＊安静观察者，具理想性与对其价值观及重要之人具忠诚心

＊希望在生活形态与内在价值观相吻合

＊具好奇心且很快能看出机会所在，常担负开发创意的触媒者

＊除非价值观受侵犯，行事会具弹性、适应力高且承受力强

＊具有了解及发展他人潜能的企图，想做太多且做事全神贯注

＊对所处境遇及拥有不太在意

＊具适应力、有弹性除非价值观受到威胁

（2）INFP 在工作中的劣势可能包括：

＊必须控制方案/计划，否则可能会失去兴趣

＊有变得无秩序性的倾向，很难把握优先处理的事

＊不愿做与自己价值观相冲突的工作

＊在做事方式上不愿按照传统方式

＊天生的理想主义，这样可能使你得不到现实的期望

＊讨厌以传统的或惯常的方式行事

＊很难在竞争的、气氛紧张的环境中工作下去

＊在处理及完成顽固的组织和人们打交道时没有耐心

＊在预计做某事要求多长时间时有不切实际的倾向

＊不愿惩戒直接肇事者，不愿意批评别人

4. 偏好职业领域

适合的领域有：创作类、艺术类、教育、研究、咨询类等。如心理学家、人力资源管理、翻译、大学教师（人文学科）、社会工作者、图书管理员、服装设计师、编辑/网站设计师等。

5. 总结

这种人珍惜内在和谐胜过一切。他们敏感、理想化、忠心耿耿，在个人价值观方面有强烈的荣誉感。如果能献身自己认为值得的事业，他们便情绪高涨。在日常事务中。他们通常很灵活，有包容心，但对内心忠诚的事业义无反顾。这类人很少表露强烈的情感，常显得镇静自若，寡言少语。不过，一旦相熟，他们也会变得十分热情。做合乎个人价值观的、能通过工作陈述自己远见的工作；工作环境需要有灵活的架构，在自己激情高昂时可以从事各种项目；能发挥个人的独创性。

十三、ENFP：冒险特质的记者型

1. 性格特点

热情洋溢、富有想象力。认为生活充满很多可能性。能很快地将事情和信息

联系起来，然后很自信地根据自己的判断解决问题。很需要别人的肯定，又乐于欣赏和支持别人。灵活、自然不做作，有很强的即兴发挥的能力，言语流畅。

2. 工作特点

（1）ENFP 型的人充满热情和新思想。他们乐观、自然、富有创造性和自信，具有独创性的思想和对可能性的强烈感受。对于 ENFP 型的人来说，生活是激动人生的戏剧。

（2）ENFP 型的人对可能性很感兴趣，所以他们了解所有事物中的深远意义。他们具有洞察力，是热情的观察者，注意常规以外的任何事物。

（3）ENFP 型的人好奇，喜欢理解而不是判断。

（4）ENFP 型的人具有想象力、适应性和可变性，他们视灵感高于一切，常常是足智多谋的发明人。

（5）ENFP 型的人不墨守成规，善于发现做事情的新方法，为思想或行为开辟新道路，并保持它们的开放。在完成新颖想法的过程中，ENFP 型的人依赖冲动的能量。他们有大量的主动性，认为问题令人兴奋。他们也从周围其他人中得到能量，把自己的才能与别人的力量成功地结合在一起。

（6）ENFP 型的人具有魅力、充满生机。他们待人热情、彬彬有礼、富有同情心，愿意帮助别人解决问题。他们具有出色的洞察力和观察力，常常关心他人的发展。ENFP 型的人避免冲突，喜欢和睦。他们把更多的精力倾注于维持个人关系而不是客观事物，喜欢保持一种广泛的关系。

3. 性格在工作上的优缺点

（1）ENFP 在工作中的优势可能包括：

＊充满热忱、活力充沛、聪明的、富想象力的，视生命充满机会但期能得自他人肯定与支持

＊几乎能达成所有有兴趣的事

＊对难题很快就有对策并能对有困难的人施予援手

＊依赖能改善的能力而无须预先规划准备

＊为达目的常能找出强制自己为之的理由

＊即兴执行者

（2）ENFP 在工作中的劣势可能包括：

＊不善于把握事物的轻重，难于决定优先处理哪些事

＊对缺乏独创性的人没有耐心

＊不愿以传统或常规的方式行事

＊易于烦躁或不耐烦，尤其当工作中创造性过程结束后

＊讨厌做重复性任务

＊不能容忍与过于严谨的机构或个人工作

＊倾向于关注可能发生的事情，而非实际的或极可能发生的事情

＊有变得毫无组织的倾向

4. 偏好职业领域

适合的领域有：未有明显的限定领域。如广告客户管理、管理咨询顾问、演员、平面设计师、艺术指导、公司团队培训师、心理学家、人力资源管理等。

5. 总结

ENFP 型人格为人热忱，他们具有极佳的洞察力，性格率性自由洒脱，是永远的"追梦者"，他们追求自由，容易打破常规，但细节和专注度的缺失，再加理性的决断能力不足，往往导致他们无法走到终点。但他们拥有很好的交际技能，这些缺点可以在团队其他成员的补充下得到克服。所以他们比较适合团队型的创新创业。

十四、ENFJ：理性特质的教师型

1. 性格特点

温情，有同情心，反应敏捷，有责任感。非常关注别人的情绪、需要和动机。善于发现他人的潜能，并希望能帮助他们实现。能够成为个人或群体成长和进步的催化剂。忠诚，对赞美和批评都能做出积极地回应。友善、好社交。在团体中能很好地帮助他人，并有鼓舞他人的领导能力。

2. 工作特点

（1）ENFJ 型的人热爱人类，他们认为人的感情是最重要的。而且他们很自然地关心别人，以热情的态度对待生命，感受与个人相关的所有事物。由于他们很理想化，按照自己的价值观生活，因此 ENFJ 型的人对于他们所尊重和敬佩的人、事业和机构非常忠诚。他们精力充沛、满腔热情、富有责任感、勤勤恳恳、锲而不舍。

（2）ENFJ 型的人具有自我批评的自然倾向。然而，他们对他人的情感具有责任心，所以 ENFJ 型的人很少在公共场合批评人。他们敏锐地意识到什么是（或不是）合适的行为。他们彬彬有礼、富有魅力、讨人喜欢、深谙社会。

（3）ENFJ 型的人具有平和的性格与忍耐力，他们长于外交，擅长在自己的周围激发幽默感。他们是天然的领导者，受人欢迎而有魅力。他们常常得益于自己口头表达的天分，愿意成为出色的传播工作者。

（4）ENFJ 型的人在自己对情况感受的基础上做决定，而不是基于事实本身。他们对显而易见的事物之外的可能性，以及这些可能性以怎样的方式影响他人感兴趣。

（5）ENFJ 型的人天生具有条理性，他们喜欢一种有安排的世界，并且希望别人也是如此。即使其他人正在做决定，他们还是喜欢把问题解决了。

（6）ENFJ 型的人富有同情心和理解力，愿意培养和支持他人。他们能很好地理解别人，有责任感和关心他人。由于他们是理想主义者，因此他们通常能看到别人身上的优点。

3. 性格在工作上的优缺点

（1）ENFJ 在工作中的优势可能包括：

＊热忱、易感应及负责任的——具有能鼓励他人的领导风格

＊对别人所想或希求之事，会表达真正关切并切实用心去处理

＊能怡然且技巧性地带领团体讨论或演示文稿提案

＊爱交际、受欢迎及富同情心

＊对赞许及批评很在意

＊喜欢引领别人且能使别人或团体发挥潜能

（2）ENFJ 在工作中的劣势可能包括：

＊不愿做与自己价值观相冲突的事

＊容易把人际关系理想化

＊很难在竞争强、气氛紧张的环境下工作

＊对那些没效率、或死脑筋的人没有耐心

＊逃避矛盾冲突，易于忽略不愉快的事

＊在没有收集足够证据前，易于仓促做决定

＊不愿训诫下属

＊易于因轻率犯错误

＊易于满足小范围管理，决不放弃控制权

4. 偏好职业领域

适合的领域有：培训、咨询、教育、新闻传播、公共关系、文化艺术。如

广告客户管理、杂志编辑、公司培训师、电视制片人、市场专员、作家、社会工作者、人力资源管理等。

5. 总结

ENFJ 教育家型，他们喜欢讲大道理，努力使自己和自己身边的人变得更好。作为典型的外交型人才，有了不起的思辨能力，他们的工作风格积极进取，信心十足，总是能激发大家的热情，勉励大家坚持。美中不足的是执行能力和决断能力上有所不足。但也是创新创业过程中不可多得的人才。

十五、ESTP：魅力四射的挑战者型

1. 性格特点

灵活、忍耐力强，实际，注重结果。觉得理论和抽象的解释非常无趣。喜欢积极地采取行动解决问题。注重当前，自然不做作，享受和他人在一起的时刻。喜欢物质享受和时尚。学习新事物最有效的方式是通过亲身感受和练习。

2. 工作特点

（1）ESTP 型的人不会焦虑，因为他们是快乐的。

（2）ESTP 型的人活跃、随遇而安、天真率直。他们乐于享受现在的一切而不是为将来计划什么。

（3）ESTP 型的人很现实，他们信任和依赖于自己对这个世界的感受。他们是好奇而热心的观察者。因为他们接受现在的一切，所以他们思维开阔，能够容忍自我和他人。

（4）ESTP 型的人喜欢处理、分解与恢复原状的真实事物。

（5）ESTP 型的人喜欢行动而不是漫谈，当问题出现时，他们乐于去处理。他们是优秀的解决问题的人，这是因为他们能够掌握必要的事实情况，然后找到符合逻辑的明智的解决途径，而无须浪费大量的努力或精力。他们会成为适宜外交谈判的人，他们乐于尝试非传统的方法，而且常常能够说服别人给他们一个妥协的机会。他们能够理解晦涩的原则，在符合逻辑的基础上，而不是基于他们对事物的感受之上做出决定。因此，他们讲求实效，在关键情况下非常强硬。

（6）在大多数的社交场合中，ESTP 型的人很友善，富有魅力、轻松自如而受人欢迎。在任何有他们的场合中，他们总是爽直、多才多艺和有趣，总有没完没了的笑话和故事。他们善于通过缓和气氛以及使冲突的双方相互协调，从而化解紧张的局势。

3. 性格在工作上的优缺点

（1）ESTP 在工作中的优势可能包括：

＊擅长现场实时解决问题

＊喜欢办事并乐于其中过程

＊倾向于喜好技术事务及运动，交结同好友人

＊具适应性、容忍度、务实性；投注心力于会很快具成效工作

＊不喜欢冗长概念的解释及理论

＊最专情于可操作、处理、分解或组合的真实事务

（2）ESTP 在工作中的劣势可能包括：

＊不喜欢事先准备：在组织时间上有困难

＊很难独自工作，尤其是长时间

＊对别人的感觉迟钝、麻木的倾向；或者对人们的感觉过于疏忽无法看到一时不存在的机会和选择

＊缺乏耐心和/或无法忍受行政细节和手续

＊很难做决定和/或优先考虑计划

＊易冲动的倾向和易受诱惑或迷惑

＊难以看到事情的长远影响

＊不喜欢过多的规矩和条条框框的官僚作风

＊抵抗制定长远目标，难以达到最后期限

4. 偏好职业领域

适合的领域有：贸易、商业、某些特殊领域、服务业、金融证券业、娱乐、体育、艺术领域等。如企业家、股票经纪人、保险经纪人、土木工程师、旅游管理、职业运动员/教练、电子游戏开发员、房产开发商等。

5. 总结

ESTP 型的人活跃，随遇而安，天真率直，着眼于现在而不是将来，乐于解决问题。他们专注细节的能力和决断能力都很不错，他们愿意冒险尝试新事物，但不擅长于做长远规划，也不擅长独自工作，所以虽然他们适合创新创业，但不适合单打独斗型的创新创业。

十六、ESFP：表演者型

1. 性格特点

开朗，友好，乐于接纳。是生活、人和物质享受的热情洋溢的爱人。在工作中享受和他人一起促成事情的发生。用常识和实际可行的方法达成他们的工作，并让工作充满乐趣。灵活而自然，随时准备适应新的人和新的环境。最佳的学习方式是和其他人一起尝试新的技能。

2. 工作特点

（1）ESFP 型的人乐意与人相处，有一种真正的生活热情。他们顽皮活泼，通过真诚和玩笑使别人感到事情更加有趣。

（2）ESFP 型的人脾气随和、适应性强，热情友好和慷慨大方。他们擅长交际，常常是别人的"注意中心"。他们热情而乐于合作地去参加各种活动和节目，而且通常立刻能对付各种活动。

（3）ESFP 型的人是现实的观察者，他们按照事物的本身去对待并接受它们。他们往往信任自己能够听到、闻到、触摸和看到的事物，而不是依赖于理论上的解释。因为他们喜欢具体的事实，对于细节有很好的记忆力，所以他们能从亲身的经历中学到最好的东西。共同的感觉给予他们与人和物相处的实际能力。他们喜欢收集信息，从中观察可能自然出现的解决方法。

（4）ESFP 型的人对于自我和他人都能容忍和接受，往往不会试图把自己的愿望强加于他人。

（5）ESFP 型的人通融和有同情心，通常许多人都真心地喜欢他们，他们能够让别人采纳他们的建议，所以他们很擅于帮助冲突的各方重归于好。他们寻求他人的陪伴，是很好的交谈者。他们乐于帮助旁人，偏好以真实有形的方式给予协助。

（6）ESFP 型的人天真率直，很有魅力和说服力。他们喜欢意料不到的事情，喜欢寻找给他人带来愉快和意外惊喜的方法。

3. 性格在工作上的优缺点

（1）ESFP 在工作中的优势可能包括：

＊外向、和善、接受性、乐于分享喜乐予他人

＊喜欢与他人一起行动且促成事件发生，在学习时亦然

＊知晓事件未来的发展趋势并会热烈参与

＊最擅长于人际相处能力及具备完备常识，很有弹性能立即适应他人与环境

＊对生命、人、物质享受的热爱者

（2）ESFP 在工作中的劣势可能包括：

＊难以独自工作，尤其是持续的一段时间

＊以表面价值接受事物和错失进一步暗示的倾向

＊不喜欢提前准备：在组织时间上有问题

＊难以看到目前不存在的机会和选择

＊将失败当作针对个人的批评和负面回应的倾向

＊难以做出决定

＊冲动和容易被诱惑或迷惑的倾向

＊不喜欢过多的条条框框和官僚作风

＊如果涉及个人感情，就难以做出有逻辑的决定

＊抵制确立长期目标和难以达到最后期限的倾向

＊难以律己或律人

4. 偏好职业领域

幼教老师、公关专员职业策划咨询师、旅游管理/导游、促销员、演员、海洋生物学家、销售等。

5. 总结

ESFP 性格类型是人际超好类型，但过于灵活的性格，容易打破常规，但细节和专注度的缺失，再加理性的决断能力不足，势必需要团队其他成员的补充。独立创业，远不如发挥人际特长，活跃在对外社交中。

参考文献

［1］王毅.坚持正确义利观积极发挥负责任大国作用［N］.人民日报，2013-09-10.

［2］习近平.在欧美同学会成立一百周年庆祝大会上的讲话［N］.人民日报，2013-10-22.

［3］习近平.在哲学社会科学工作座谈会上的讲话［N］.人民日报，2016-05-19.

［4］李卫朝.创业教育要有机融入专业教育［N］.光明日报，2015-06-23.

［5］辜胜阻，洪群联，杨威.区域经济文化对区域创新模式的影响机制研究［J］.经济纵横，2008（10）.

［6］刘波，周勇.高校创业教育文化根基探析［J］.教育发展研究，2013（19）.

［7］王占仁.中国创业教育的演进历程与发展趋势研究［J］.华东师范大学学报（教育科学版），2016，34（02）.

［8］潘懋元，李国强.2030年中国高等教育现代化发展前瞻［J］.中国高等教育，2016（09）.

［9］杜辉，朱晓妹.创新创业教育与专业教育的深度融合——基于北京地区高校的数据分析［J］.中国高校科技，2017（05）.

［10］王志强，代一平.论高校创新创业教育的本质与逻辑［J］.兰州大学学报（社会科学版），2017（07）.

［11］张静.案例分析的目标：从故事到知识［J］.中国社会科学，2018（08）.

［12］钟志华，周斌，蔡三发.高校创新创业教育组织机构类型与内涵发展

[J]. 中国高等教育, 2018 (22).

[13] 严毛新, 徐蕾, 何扬飞, 等. 高校创业文化的内涵、价值及培育路径 [J]. 中国高教研究, 2019 (03).

[14] 邓建平. 创业教育模式建构的思考 [J]. 中国高等教育, 2019 (11).

[15] 岳瑞凤. 高校创新型人才培养"弯道超车"的五大突破探析 [J]. 科学管理研究, 2019, 37 (02).

[16] 胡娟. 熟人社会、科层制与大学治理 [J]. 高等教育研究, 2019, 40 (02).

[17] 王建华. 创新创业的挑战与大学发展范式的变革 [J]. 大学教育科学, 2020 (03).

[18] 曲延春. 数字政府建设中信息孤岛的成因及其治理 [J]. 山东师范大学学报 (社会科学版), 2020, 65 (02).

[19] 中共中央马克思恩格斯列宁斯大林著作编译局. 马克思恩格斯选集: 第三卷 [M]. 北京: 人民出版社, 1972.

[20] 费孝通. 乡土中国 [M]. 北京: 生活·读书·新知三联书店, 1985.

[21] 克利福德·格尔兹. 文化的解释 [M]. 纳日碧力戈, 郭于华, 李彬, 等译. 上海: 上海人民出版社, 1999.

[22] 特里萨·M. 阿马布勒, 等. 突破惯性思维 [M]. 李维安, 等译. 北京: 中国人民大学出版社, 2001.

[23] 约翰·S. 布鲁贝克. 高等教育哲学 [M]. 王承绪, 郑继伟, 王维平, 等译. 杭州: 浙江教育出版社, 2001.

[24] 戴维·奥斯本, 特德·盖布勒. 改革政府: 企业家精神如何改革着公共部门 [M]. 周敦仁, 等译. 上海: 上海译文出版社, 2006.

[25] 安德鲁·德尔科班. 大学: 过去, 现在与未来 [M]. 范伟, 译. 北京: 中信出版社, 2014.

[26] 拉里·法雷尔. 创业新时代: 个人、企业与国家的企业家精神 [M]. 沈漪文, 杨瑛, 译. 北京: 机械工业出版社, 2014.

[27] 戴维·珀金斯. 为未知而教, 为未来而学——什么才是有价值的学习 [M]. 杨彦捷, 译. 杭州: 浙江人民出版社, 2015.

[28] 竹内弘高, 野中郁次郎. 知识创造的螺旋: 知识管理理论与案例研究 [M]. 李萌, 译. 北京: 知识产权出版社, 2016.

[29] 亨利·埃茨科维兹. 三螺旋创新模式: 亨利·埃茨科维兹文选 [M]. 陈劲, 译. 北京: 清华大学出版社, 2016.

[30] 戴维·兰德斯, 乔尔·莫克, 威廉·鲍莫尔. 历史上的企业家精神: 从古代美索不达米亚到现代 [M]. 姜井勇, 译. 北京: 中信出版社, 2016.

[31] 克劳斯·施瓦布. 第四次工业革命转型的力量 [M]. 北京: 中信出版集团, 2016.

[32] 李锺文, 威廉·米勒, 玛格丽特·韩柯克, 等. 创新之源: 硅谷的企业家精神与新技术革命 [M]. 陈禹, 等译. 北京: 人民邮电出版社, 2017.

[33] 唐纳德·F. 库拉特科. 创业学 (第9版) [M]. 薛红志, 李静, 译. 北京: 中国人民大学出版社, 2017.

[34] 丹尼尔·贝尔. 后工业社会的来临 [M]. 高铦, 王宏周, 魏章玲, 译. 南昌: 江西人民出版社, 2018.

[35] 约瑟夫·熊彼特. 经济发展理论 [M]. 何畏, 译. 北京: 商务印书馆, 2019.

[36] 克莱顿·克里斯坦森, 泰迪·霍尔, 凯伦·迪伦, 等. 创新者的任务 [M]. 洪慧芳, 译. 北京: 中信出版社, 2019.

[37] 彼得·德鲁克. 创新与企业家精神 [M]. 蔡文燕, 译. 北京: 机械工业出版社, 2020.

[38] 克劳斯·施瓦布, 蒂埃里·马勒雷. 后疫情时代——大重构 [M]. 世界经济论坛北京代表处, 译. 北京: 中信出版集团, 2020.

后 记

本书为郝明扬主持的省部级课题《创新创业教育视角下医学院校大学生就业指导模式研究》（Z2016M026）研究成果，也是山东省高校思政课名师工作室研究成果，入选2021年度《光明社科文库》资助项目。

作者从事大学生就业创业教育、思想政治教育已有三十多年，见证并参与了就业课、创业课、创新创业课的教育教学过程。最初，以职业教育为主体、就业为目的的就业课、职业规划课占据全部时空；当下，创新创业课的分量日渐壮大，基本提到了跟就业指导、职业生涯规划三头并进、齐抓共管的地位了：这是一种进步，与国家政策强力推动、社会企业需求拉动、学生创业诉求撬动密切相关。

近年来，作者发现，学校出台政策、课堂教学、课外活动、宣传报道等方面"与众不同""与前不同"的人和事越来越多。多年从事创业就业研究领域，阅读了不少关创新创业的书籍、学术文献，加上在研的省级课题任务，逐渐萌生了写一本就业创业相关著作的想法。初期定位在创业引领就业上，但在深入阅读、收集素材时，发现创新创业才是应重点关注的"富矿"。跟一同参与课题的小伙伴们交流，发现大家心有灵犀，于是一拍即合，着手写作。

写作伊始，课题组核心成员围绕研究方向，对全校研究生、本科生开展问卷调查，回收有效问卷3714份，历时半年，进行数据采集、统计分析；以此为基础，有针对性地组织面对面访谈。这些做法，构建起本书的理论框架、写作方向，也为本书提供了丰富的写作素材。

本书写作过程中，作者所在学校给予大力支持：马克思主义学院思政课名师工作室项目主持人李笃武博士给予了课题的宏观设计和指导；王庆淼老师、王祥老师、张世芳老师撰写了部分章节；谭德红老师提供很多中肯的意见建议、提供部分宝贵的第一手资料，并在《潍坊医学院报》开辟专栏进行"创新创业"活动的宣传报道；宣传部、学生工作处、教学质量监控与评估处等职能部门领导老师为本书顺利进行做出很大帮助；马克思主义学院、临床医学院、康复医学院、管理学院、护理学院、口腔医学院、生命科学与技术学院、麻醉学院、外国语学院、医学检验学院一些老师和学生参加组稿、撰稿；还有很多的领导、老师用不同方式给予帮助，限于篇幅，不能一一列出，谨一并致谢。

郝明扬、李良从课题申报、书稿构思、写作修订，承担着关键工作量。本书由郝明扬提出理论框架，郝明扬、李良确定篇章结构、审定全书内容。

本书写作过程中，参考了一些专家、学者的著作和文章，特向作者们表示诚挚的谢意。本书写作和出版，也离不开家人的支持和帮助，孙蔚蔚、于淑萍对书稿提出宝贵意见建议，督促书稿尽快落地，在此表示感谢。

鉴于作者水平有限，加上时间仓促，本书的不足和错误之处难免，恳请大家及时进行批评指正，以便我们及时发现，进一步修改、完善。

作 者

2021 年 5 月